JN096258

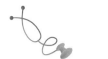

五訂版

病院で受ける検査がわかる本

高木 康・田口 進 共著

昭和大学副学長　　昭和大学客員教授

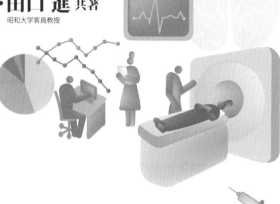

法 研

はじめに

　医療の中で検査の占める役割が非常に大きくなっていることは周知のことですが、医療技術・医療機器の進歩に伴い検査はさらに専門化、細分化が進んでいます。同時に実際の医療現場での検査の位置づけ、検査の進め方にも変化があり、より効率的に利用していくことが求められています。

　医療の主役は、いつの時代でも患者さんであることにかわりはありません。納得のいく医療がスムーズに行われるためにも、ある程度の医療知識を患者さんがもっていることが重要になります。しかし、医療現場では残念ながらどうしても時間的制約を伴い、十分な説明がなされないこともあります。そのために、不安や疑問が残るというケースもあるでしょう。

　本書は、日常行われているほとんどの検査項目について、知っておいていただきたい基本的なことについて、さらに関心がある方には、多少専門的なことにまで踏み込んで解説したガイドブックです。本書を有効に活用されて、無用な心配は解消していただき、また、わからない点については医療スタッフにさらに質問していただいたうえで、検査に臨んでいただければ幸いです。

　なお、本書は 2010 年 4 月に発行した『四訂版　病院で受ける検査がわかる本』を基に、新しい検査項目を追加し、既存部分についての加筆修正、図版類の全面的リニューアルを施したものです。

検査で使われている単位		
dL	デシリットル	10 分の 1 L
mL	ミリリットル	1000 分の 1 L
mg	ミリグラム	1000 分の 1 g
μg	マイクログラム	100 万分の 1 g
ng	ナノグラム	10 億分の 1 g
pg	ピコグラム	1 兆分の 1 g
U	ユニット	検査法ごとに決められた単位
mU	ミリユニット	1000 分の 1 U
μU	マイクロユニット	100 万分の 1 U
IU	アイユー	国際単位（インターナショナルユニット）
mol	モル	分子やイオン粒子の数で示す濃度
mmol	ミリモル	1000 分の 1 mol
μmol	マイクロモル	100 万分の 1 mol
nmol	ナノモル	10 億分の 1 mol
mEq/ℓ	ミリ当量	1 ℓ あたりに含まれる電解質の量を示す単位

本書の編成と上手な読み方

本書は次のような編成になっています。

病院で受ける検査のあらまし

検査全般についての目的、種類、受けるにあたっての基本的な心構えを解説してあります。

チャート式：症状からみる検査と病気

よくみられる症状別に、行われる検査と疑われる病名が、チャート（流れ図）で整理してあります。どの症状の場合は、どんな検査が、どのような流れで行われるのか、また疑われる病気は何かがわかります。気になる症状がある場合は、このチャートで受けるであろう検査の流れをつかんでください。

画像などによるおもな生体検査

おもな検体検査

病院で受ける検査を、項目別にひとつひとつくわしく解説してあります。検査名がわかれば、そこから読んでください。検査の目的、手順、受けるときの注意、検査値の読み方・活かし方がわかります。原則として1項目を2ページ見開きで編成してあります。

また、最近注目が高まっている「メタボリックシンドローム健診」および「遺伝子検査」についても、それぞれ解説しています。

付録

　＊聞きなれない病名の解説

　　本文中に出てくる病名のうち、聞きなれないものについて簡潔に解説してあります。

　＊さくいん

■編集・制作スタッフ
　編集協力●村瀬次夫／本文組版●株式会社アイク、三美印刷株式会社
　本文イラスト・図●株式会社アイク／装丁●林 健造

目　次

●画像などによるおもな生体検査

●おもな検体検査

病院で受ける
検査のあらまし

検査のそもそもの目的、進め方、種類や、
検査を受けるにあたっての基本的な注意、
基準値などについてまとめます。

検査の目的

つねに一連の流れが準備されている

　病院で行われる検査の目的は、ひと言でいってしまえば、病気の検索です。

　患者さんが訴える体のさまざまな症状を医師はくわしくきき取り、また、過去の病歴や家族の健康状態なども参考にして、現在の状態がいかにあるのか、どのような病気が考えられるのか、だいたいの判断をつけます。軽いかぜのような一般的な症状であるなら、このような医療面接（問診）と聴診（診察）を行うくらいで見当がつき、あとは薬を処方して生活の注意をするくらいで診療は終わります。「しばらく経過をみて、何か変化があればまた受診してください」といわれます。

　それでも、何か気になることがあれば、念のため血液をとったり、尿をとっ

たりして、ごく一般的な項目について検査が行われるでしょう。「念のため調べてみましょう」というレベルから、病院の検査は始まります。緊急時を除き、通常は患者さんの体に負担が少ない検査から行われます。

　また、訴える症状から、重大な病気、すぐに手を打たなければならない病気が考えられるとしたら、この段階から目的を絞り込んだ検査（精密検査）が準備されます。"念のため"の検査で気になる結果が出たとしても、やはり絞り込んだ検査が必要です。

　病院で受ける検査は、どれも単独ではなく、病気の診断のための次の検査を念頭におきながら、一連の流れが用意されているものなのです。

診断の確定と経過観察のために

　病気の検索のための検査は、どこかの段階で病気の確定がなされて終わります。別の病気との見分けがなされ、たいていは同時に治療方法・方針の決定にもつながります。そこで初めて、本格的な治療が開始されます。

　ときには病気の確定が難しく、いろ

いろな検査を繰り返し行い、最も疑われる病気を考え治療を進めながら、さらに検査をして、やっと病気が何であるかわかるというケースもあります。

　また、種々の検査の結果、まったく「異常なし」ならばよいのですが、多少は気になることがあっても今は注意

をしながら様子をみるという診断もよくあります。その場合、一定の期間、間をあけてから再び検査をするという方針がたてられます。

　検査結果は、そのときの体調を確認すると同時に、今後の変化の可能性を指し示すものでもあります。受けた検査の結果については、医師の注意をよくきいて、患者さん自身がその意味をよく理解しておくことが最も重要です。結局のところ、自分の健康を守るのは自分自身にほかならない、ということを忘れないでください。

┃ 治療効果の判定にも検査が

　本格的な病気治療が始まってからも、検査は極めて重要なデータを提供します。治療がうまく効果を発揮しているかどうか、別の方法を考えるべきか、別の病気が合併することはないかなど、治療をより効果的にするためにも必要な検査が行われます。

　また、治療によって病気が治ったあとの再発を発見するためにも、検査が行われます。ともすると“検査づけ”などという印象を受ける場合もあるかもしれませんが、それぞれの検査の目的、意義について、わからない点は医師などによく質問し、納得したうえで検査を受けていくことが大切です。

どんな検査があるのか

┃ 検査の流れからの分類

　前に述べた検査の目的、段階という見方からいえば、検査は次のように分類されます。

1. スクリーニングの検査

　一般的な外来受診で受ける検査、あるいは定期健康診断や人間ドックで受ける検査が相当します。どこか異常な部分があるかどうかを「ふるい分ける」検査といえます。通常は、血液検査、尿・便検査、簡単なX線撮影、心電図などがセットされています。

2. 精密検査〜確定のための検査

　スクリーニングで異常がみつかったときは、さらにくわしい検査に進みま

す。健診や人間ドックでは、再検査をするということが多いでしょう。

　ここからは、目的をかなり絞り込んだ検査が行われ、場合によっては確認・確定のためにさらに多くの検査が追加されることもあります。

検査方法による分類

　検査の手段、方法という見方からは、次のように分類されます。

1. 生体検査

　いろいろな器械を使って、体の機能を直接的に調べる検査です。おもなものを次にあげます。

①生理学的検査

　循環器系では脈拍、心電図、血圧など。呼吸器系では肺機能検査、その他に、脳波検査や眼圧・眼底検査、聴力検査、平衡機能検査などがあります。

②X線検査

　X線（レントゲン線）を体に照射して撮影するものです。ほとんど全身が対象となります。体の状態をそのまま撮影する単純X線撮影と、それでは写りづらい部分・機能をみるために、特定の造影剤（バリウムやヨードなど）を体に投与してから撮影するX線造影撮影に分かれます。

　単純X線撮影では、腹部や胸部、骨格などがよく撮影されます。X線造影撮影では、胃を始めとした消化管造影、心血管や腹部などの血管造影、胆嚢胆管造影、逆行性膵胆管造影などがあり

3. 治療効果の判定のための検査

　前項でも述べたように、治療の成果を確かめ、今後の治療方針を確認するための検査です。薬の副作用をみるために行う検査もあります。

ます。

③CT、MRIなどの断層撮影

　CTはX線を用いた断層撮影で、体に5㎜きざみくらいでX線を照射し、その結果をコンピュータで解析して、横断面をスライスした形に画像化したものです。検査機器の精度が向上したため、かなり鮮明な画像が得られるようになりました。このCTとPET（陽電子断層撮影）を組み合わせて同時に撮影するPET-CTが近年登場し、より正確な診断が可能になりました。

　MRIは磁気共鳴診断と呼ばれるもので、体内の水素の原子核に強力な磁気をあて、それが共鳴している様子をコンピュータで解析して画像化したものです。

　これらの検査は目的とする体の部位にあわせて選択され、現代医療では最も重宝されている検査方法といえます。

④超音波検査

　人にはきき取れない高周波の音（超音波）を体に向けて発信し、その反射をキャッチして画像化するものです。

反射波を捕らえることから、一般にエコー検査と呼ばれます。超音波検査も現代医学で最も進歩した部分であり、ほとんどの腹部臓器をはじめ、心臓、頸部、乳房、関節などでも威力を発揮します。

⑤内視鏡検査

細い管の先端にカメラをつけた特殊な内視鏡を体の内部に挿入して、実際にその様子を観察し撮影する検査です。ファイバースコープの登場により、体の細かい部分にも広範囲に使用することができるようになりました。

いわゆる胃カメラが代表的なものですが、直腸・大腸、気管支、膀胱、関節など、管状の臓器のほとんどに応用されます。観察、撮影のみならず、細胞や組織の採取、造影剤の注入、簡単な切除手術なども可能です。

前項の超音波検査と組み合わせた超音波内視鏡という方法も行われるようになってきました。

2. 検体検査

生体から採取した血液、便、尿、痰、その他の体液や、内視鏡や手術で採取した細胞や組織を多角的に調べ、いろいろなデータを得る検査です。貧血や白血病などの血液の病気はもとより、糖尿病や痛風、関節リウマチ、いろいろな感染症、がんなど多くの病気の診断に有効です。測定・検出する対象から、次のように分類されます。

①血液一般検査

血液の主要成分である各種の血球数（赤血球、白血球、血小板）やヘモグロビン（血色素）の量などを測定します。

②血液凝固・線溶検査

血液が固まる作用（凝固）、さらにそれが溶ける作用（線溶）に関して調べる検査です。出血時間やプロトロンビン時間、フィブリノゲンなどの凝固因子の検査があります。

③血液生化学検査

血液中に含まれるさまざまな酵素や蛋白、コレステロール、糖、尿酸などの物質、電解質などを測定します。

④免疫血清検査

血液中に存在している、細菌やウイルス、また自身の細胞成分に対する抗体（自己抗体）や炎症反応を測定します。血液型もここに属します。

⑤ホルモン検査

血液中に含まれる各種のホルモン量（甲状腺ホルモンやインスリンなど）を測定します。

⑥腫瘍マーカー

体内にがんがあった場合、がん細胞は血液中に特殊な物質（蛋白）を分泌します。この特殊な物質を腫瘍マーカーと呼びます。これらを測定することで、がんの診断に役立てたり、その経過を調べる検査です。

⑦病理検査

生体から採取した細胞・組織を顕微鏡で観察する検査です。おもにがんの確定診断として行われます。

⑧遺伝子検査（DNA 検査）

個人の細胞を採取して、そのDNA情報を読み取る検査です。感染の有無の正確な判定、がんの診断・治療効果などの補助診断などとして行われます。

⑨その他

尿を用いた検査として、糖分や蛋白、ウロビリノゲンなど。便検査としては、便潜血反応（便に血液が混じっているか）がよく行われます。

検査を受けるにあたっての注意

それぞれの検査方法ごとに、検査を受けるにあたってのいろいろな注意がありますが、くわしいことは各検査の項目を参照してください。

ここでは、ごく一般的な心構えをまとめておきます。

恐れることなく

「検査をします」といわれて、楽しい人はまずいません。「何か重大な病気があるのだろうか」「すぐに入院なんてことになるのでは……」と不安に思う方が普通でしょう。しかし、重大な病気でないことをはっきりさせるためにも、いくつかの検査が必要となるわけです。

また、どんな病気でも通常は早期にみつけておけば、それだけあとの治療がスムーズに進みます。「怖いから……、痛そうだから……」といって検査を受けなければ、あとで取り返しのつかない場合もあることを忘れずに、恐れることなく検査を受けていただきたいと思います。

不安や疑問点は納得するまで質問する

近年では、検査ごとに検査の目的や方法、注意事項、副作用などを要約した説明書にそって説明が行われ、検査を受けることを承諾する同意書にサインをすることが一般的になっています。また、本書のような解説書も多く発行されていますので、とりあえず検査について知っておくことが大切です。

とくに大切なのは、検査をすすめら

れたときに、不安や疑問があれば医師に質問することです。「医師が忙しそうだから」とか「しつこく聞くとイヤがられそうだから」と考えることは禁物です。自分の健康を守るのはあくまで自分なのですから、積極的に質問して目的や方法について納得してから検査を受けてください。

　通常、検査は体にあまり負担をかけないものから行っていくようにセットされています。また、検査機器の著しい進歩によって、ひと昔前ではかなりきつい思いをしなければならない検査でも、今ではずっと楽に受けることが可能になっています。胃カメラは、以前は太くて検査時にかなりの苦痛を伴いましたが、最近では細型となり、苦痛もずいぶんと軽くなっています。また、麻酔薬・鎮静薬により苦痛なくできるようになりました。

　昔の話を人からきいて怖くなったという患者さんも結構いますが、今はどうなのかについては医師に説明を求めてください。

定期的な検査の重要性

　人はある程度高齢になれば、どうしてもあちこちが悪くなってきます。病気といっても、慢性的なものでは、年をとることに伴う自然の変化に近い状態であって、仕方がないとしかいいようのないものも多くあります。

　中高年以降で人間ドックなどに入れば、かなりの率の人が何らかの項目でチェックがつきます。それでも、即治療が必要となるわけではありません。日常の生活習慣を見直し、少し注意をすれば容易に改善される項目も少なくありません。

　例えば、アルコールを飲み過ぎると血液中のγ-GTは上昇します。定期的に測定することで、アルコールがどの程度肝臓を障害しているかがわかります。そして、たとえ高値であったとしても、禁酒することでγ-GTは低下し、2～3週間で半分くらいになります。大切なのは、何らかの異常を指摘されたあとで、それをどのように活かすのかです。定期健康診断の目的もここにあります。「しばらくしたら再検査を」とか「○カ月ごとに検査を受けるように」といわれたときには、その指示を忘れず定期的に検査を受けるよう心掛けてください。

事前に申し出ること

　次のようなことについては、検査前に医師や検査技師からきかれることが普通だと思いますが、基本的な注意として知っておいてください。

①検査前の食事制限

おもに消化器系の検査では、検査前日に飲食物が制限されます。医師から通知された注意は確実に守ってください。守らないと、せっかくの検査が無意味になったり、もう一度行わなければならなくなったりします。

②薬の服用

何らかの薬を服用している場合は、薬の種類を告げて、検査前日や当日に飲んでいてもよいか医師に相談してください。薬局で買って飲んでいる薬も同様です。

③アレルギーの有無

薬でアレルギーを経験したことがあれば、そのことを医師に告げてください。

また過去に、検査中に投与された薬で気分が悪くなったなどの問題があった場合も、同様に知らせてください。例えば、CT検査などで使用される造影剤（ヨード）で喘息などを誘発することがあるためです。

④生理中の人や妊娠中の人

女性の場合、生理や妊娠はいろいろな検査結果に影響を与えることがあります。また、妊娠中では行うことができない検査もありますので、生理中、妊娠中であること、あるいは妊娠している可能性のあることを医師に告げてください。

検査当日と検査後の注意

①食事について

消化器系の生体検査などでは、当日の飲食は禁止になります。その他、血糖値など食事の影響を受けやすい検査がいくつかあります。事前にとくに注意されない場合では、それほど気にする必要はありません。

②検査前の運動について

これも事前に特別な注意がなされなければ、軽い運動をするくらいでは問題はありません。ただし、どんな検査の前でも激しい運動はしないほうがよいでしょう。

③検査時の服装について

検査着に着替えて行うこともありますが、基本的に服装は手軽に着脱しやすいものにしておきます。金属がついた下着はなるべく避けます。靴下はパンティストッキングよりはソックスのほうがよいでしょう。アクセサリー類もつけていかないほうが無難です。

④車の運転について

検査によっては、検査後、車の運転が禁止になる場合があります。事前に確認しておきましょう。

⑤検査時の苦痛について

どうしても苦痛を伴う検査があります。事前にどの程度苦しいのかを医師にきいておきましょう。検査中に苦痛が激しい場合には、がまんせずに医師

や検査技師に伝えてください。

⑥**検査後の注意**

　検査後に気をつけることとして多いのは、安静と飲食禁止です。指示されたことについては、厳重に守ってください。万一のこともありますので、勝手な判断は禁物です。

⑦**検査結果について**

　検査結果の説明は、注意深くきいて、わからない点があったら遠慮なく質問してください。治療が必要とまではならなくても、生活指導が行われることもあります。その検査結果を今後どう活かすかが、最大のポイントです。

検査の基準値とは

　検査結果には、血液検査や尿検査など数値で示されるものと、Ｘ線撮影や超音波検査のように画像で示されるものがあります。そのうち、画像で示されるものについては、専門の医師でなければ読み取ることはできません。患者さんにも画像をみてもらいながらの説明があるでしょう。一般の人では、説明されても何だかわからないようなものも多いと思います。

　それと違って数値で示される結果については、患者さんも数値が意味することをできるだけ理解することが大切です。検査結果の通知用紙には、その項目の基準値（基準範囲）が書かれているので、基準内か基準外かはひとめでわかります。しかし、いわゆる基準値と呼ばれるものについては補足説明が必要です。

　まず、検査を受けた施設によって基準とされる範囲が異なることがよくあります。検査方法や測定機器、使用する試薬が異なったりするからです。このようなことがないように検査室では精度管理を行って、他の施設と互換性のある検査値となるように努力していますが、必ずしも十分ではありません。そのため、ある施設では“基準内”でも、同じ数値が別の施設の基準では“要再検査”とされることもあります。このような場合では、ほとんどは大丈夫だと思われますが、まずはそのことをたずねてみてください。

　ちなみに基準値（基準範囲）は、以前は正常値（正常範囲）と呼ばれていましたが、現在では世界的に基準値（基準範囲）が使われています。この呼び名のほうが実態をうまくいい表していると思います。

　というのは、正常値（基準値）とは通常、多くの健康な人の検査データのうち、上限と下限をそれぞれ 2.5 ％ずつカットした残り 95 ％の人が示す統計的数値の範囲になっています。このため、上下限の 5 ％の人は正常値からは外れますが、実際は健康であるわけです。したがって、正常な人でも“正常値”から外れるため、健康（正常）

の基準を計るという意味で"基準値"が適しているのです。

なお、"基準値"は、「ある一定の基準個体（タバコを吸わないBMIが20〜25の40歳代の男性）の検査値」であり、これら基準個体の集団を統計処理して"基準範囲"を求めます。したがって、"基準値"は正確には「個人の検査値」ですが、本書では、"基準範囲"より読者が理解しやすいように"基準値"としました。

また、本書では、わかりやすいように区切りのよい数値としており、他誌と若干異なった数値となっている項目もありますが、臨床解釈上は問題ありません。

自分なりの基準値を知っておく

このため、基準値はあくまでも健康の目安であると考えたほうがよいでしょう。個人個人の生理的変動があり、そのときの体調によってもかなり左右される項目があります。ある人にとっては、数値が基準値内であったとしても異常である場合もあるし、反対にある人が基準値を外れていても、個人差やその他の条件を考えれば、その人にとってはそれでも健康である場合もあるのです。

例えば、血液中のアルカリホスファターゼ（ALP）は、個人差が大きい項目のひとつです。これは骨の成長や肝臓での活性が個人個人で異なるため

で、血液型がB型やO型というだけでも食後のALP活性は10〜20％高値になります。しかし、個人的な変動幅は小さいので、わずかでも上昇した場合には原因となる病気があると考えて、くわしく検査していくことになります。

つまりは、自分なりの基準値というものを知っておくことが健康管理には大切になります。定期健診などでの検査データを通じて、自分にとっての基準値を把握し、それが変化したときに、何か問題があるのかどうか医師に相談するような心構えがあればベストと考えてください。

症状からみる
検査と病気

気になる症状があったときに、病院ではどんな
検査を行い、どんな病気を診断していくのかを、
症状ごとにチャートでまとめてあります。

頭 痛

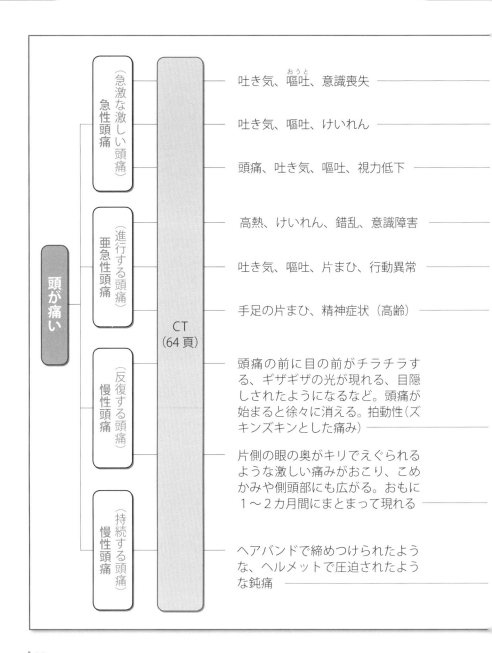

頭が痛い

急性頭痛（急激な激しい頭痛） ─ CT（64頁）
- 吐き気、嘔吐、意識喪失
- 吐き気、嘔吐、けいれん
- 頭痛、吐き気、嘔吐、視力低下

亜急性頭痛（進行する頭痛）
- 高熱、けいれん、錯乱、意識障害
- 吐き気、嘔吐、片まひ、行動異常
- 手足の片まひ、精神症状（高齢）

慢性頭痛（反復する頭痛）
- 頭痛の前に目の前がチラチラする、ギザギザの光が現れる、目隠しされたようになるなど。頭痛が始まると徐々に消える。拍動性（ズキンズキンとした痛み）
- 片側の眼の奥がキリでえぐられるような激しい痛みがおこり、こめかみや側頭部にも広がる。おもに1〜2カ月間にまとまって現れる

慢性頭痛（持続する頭痛）
- ヘアバンドで締めつけられたような、ヘルメットで圧迫されたような鈍痛

頭痛の訴えがあったら、まずは頭部CT（コンピュータ断層撮影）を行います。そして命に関わる出血や腫瘍などが疑われたら、さらにMRI（磁気共鳴診断）や血管造影などを行って原因を究明し、すみやかに対応していきます。

| MRI（166頁） | 血管造影（66頁） | | | | ── クモ膜下出血 |

| 血圧測定（76頁） | | | | | ── 高血圧性脳症 |

| 視力検査（152頁） | 視野検査 | 隅角検査 | 眼圧・眼底検査（154頁） | 眼の超音波 | 緑内障発作 |

| 血液検査 | 腰椎穿刺（72頁） | | | | ── 髄膜炎 |

| MRI（166頁） | 血管造影（66頁） | 眼底検査（154頁） | 脳シンチグラフィ（70頁） | PET–CT（170頁） | 脳腫瘍 |

── 慢性硬膜下血腫

── 片頭痛

── 群発頭痛

── 緊張型頭痛

胸 痛

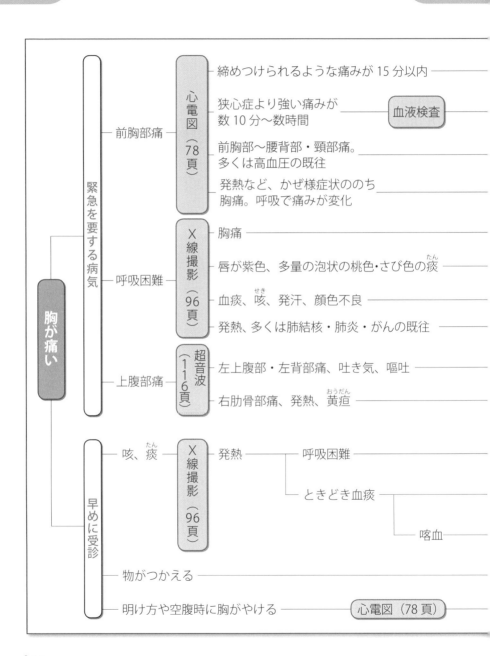

緊急を要する病気

前胸部痛 ── 心電図（78頁）
- 締めつけられるような痛みが15分以内 ──
- 狭心症より強い痛みが数10分〜数時間 ── 血液検査
- 前胸部〜腰背部・頸部痛。多くは高血圧の既往 ──
- 発熱など、かぜ様症状ののち胸痛。呼吸で痛みが変化

呼吸困難 ── X線撮影（96頁）
- 胸痛 ──
- 唇が紫色、多量の泡状の桃色・さび色の痰 ──
- 血痰、咳、発汗、顔色不良 ──
- 発熱、多くは肺結核・肺炎・がんの既往 ──

上腹部痛 ── 超音波（116頁）
- 左上腹部・左背部痛、吐き気、嘔吐 ──
- 右肋骨部痛、発熱、黄疸 ──

胸が痛い

早めに受診

咳、痰 ── X線撮影（96頁）
- 発熱 ──
  - 呼吸困難
  - ときどき血痰 ── 喀血
- 物がつかえる ──
- 明け方や空腹時に胸がやける ── 心電図（78頁）

胸痛の訴えがあったら、第一にそれが緊急を要するか否かを判断し、症状にあわせて、まず心電図や胸部単純X線撮影、超音波、さらに必要なら胸部CTや冠動脈CT、冠動脈造影、内視鏡などを行って原因を究明していきます。

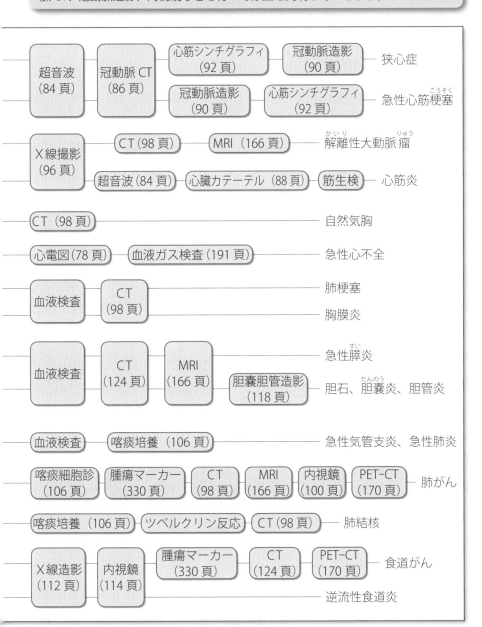

超音波（84頁）── 冠動脈CT（86頁）── 心筋シンチグラフィ（92頁）── 冠動脈造影（90頁）── 狭心症

冠動脈造影（90頁）── 心筋シンチグラフィ（92頁）── 急性心筋梗塞

X線撮影（96頁）── CT（98頁）── MRI（166頁）── 解離性大動脈瘤

超音波（84頁）── 心臓カテーテル（88頁）── 筋生検── 心筋炎

CT（98頁）──────── 自然気胸

心電図（78頁）── 血液ガス検査（191頁）── 急性心不全

血液検査── CT（98頁）── 肺梗塞／胸膜炎

血液検査── CT（124頁）── MRI（166頁）── 急性膵炎／胆嚢胆管造影（118頁）── 胆石、胆嚢炎、胆管炎

血液検査── 喀痰培養（106頁）── 急性気管支炎、急性肺炎

喀痰細胞診（106頁）── 腫瘍マーカー（330頁）── CT（98頁）── MRI（166頁）── 内視鏡（100頁）── PET-CT（170頁）── 肺がん

喀痰培養（106頁）── ツベルクリン反応── CT（98頁）── 肺結核

X線造影（112頁）── 内視鏡（114頁）── 腫瘍マーカー（330頁）── CT（124頁）── PET-CT（170頁）── 食道がん／逆流性食道炎

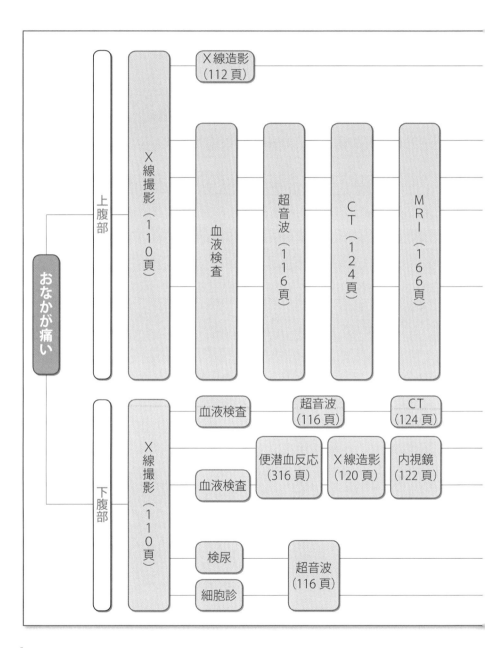

腹痛の訴えがあったら、痛みが上腹部なのか下腹部なのかを判断し、まずは上腹部（下腹部）単純X線撮影を行い、そののち腹部超音波や腹部CT、腹部MRI、さらに必要なら臓器にあわせたX線造影や内視鏡、血管造影などで原因を追究します。

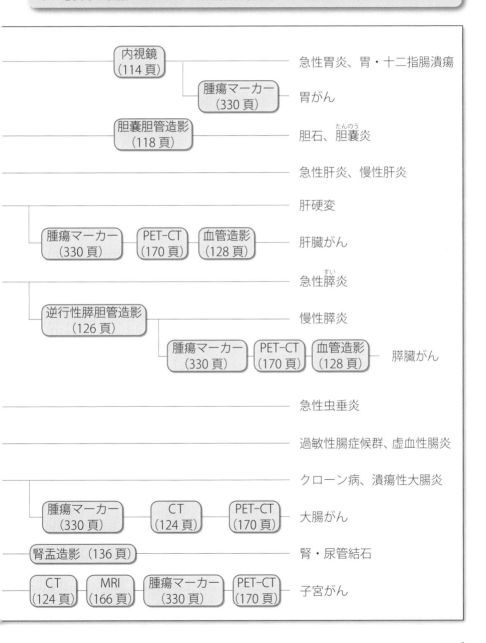

腰 痛

腰が痛い

急に腰が痛くなる。横になって安静にすると痛みがやわらぐ

腰痛に加え、どちらか一方の臀部(でんぶ)〜太もも裏側〜下肢裏側がしびれ、痛む

腰や背中が痛い。背骨が曲がってきた

横になっていてもよくならない腰背部痛ののち、下半身がしびれ、歩行・走行に障害が出てきた

いつまでも背中や腰が痛い。痛い部位の骨が出っ張ってきた

子供の頃にスポーツをしていて腰が痛くなった経験がある

関節痛

関節が痛い

多くは手指や膝(ひざ)の関節痛で始まり、次第に全身の関節が痛む

皮膚の発疹、とくに顔面に蝶形紅斑(ちょうけい)、持続する発熱、関節痛

レイノー現象、関節痛、から咳(せき)、みぞおちの痛み

手足に力が入らない、筋肉の圧痛、持続する発熱、関節痛

発熱、四肢の筋肉痛、腹痛、頭痛、関節痛、体重減少、筋力低下

眼が乾く、口や皮膚も乾く、口臭、関節痛

おもに片側の膝、股、指先の関節痛。起立時・動き始めに痛む

腰痛があれば、まず腰部の単純X線撮影と腰椎のCTを撮り、さらに必要ならMRIなどで調べます。腰痛は腎臓や尿管、子宮など整形外科系以外の病気でも起こるため、腰痛以外にも症状があれば、そのことを必ず医師に伝えてください。

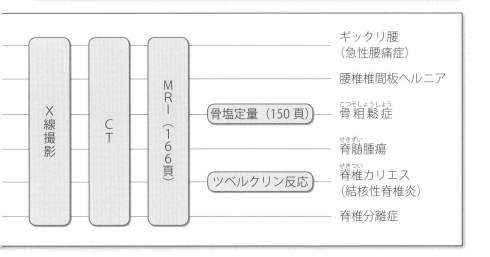

関節痛を起こす病気に膠原病があります。膠原病が疑われるときは、まず抗核抗体、抗DNA抗体、免疫グロブリン、リウマトイド因子などの免疫血清検査を行い、さらに筋肉の組織を採取する生検などにより原因を追究します。

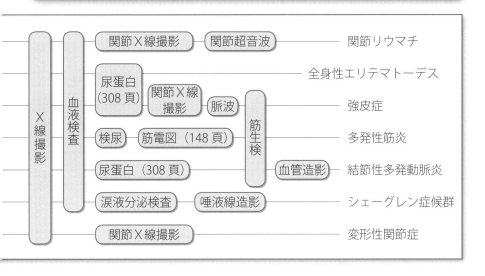

発 熱

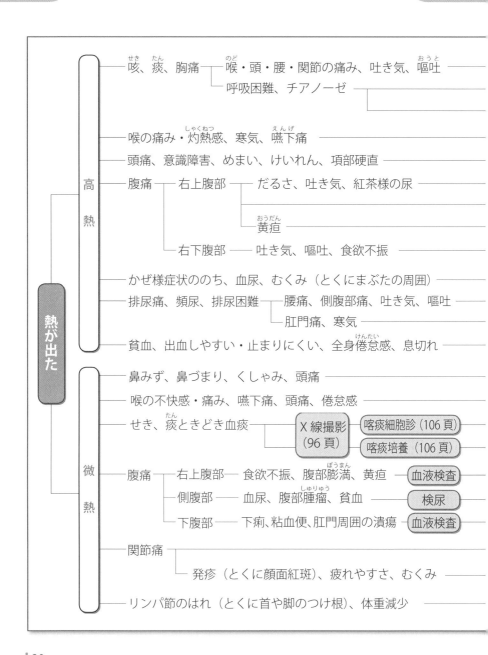

熱が出た

高熱
- 咳、痰、胸痛 ─ 喉・頭・腰・関節の痛み、吐き気、嘔吐
  - 呼吸困難、チアノーゼ
- 喉の痛み・灼熱感、寒気、嚥下痛
- 頭痛、意識障害、めまい、けいれん、項部硬直
- 腹痛 ─ 右上腹部 ─ だるさ、吐き気、紅茶様の尿
  - 黄疸
  - 右下腹部 ─ 吐き気、嘔吐、食欲不振
- かぜ様症状ののち、血尿、むくみ（とくにまぶたの周囲）
- 排尿痛、頻尿、排尿困難 ─ 腰痛、側腹部痛、吐き気、嘔吐
  - 肛門痛、寒気
- 貧血、出血しやすい・止まりにくい、全身倦怠感、息切れ

微熱
- 鼻みず、鼻づまり、くしゃみ、頭痛
- 喉の不快感・痛み、嚥下痛、頭痛、倦怠感
- せき、痰ときどき血痰 ─ X線撮影（96頁）─ 喀痰細胞診（106頁）／喀痰培養（106頁）
- 腹痛 ─ 右上腹部 ─ 食欲不振、腹部膨満、黄疸 ─ 血液検査
  - 側腹部 ─ 血尿、腹部腫瘤、貧血 ─ 検尿
  - 下腹部 ─ 下痢、粘血便、肛門周囲の潰瘍 ─ 血液検査
- 関節痛 ─ 発疹（とくに顔面紅斑）、疲れやすさ、むくみ
- リンパ節のはれ（とくに首や脚のつけ根）、体重減少

人によって平熱には若干の違いがありますが、一般に 37 〜 37.9℃を微熱、38℃以上を高熱に分けて考えられています。発熱があったら、まずは血液や尿の検査、胸部単純 X 線撮影など基本的な検査から入って原因を究明していきます。

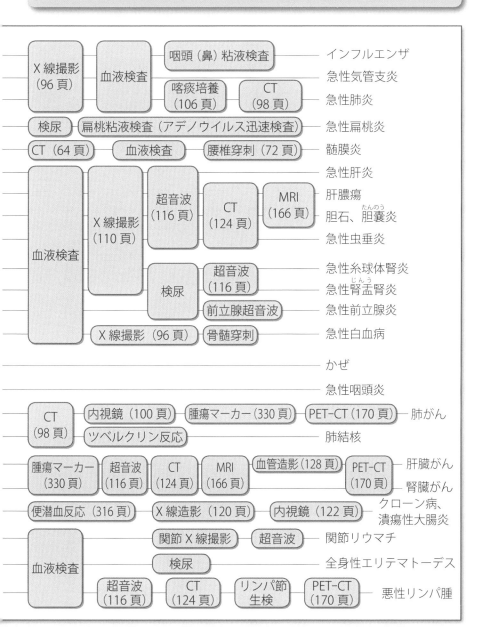

動 悸

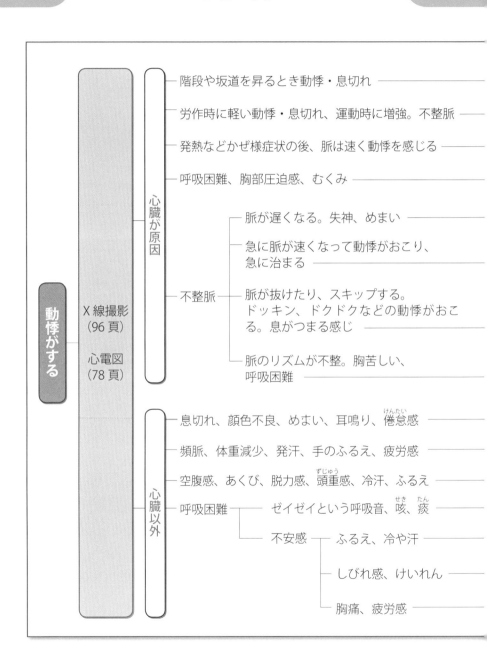

動悸がする

X線撮影
（96頁）

心電図
（78頁）

心臓が原因

- 階段や坂道を昇るとき動悸・息切れ
- 労作時に軽い動悸・息切れ、運動時に増強。不整脈
- 発熱などかぜ様症状の後、脈は速く動悸を感じる
- 呼吸困難、胸部圧迫感、むくみ
- 不整脈
  - 脈が遅くなる。失神、めまい
  - 急に脈が速くなって動悸がおこり、急に治まる
  - 脈が抜けたり、スキップする。ドッキン、ドクドクなどの動悸がおこる。息がつまる感じ
  - 脈のリズムが不整。胸苦しい、呼吸困難

心臓以外

- 息切れ、顔色不良、めまい、耳鳴り、倦怠感
- 頻脈、体重減少、発汗、手のふるえ、疲労感
- 空腹感、あくび、脱力感、頭重感、冷汗、ふるえ
- 呼吸困難
  - ゼイゼイという呼吸音、咳、痰
  - 不安感
    - ふるえ、冷や汗
    - しびれ感、けいれん
    - 胸痛、疲労感

動悸がおこる病気には、大きく分けて心臓自体の病気によるものと心臓以外の病気によるものがあります。訴えがあったら、まず胸部単純X線撮影と心電図検査を行い、症状と照らし合わせながら原因を究明していきます。

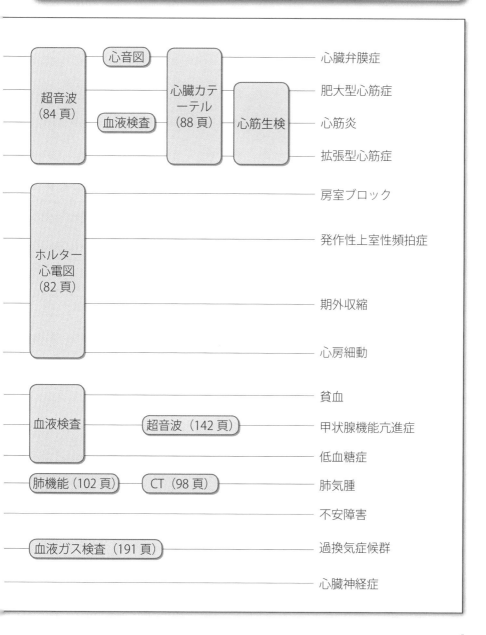

超音波
（84頁）

心音図

血液検査

心臓カテーテル
（88頁）

心筋生検

心臓弁膜症

肥大型心筋症

心筋炎

拡張型心筋症

ホルター
心電図
（82頁）

房室ブロック

発作性上室性頻拍症

期外収縮

心房細動

血液検査

超音波（142頁）

貧血

甲状腺機能亢進症

低血糖症

肺機能（102頁）　CT（98頁）

肺気腫

不安障害

血液ガス検査（191頁）

過換気症候群

心臓神経症

息切れ

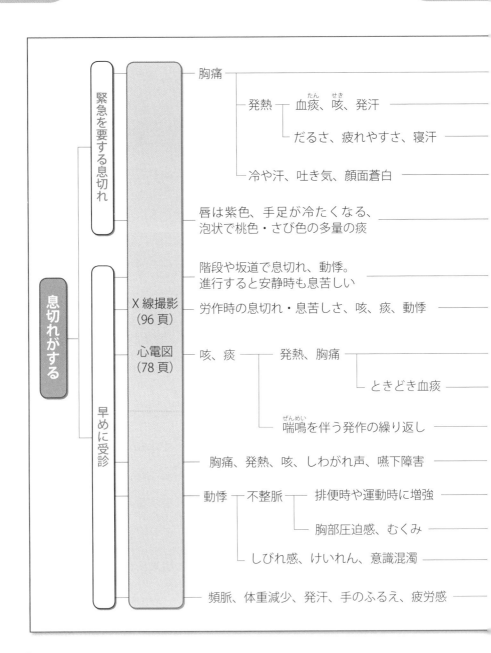

緊急を要する息切れ

胸痛

発熱 ── 血痰(たん)、咳(せき)、発汗

だるさ、疲れやすさ、寝汗

冷や汗、吐き気、顔面蒼白

唇は紫色、手足が冷たくなる、
泡状で桃色・さび色の多量の痰

息切れがする

X線撮影
(96頁)

心電図
(78頁)

早めに受診

階段や坂道で息切れ、動悸。
進行すると安静時も息苦しい

労作時の息切れ・息苦しさ、咳、痰、動悸

咳、痰 ── 発熱、胸痛

ときどき血痰

喘鳴(ぜんめい)を伴う発作の繰り返し

胸痛、発熱、咳、しわがれ声、嚥下障害

動悸 ── 不整脈 ── 排便時や運動時に増強

胸部圧迫感、むくみ

しびれ感、けいれん、意識混濁

頻脈、体重減少、発汗、手のふるえ、疲労感

息切れがみられたときは、まず胸部単純X線と心電図を行い、必要ならCT、超音波、冠動脈造影などで原因を調べます。なお、息切れ、息苦しい、呼吸困難などいろいろな表現がありますが、医学的にはすべて同義語として扱われます。

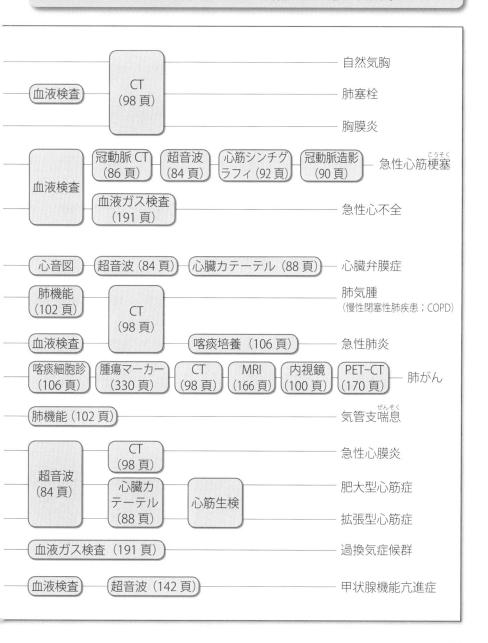

めまい

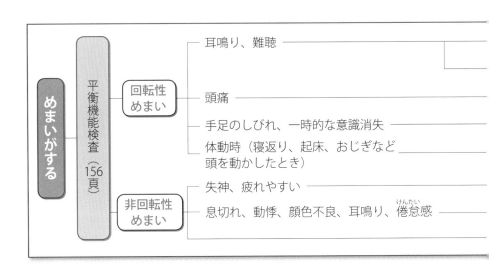

めまいがする — 平衡機能検査（156頁）

回転性めまい
- 耳鳴り、難聴
- 頭痛
- 手足のしびれ、一時的な意識消失
- 体動時（寝返り、起床、おじぎなど頭を動かしたとき）

非回転性めまい
- 失神、疲れやすい
- 息切れ、動悸、顔色不良、耳鳴り、倦怠感_{（けんたい）}

ふるえ

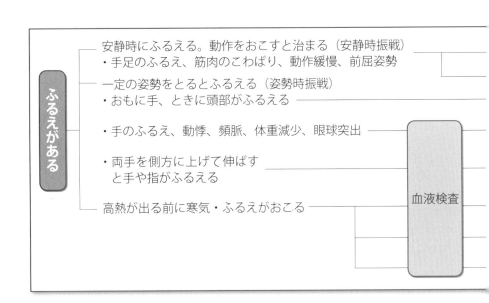

ふるえがある
- 安静時にふるえる。動作をおこすと治まる（安静時振戦）
  ・手足のふるえ、筋肉のこわばり、動作緩慢、前屈姿勢
- 一定の姿勢をとるとふるえる（姿勢時振戦）
  ・おもに手、ときに頭部がふるえる
- ・手のふるえ、動悸、頻脈、体重減少、眼球突出
- ・両手を側方に上げて伸ばすと手や指がふるえる
- 高熱が出る前に寒気・ふるえがおこる

血液検査

めまいには、大きく分けて回転性めまい（グルグルめまい）と非回転性めまい（クラクラめまい）があります。めまいの訴えがあったら、最初に平衡機能検査を行い、そののち症状と照らし合わせて原因を究明していきます。

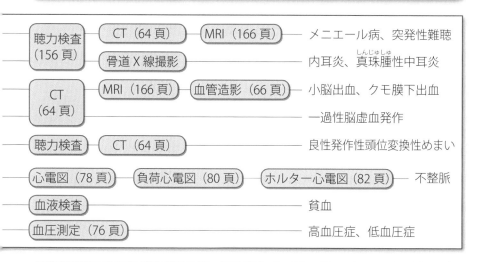

- 聴力検査（156頁）─ CT（64頁）─ MRI（166頁）── メニエール病、突発性難聴
- 骨道X線撮影 ── 内耳炎、真珠腫性中耳炎
- CT（64頁）─ MRI（166頁）─ 血管造影（66頁）── 小脳出血、クモ膜下出血
- 一過性脳虚血発作
- 聴力検査 ─ CT（64頁）── 良性発作性頭位変換性めまい
- 心電図（78頁）─ 負荷心電図（80頁）─ ホルター心電図（82頁）── 不整脈
- 血液検査 ── 貧血
- 血圧測定（76頁）── 高血圧症、低血圧症

ふるえは医学用語では振戦といい、自分の意思とは関係なく手や足、あるいは全身が反復運動することです。ふるえがみられたら、それがどのようなふるえかなどをよく観察し、各種検査を行って診断をすすめていきます。

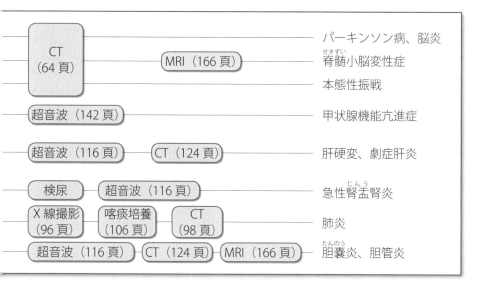

- CT（64頁）── パーキンソン病、脳炎
- MRI（166頁）─ 脊髄小脳変性症
- 本態性振戦
- 超音波（142頁）── 甲状腺機能亢進症
- 超音波（116頁）─ CT（124頁）── 肝硬変、劇症肝炎
- 検尿 ─ 超音波（116頁）── 急性腎盂腎炎
- X線撮影（96頁）─ 喀痰培養（106頁）─ CT（98頁）── 肺炎
- 超音波（116頁）─ CT（124頁）─ MRI（166頁）── 胆嚢炎、胆管炎

しびれ

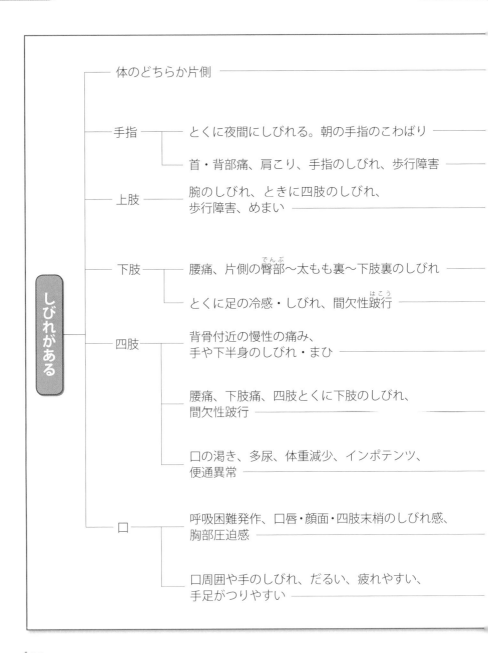

しびれがある

― 体のどちらか片側 ―

― 手指 ―
― とくに夜間にしびれる。朝の手指のこわばり ―
― 首・背部痛、肩こり、手指のしびれ、歩行障害

― 上肢 ―
腕のしびれ、ときに四肢のしびれ、
歩行障害、めまい ―

― 下肢 ―
― 腰痛、片側の臀部〜太もも裏〜下肢裏のしびれ ―
― とくに足の冷感・しびれ、間欠性跛行 ―

― 四肢 ―
背骨付近の慢性の痛み、
手や下半身のしびれ・まひ ―

腰痛、下肢痛、四肢とくに下肢のしびれ、
間欠性跛行

口の渇き、多尿、体重減少、インポテンツ、
便通異常 ―

― 口 ―
呼吸困難発作、口唇・顔面・四肢末梢のしびれ感、
胸部圧迫感

口周囲や手のしびれ、だるい、疲れやすい、
手足がつりやすい ―

しびれの訴えがあったら、しびれる部位や随伴する症状などから、血液検査やその部位（手足・頸椎《けいつい》・腰椎など）の単純X線撮影検査などを行い、さらに必要ならその部位のCTやMRIなどによってくわしく検索していきます。

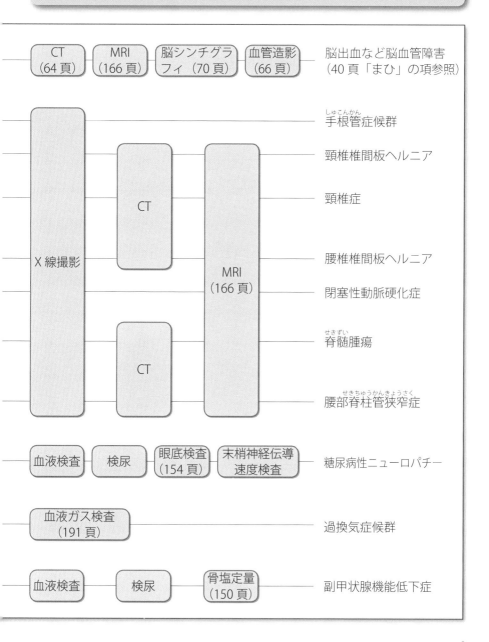

CT（64頁）　MRI（166頁）　脳シンチグラフィ（70頁）　血管造影（66頁）　脳出血など脳血管障害（40頁「まひ」の項参照）

手根管《しゅこんかん》症候群

頸椎椎間板ヘルニア

頸椎症

X線撮影　CT

腰椎椎間板ヘルニア

MRI（166頁）　閉塞性動脈硬化症

脊髄《せきずい》腫瘍

CT

腰部脊柱管狭窄症《せきちゅうかんきょうさく》

血液検査　検尿　眼底検査（154頁）　末梢神経伝導速度検査　糖尿病性ニューロパチー

血液ガス検査（191頁）　過換気症候群

血液検査　検尿　骨塩定量（150頁）　副甲状腺機能低下症

まひ

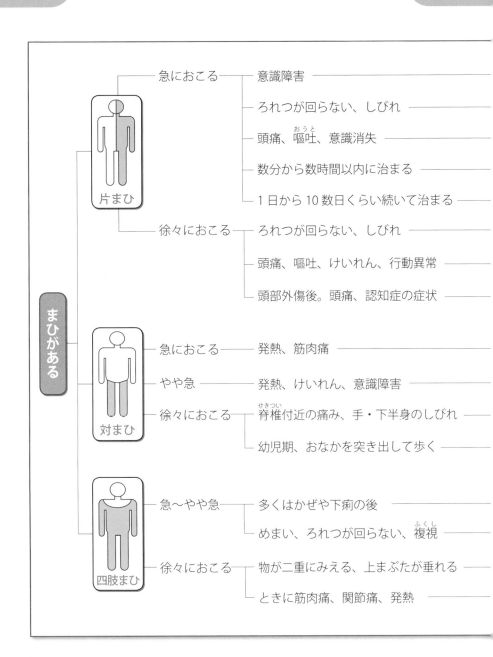

まひがある

片まひ

急におこる
- 意識障害
- ろれつが回らない、しびれ
- 頭痛、嘔吐、意識消失
- 数分から数時間以内に治まる
- 1日から10数日くらい続いて治まる

徐々におこる
- ろれつが回らない、しびれ
- 頭痛、嘔吐、けいれん、行動異常
- 頭部外傷後。頭痛、認知症の症状

対まひ

急におこる
- 発熱、筋肉痛

やや急
- 発熱、けいれん、意識障害

徐々におこる
- 脊椎付近の痛み、手・下半身のしびれ
- 幼児期、おなかを突き出して歩く

四肢まひ

急〜やや急
- 多くはかぜや下痢の後
- めまい、ろれつが回らない、複視

徐々におこる
- 物が二重にみえる、上まぶたが垂れる
- ときに筋肉痛、関節痛、発熱

まひは、図のように発生する場所により片まひ、対まひ、四肢まひなどに分かれます。まひがあったら、場所や発生のしかた、症状などに注目し、頭部や脊髄のCT、組織の一部を採取して調べる生検などを行い、診断をすすめていきます。

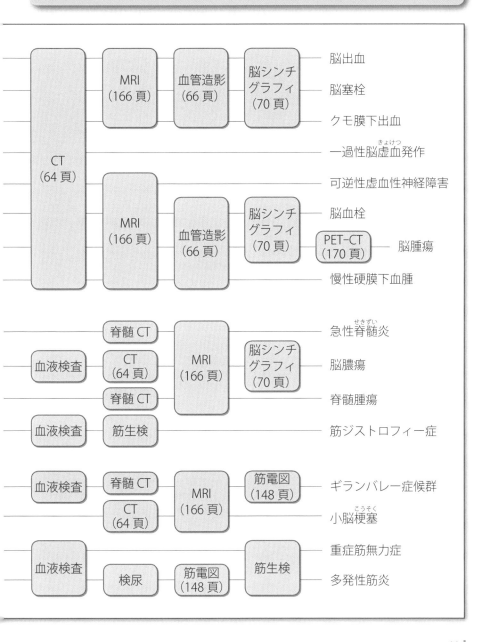

吐血、喀血
かっけつ

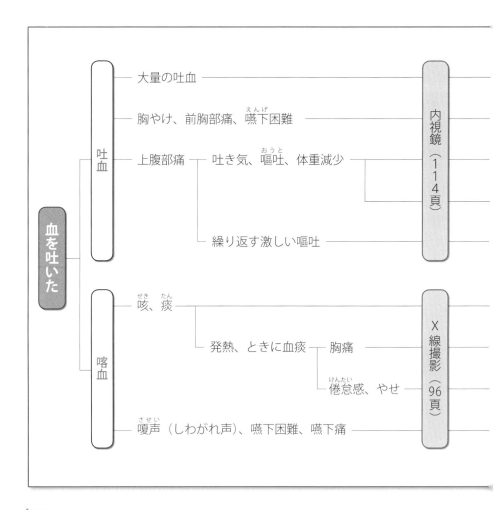

血を吐いた

吐血
- 大量の吐血 ──────────── 内視鏡（114頁）
- 胸やけ、前胸部痛、嚥下困難 ──── 内視鏡（114頁）
  えんげ
- 上腹部痛 ─ 吐き気、嘔吐、体重減少
  おうと
  └ 繰り返す激しい嘔吐 ──────── 内視鏡（114頁）

喀血
- 咳、痰
  せき たん
  └ 発熱、ときに血痰 ─ 胸痛
                  └ 倦怠感、やせ
                    けんたい
- 嗄声（しわがれ声）、嚥下困難、嚥下痛 ──── X線撮影（96頁）
  させい

吐血は食道や胃、十二指腸などの消化器系の病気による出血を、喀血は肺や気道の病気による出血を指します（表参照）。大量の吐血、喀血がおこったら、すぐに救急車を呼び、そしてあわてず、すみやかに応急手当を行うことが重要です。

	吐血	喀血
色	暗赤色、コーヒーのかすのような色	鮮紅色
性状	泡を含まない	泡を含む
食物のかす	含むことが多い	含まない
体温	正常	上昇することが多い
出血後の状態	黒いタールのような便の出ることが多い	2〜3日の間、血痰の出ることが多い
その他	胃疾患を思わせる症状がある	心・肺疾患の症状がある
原因	上部消化管系疾患	呼吸器系疾患

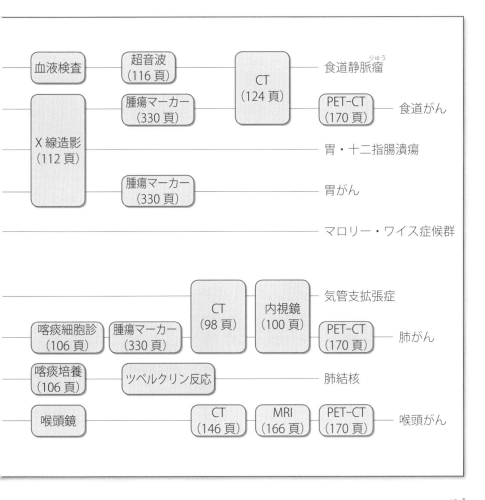

吐き気、嘔吐

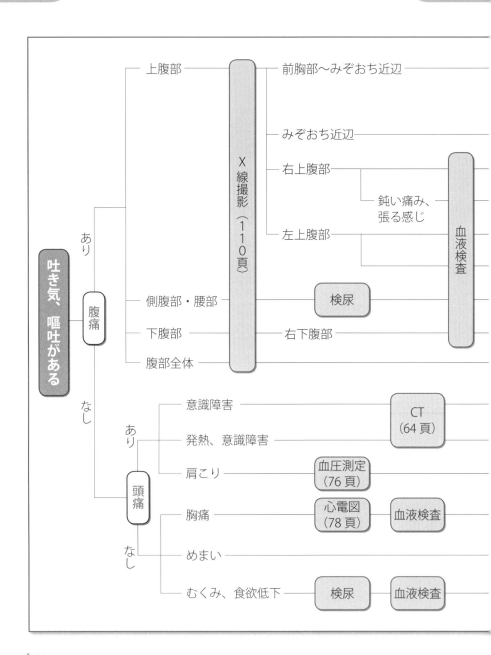

上腹部 ── 前胸部～みぞおち近辺

みぞおち近辺

右上腹部 ── 鈍い痛み、張る感じ

左上腹部

X線撮影（110頁）

血液検査

側腹部・腰部 ── 検尿

下腹部 ── 右下腹部

腹部全体

吐き気、嘔吐がある

腹痛 ── あり／なし

頭痛 ── あり／なし

意識障害 ── CT（64頁）

発熱、意識障害 ── CT（64頁）

肩こり ── 血圧測定（76頁）

胸痛 ── 心電図（78頁） ── 血液検査

めまい

むくみ、食欲低下 ── 検尿 ── 血液検査

吐き気、嘔吐は消化器系の病気でおこることが最も多く、そのほか脳や心臓など多岐にわたっています。ほとんどが腹痛や頭痛、発熱などさまざまな症状を伴います。腹痛が伴うなら、まずは腹部の単純X線撮影を行って検索していきます。

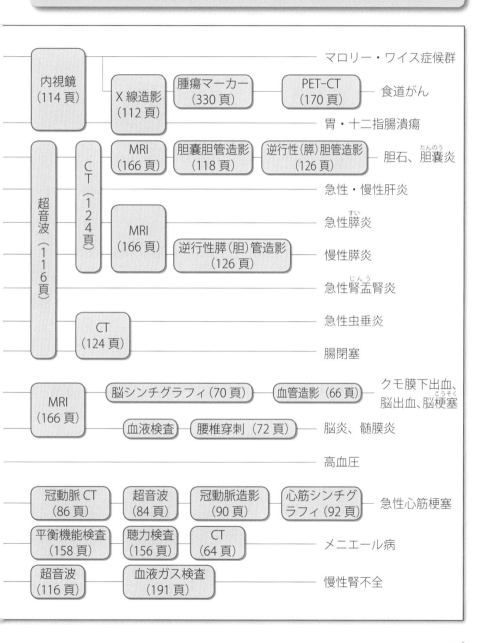

内視鏡（114頁）

X線造影（112頁） — マロリー・ワイス症候群

腫瘍マーカー（330頁） — PET-CT（170頁） — 食道がん

胃・十二指腸潰瘍

超音波（116頁）

CT（124頁）

MRI（166頁） — 胆嚢胆管造影（118頁） — 逆行性（膵）胆管造影（126頁） — 胆石、胆嚢炎

急性・慢性肝炎

MRI（166頁）

急性膵炎

逆行性膵（胆）管造影（126頁） — 慢性膵炎

急性腎盂腎炎

CT（124頁） — 急性虫垂炎

腸閉塞

MRI（166頁） — 脳シンチグラフィ（70頁） — 血管造影（66頁） — クモ膜下出血、脳出血、脳梗塞

血液検査 — 腰椎穿刺（72頁） — 脳炎、髄膜炎

高血圧

冠動脈CT（86頁） — 超音波（84頁） — 冠動脈造影（90頁） — 心筋シンチグラフィ（92頁） — 急性心筋梗塞

平衡機能検査（158頁） — 聴力検査（156頁） — CT（64頁） — メニエール病

超音波（116頁） — 血液ガス検査（191頁） — 慢性腎不全

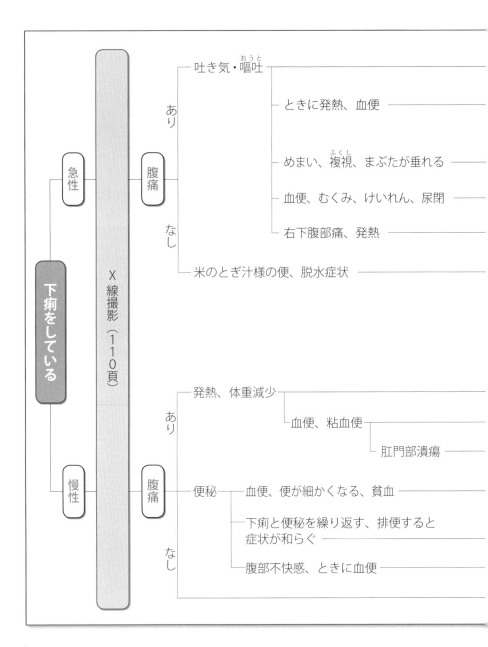

下痢をしている

急性 ─ X線撮影（110頁）─ 腹痛 ─ あり ─ 吐き気・嘔吐

─ ときに発熱、血便

─ めまい、複視、まぶたが垂れる

─ 血便、むくみ、けいれん、尿閉

なし ─ 右下腹部痛、発熱

─ 米のとぎ汁様の便、脱水症状

慢性 ─ 腹痛 ─ あり ─ 発熱、体重減少

─ 血便、粘血便

─ 肛門部潰瘍

便秘 ─ 血便、便が細くなる、貧血

─ 下痢と便秘を繰り返す、排便すると症状が和らぐ

なし ─ 腹部不快感、ときに血便

下痢は、回数には関係なく、たとえ１日１回でもその便が水のようなら下痢と判断します。下痢がみられたら、それが急性でも慢性でも、まずは腹部単純Ｘ線撮影を行い、随伴する症状と照らし合わせながらくわしく調べていきます。

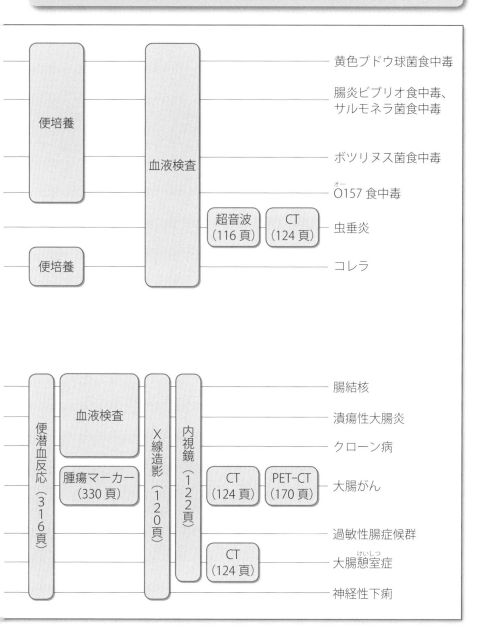

便培養

血液検査

便培養

超音波
（116頁）

CT
（124頁）

黄色ブドウ球菌食中毒

腸炎ビブリオ食中毒、
サルモネラ菌食中毒

ボツリヌス菌食中毒

O157 食中毒

虫垂炎

コレラ

便潜血反応
（316頁）

血液検査

腫瘍マーカー
（330頁）

Ｘ線造影
（120頁）

内視鏡
（122頁）

CT
（124頁）

PET-CT
（170頁）

CT
（124頁）

腸結核

潰瘍性大腸炎

クローン病

大腸がん

過敏性腸症候群

大腸憩室症

神経性下痢

便の異常　②便秘

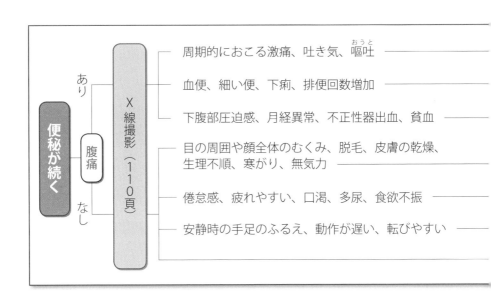

便秘が続く

腹痛 あり → X線撮影（110頁）
- 周期的におこる激痛、吐き気、嘔吐
- 血便、細い便、下痢、排便回数増加
- 下腹部圧迫感、月経異常、不正性器出血、貧血

腹痛 なし → X線撮影（110頁）
- 目の周囲や顔全体のむくみ、脱毛、皮膚の乾燥、生理不順、寒がり、無気力
- 倦怠感、疲れやすい、口渇、多尿、食欲不振
- 安静時の手足のふるえ、動作が遅い、転びやすい

尿の異常　①量が多い・少ない

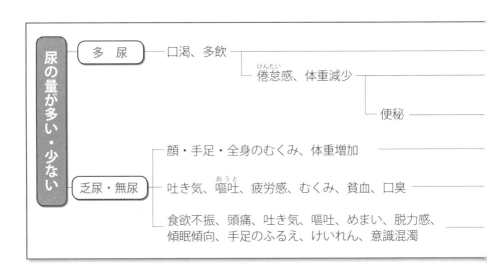

尿の量が多い・少ない

多尿
- 口渇、多飲
- 倦怠感、体重減少
- 便秘

乏尿・無尿
- 顔・手足・全身のむくみ、体重増加
- 吐き気、嘔吐、疲労感、むくみ、貧血、口臭
- 食欲不振、頭痛、吐き気、嘔吐、めまい、脱力感、傾眠傾向、手足のふるえ、けいれん、意識混濁

排便が 2 〜 3 日に 1 回でもそれが習慣になっていて、ほかに腹痛などの苦痛がなければ便秘とはいいません。反対に、1 日 1 回排便があっても残便感があるような場合は便秘と考えます。便秘もまず最初は腹部単純 X 線撮影で調べます。

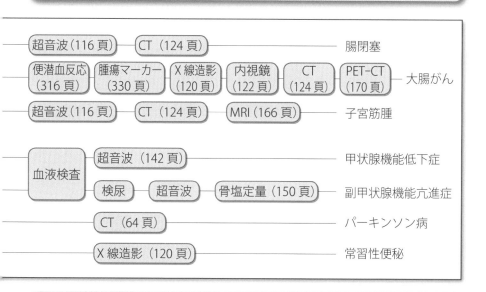

1 日の尿量は健康な成人で 0.8 〜 1.5L くらいです。1 日の尿量が 3L 以上を多尿、反対に 0.4L 以下を乏尿、0.1L 以下を無尿といいます。尿量に異常があるときは、まず尿や血液の検査を、さらに腹部超音波などで原因を検索していきます。

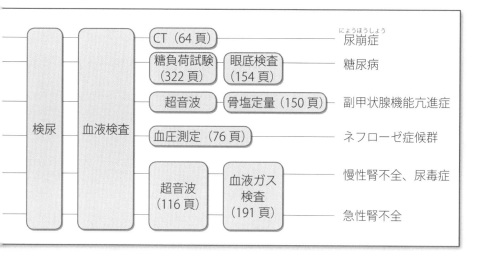

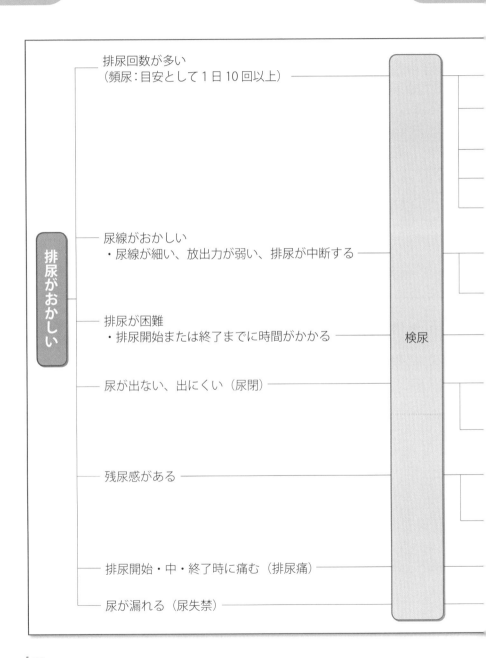

排尿回数が多い
（頻尿：目安として1日10回以上）

尿線がおかしい
・尿線が細い、放出力が弱い、排尿が中断する

排尿が困難
・排尿開始または終了までに時間がかかる

尿が出ない、出にくい（尿閉）

残尿感がある

排尿開始・中・終了時に痛む（排尿痛）

尿が漏れる（尿失禁）

排尿がおかしい

検尿

排尿の異常には排尿回数の異常、尿線の異常、排尿困難、尿閉、排尿痛、尿失禁などがあります。尿失禁とは尿が無意識のうちに漏れてしまう状態です。これらの異常があるときはまず尿の性状からみていきます。

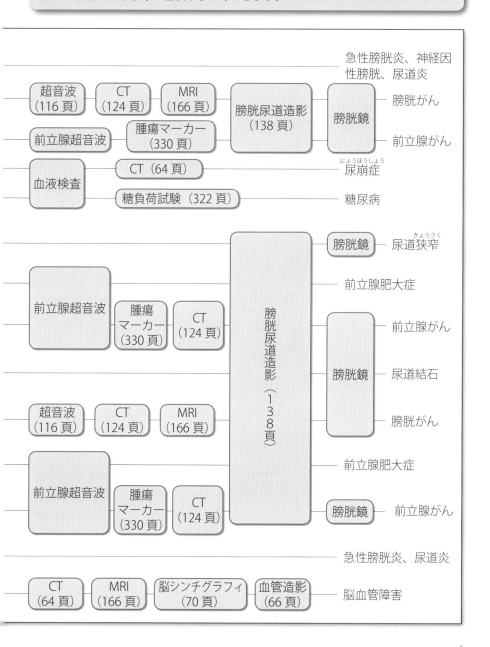

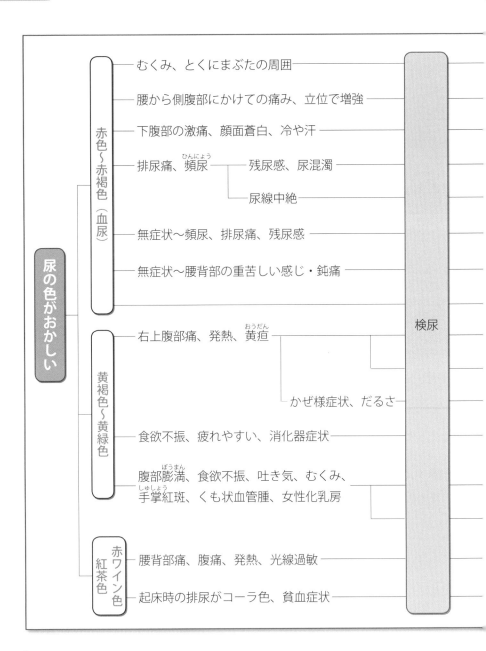

むくみ、とくにまぶたの周囲

腰から側腹部にかけての痛み、立位で増強

下腹部の激痛、顔面蒼白、冷や汗

赤色～赤褐色（血尿）

排尿痛、頻尿（ひんにょう）┬ 残尿感、尿混濁

└ 尿線中絶

無症状～頻尿、排尿痛、残尿感

無症状～腰背部の重苦しい感じ・鈍痛

尿の色がおかしい

黄褐色～黄緑色

右上腹部痛、発熱、黄疸（おうだん）

かぜ様症状、だるさ

食欲不振、疲れやすい、消化器症状

腹部膨満（ぼうまん）、食欲不振、吐き気、むくみ、
手掌紅斑（しゅしょう）、くも状血管腫、女性化乳房

赤ワイン色 紅茶色

腰背部痛、腹痛、発熱、光線過敏

起床時の排尿がコーラ色、貧血症状

検尿

正常な尿の色は淡黄色から黄褐色ですが、摂取した水分の量や季節、運動、薬の服用などでも変化するため、色がかわったからといって即、病気とはいえません。色の異常があったら尿や血液の検査、超音波などで原因を追究していきます。

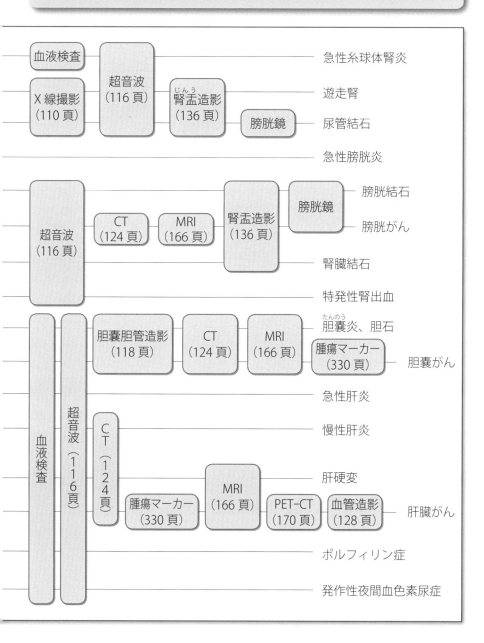

は れ

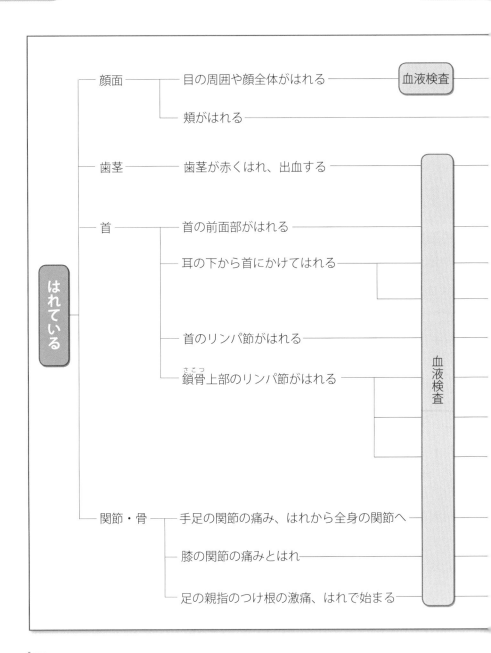

はれている

顔面 ── 目の周囲や顔全体がはれる ────── 血液検査

　　　└── 頬がはれる ──────────

歯茎 ── 歯茎が赤くはれ、出血する ──────

首 ── 首の前面部がはれる ────────

　　├── 耳の下から首にかけてはれる ────

　　├── 首のリンパ節がはれる ───────

　　└── 鎖骨（さこつ）上部のリンパ節がはれる ──── 血液検査

関節・骨 ── 手足の関節の痛み、はれから全身の関節へ ──

　　├── 膝の関節の痛みとはれ ─────

　　└── 足の親指のつけ根の激痛、はれで始まる ──

はれとは、皮膚のある部分が異常にふくらむことをいいます。皮膚以外でも体内の臓器やリンパ節などの腫脹も、広い意味でははれに入ります。はれがみられたら、まず血液検査やその部位のX線撮影・造影、超音波などで調べていきます。

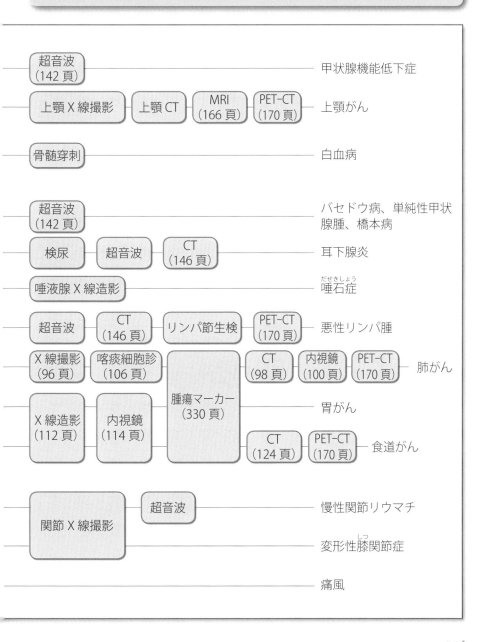

超音波（142頁）——— 甲状腺機能低下症

上顎X線撮影　上顎CT　MRI（166頁）　PET-CT（170頁）— 上顎がん

骨髄穿刺 ——— 白血病

超音波（142頁）——— バセドウ病、単純性甲状腺腫、橋本病

検尿　超音波　CT（146頁）— 耳下腺炎

唾液腺X線造影 ——— 唾石症（だせきしょう）

超音波　CT（146頁）　リンパ節生検　PET-CT（170頁）— 悪性リンパ腫

X線撮影（96頁）　喀痰細胞診（106頁）　腫瘍マーカー（330頁）　CT（98頁）　内視鏡（100頁）　PET-CT（170頁）— 肺がん

X線造影（112頁）　内視鏡（114頁）　腫瘍マーカー（330頁）— 胃がん

CT（124頁）　PET-CT（170頁）— 食道がん

関節X線撮影　超音波 ——— 慢性関節リウマチ

——— 変形性膝関節症（しつ）

——— 痛風

むくみ

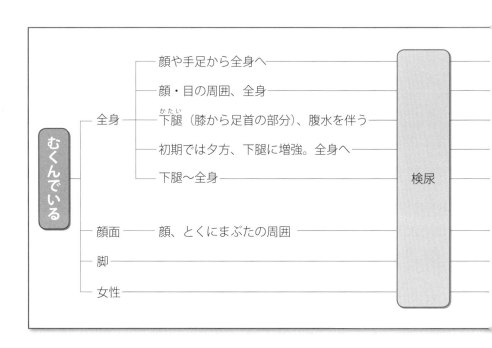

むくんでいる

全身
- 顔や手足から全身へ
- 顔・目の周囲、全身
- 下腿（膝から足首の部分）、腹水を伴う
- 初期では夕方、下腿に増強。全身へ
- 下腿〜全身

顔面 ── 顔、とくにまぶたの周囲

脚

女性

検尿

肥 満

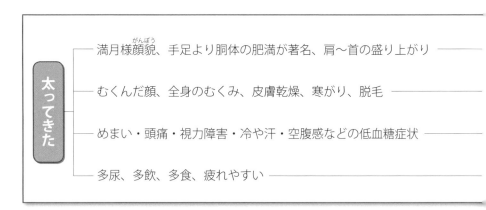

太ってきた
- 満月様顔貌、手足より胴体の肥満が著名、肩〜首の盛り上がり
- むくんだ顔、全身のむくみ、皮膚乾燥、寒がり、脱毛
- めまい・頭痛・視力障害・冷や汗・空腹感などの低血糖症状
- 多尿、多飲、多食、疲れやすい

むくみのことを医学用語では浮腫（ふしゅ）といいます。すねなど、すぐ下に骨のあるところを数秒間押して放すとペコッとへこんでしばらく元に戻らないなら、むくみと考えられます。むくみがみられたら、まずは尿・血液検査から入っていきます。

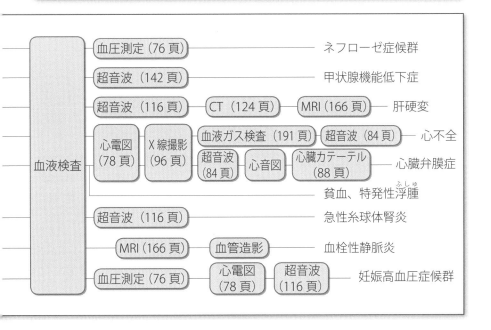

肥満のほとんどは過食、運動不足などによっておこります。しかし、病気が原因でおこる肥満もあるため、とくに急激に太ってきているようなら、一度くわしく血液や尿の検査、糖負荷試験などで原因を究明することが必要です。

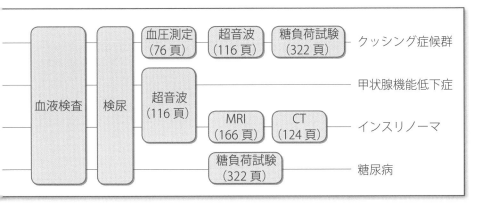

やせ

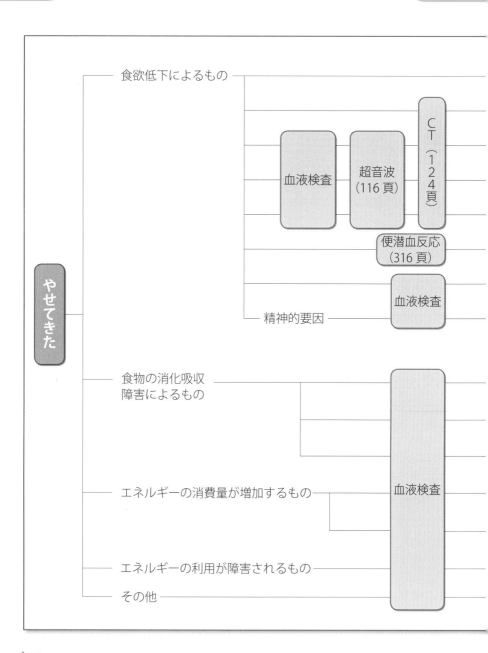

やせてきた

- 食欲低下によるもの
  - 血液検査
  - 超音波（116頁）
  - CT（124頁）
  - 便潜血反応（316頁）
  - 血液検査
  - 精神的要因
- 食物の消化吸収障害によるもの
- エネルギーの消費量が増加するもの
  - 血液検査
- エネルギーの利用が障害されるもの
- その他

やせの場合は、その背景に何らかの病気の存在が疑われることが少なくありません。急激にやせた場合はもちろん、徐々にでもやせてきているようなら、必ず受診するようにしてください。各種検査を組み合わせて疑わしい病気を追究していきます。

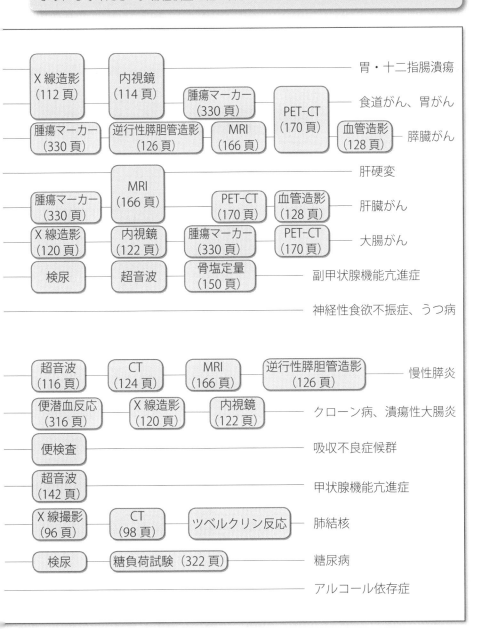

						胃・十二指腸潰瘍
X線造影（112頁）	内視鏡（114頁）	腫瘍マーカー（330頁）	PET-CT（170頁）			食道がん、胃がん
腫瘍マーカー（330頁）	逆行性膵胆管造影（126頁）	MRI（166頁）		血管造影（128頁）		膵臓がん
	MRI（166頁）					肝硬変
腫瘍マーカー（330頁）		PET-CT（170頁）	血管造影（128頁）			肝臓がん
X線造影（120頁）	内視鏡（122頁）	腫瘍マーカー（330頁）	PET-CT（170頁）			大腸がん
検尿	超音波	骨塩定量（150頁）				副甲状腺機能亢進症
						神経性食欲不振症、うつ病
超音波（116頁）	CT（124頁）	MRI（166頁）	逆行性膵胆管造影（126頁）			慢性膵炎
便潜血反応（316頁）	X線造影（120頁）	内視鏡（122頁）				クローン病、潰瘍性大腸炎
便検査						吸収不良症候群
超音波（142頁）						甲状腺機能亢進症
X線撮影（96頁）	CT（98頁）	ツベルクリン反応				肺結核
検尿	糖負荷試験（322頁）					糖尿病
						アルコール依存症

不正性器出血

月経以外の女性器からの出血を不正性器出血といい、妊娠に無関係な出血と妊娠に伴う出血があります。たとえ少量でも出血があったら、ためらわずに専門医を受診しましょう。腹部超音波やCTなどで出血の原因を調べていきます。

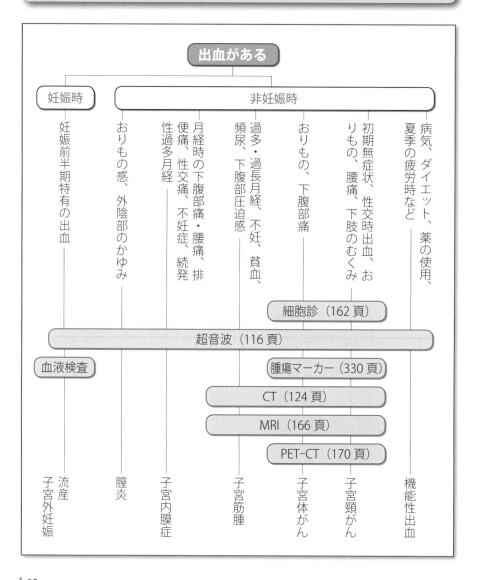

画像などによる
おもな生体検査

X線・CT・超音波などを用いた検査は、
どんな目的で、どのように行われる
のか、また検査結果の活用のしかた
などを解説しています。

脳神経系のおもな検査と病気

●**頭部 CT 検査**（64 頁）
　➡脳梗塞、脳出血、脳腫瘍などを検査します。

●**頭部血管造影検査**（66 頁）
　➡脳動脈瘤、クモ膜下出血、脳出血、脳腫瘍などを検査します。

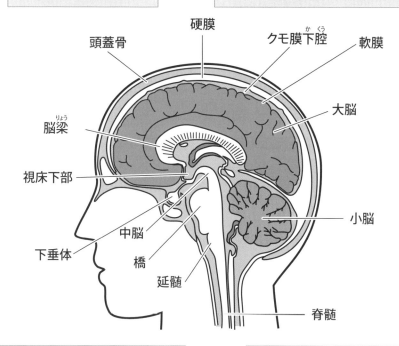

硬膜

頭蓋骨

クモ膜下腔

軟膜

脳梁

大脳

視床下部

中脳

小脳

下垂体

橋

延髄

脊髄

●**脳シンチグラフィ検査**（70 頁）
　➡脳梗塞、脳出血、クモ膜下出血などを検査します。

●**腰椎穿刺検査**（72 頁）
　➡髄膜炎や脳腫瘍、クモ膜下出血などを検査します。

●**MRI 検査**（166 頁）
　➡脳梗塞、脳動脈瘤、脳出血、クモ膜下出血、脳腫瘍、認知症などを検査します。

脳は、大脳、小脳、およびそれらに包まれた脳幹（中脳・橋・延髄）からなり、とてもたくさんの神経細胞（ニューロン）で構成されています。脳幹からは、神経線維の束である脊髄が、背中の中心を通って腰のあたりまで伸びています。脳と脊髄の神経を中枢神経、脳と脊髄から外に伸びる神経を末梢神経といいます。

　脳神経系のおもな病気には、以下のようなものがあります。

●脳梗塞

　脳の血管がつまって、脳の一部に障害がおこる状態。おもな症状は、半身の麻痺、感覚の低下、構音障害（発声しずらくなる）、手足の運動障害、しびれ、意識障害、言語障害、昏睡など。

●脳出血

　脳内の細い血管が破れて出血した状態。おもな症状は脳梗塞と同様で、意識障害、半身麻痺など。

●クモ膜下出血

　クモ膜下腔という髄液に満たされた部分に出血がおきた状態。おもな症状は、頭痛、吐き気・嘔吐、意識消失など。

●脳動脈瘤

　脳の動脈の分岐部にふくらみができるもの。クモ膜下出血の最大原因。症状はほとんどない。

●脳腫瘍

　頭蓋骨の内側にできる腫瘍の総称。神経膠腫、髄膜腫、下垂体腺腫、聴神経腫瘍などがある。おもな症状は、頭痛、吐き気・嘔吐、痙攣発作、片麻痺、意識障害など。

●てんかん

　脳の神経細胞の異常興奮によって発作がおこる状態。発作には、①大発作……突然意識を失い、全身の痙攣とともに倒れる、②部分発作……顔や手足など体の一部の痙攣発作、③小発作……短い意識喪失発作などがある。

●髄膜炎

　おもに脳のクモ膜と軟膜の部分におきた炎症。おもな症状は、頭痛、発熱、吐き気・嘔吐、頂部硬直など。

頭部 CT 検査

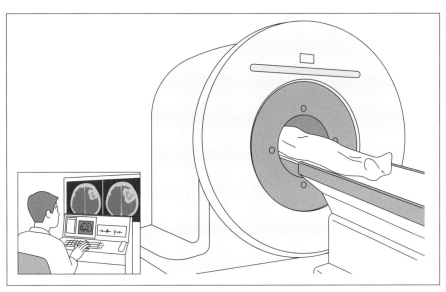

 脳内をコンピュータで調べる検査です。狭い空間に入るので、気持ちを落ち着けて受けましょう。検査当日の朝は絶食、検査後の安静は不要です。

脳の腫瘍、出血、梗塞の診断に重要な検査

CT（コンピュータ断層撮影）は、人体を通過したX線を検出器を用いて検出し、それをコンピュータで処理して断層画像をつくり、体内の様子を調べる検査で、頭部では脳に生じた病変（腫瘍、出血、梗塞）の診断に有用です。

CTには、造影剤を使わないで撮影する〈単純撮影〉と、使って撮影する〈造影撮影〉があり、造影剤を血管内に投与することで、脳の腫瘍や梗塞部位の周辺には、不規則なリング状の増強効果が認められるようになります。

腫瘍、出血、梗塞は白く写る

脳に腫瘍があると白く写ります。**写真A**は〈単純撮影〉で、左前頭葉に結節性の腫瘍が、造影後の**写真B**にはその周辺にリング状の増強効果が認められます。

クモ膜下出血では、発症直後より数日間は、〈単純撮影〉で破裂部の近く

■脳腫瘍

Aは単純撮影。写真に向かって右上の左前頭葉に結節性の腫瘍が白く浮かんでいる。Bは造影後の写真。周辺にリング状の増強効果が認められる。

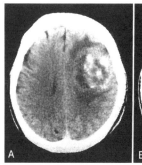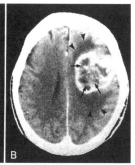

のクモ膜下腔に、出血による白い像が写ります。この部位から逆にクモ膜下出血の原因になる破裂動脈瘤(りゅう)の部位を推定できます。

X線の被爆量は問題ない

〈単純撮影〉と〈造影撮影〉の両方を行うのが一般的です。

検査着に着替え、検査台にあお向けに寝ます。ガントリーと呼ばれる丸いドーム状の中へ体をスライド移動し、頭部にX線が照射されます。

最初に〈単純撮影〉を行い、次に造影剤（ヨード剤）を2分くらいかけて点滴静注し、〈造影撮影〉をします。検査時間は30分前後ですが、同じ姿勢をじっと保たなければならず、多少苦痛です。

CT検査でのX線の被爆量は問題な

く、月に2～3回の繰り返し検査も可能です。

アレルギーのある人や妊娠中の人などは事前に申し出を

前日の夕食は普通ですが、当日の朝は絶食です。糖尿病薬以外の常用薬は飲んでもかまいません。検査後の安静は不要、食事もとってかまいません。水分は多めにとってください。ヨード剤が尿から出ます。

ヨード剤にアレルギーのある人や妊娠中あるいはその可能性のある人は〈造影撮影〉は行いません。医師にその旨を告げてください。喘息(ぜんそく)やそばアレルギーのある人、腎(じん)機能の悪い人は、〈造影撮影〉には注意が必要です。事前に申し出てください。（99頁参照）

疑 われるおもな病気の追加検査は

◆ 脳腫瘍→ MRI、PET-CT、頭部血管造影、眼底検査など

◆ クモ膜下出血→ MRI、頭部血管造影など

◆ 脳出血、脳梗塞→ MRI

▶ 医師が使う一般用語：「シーティー」= computer tomography（コンピュータ断層撮影）の略 CT から

頭部血管造影検査

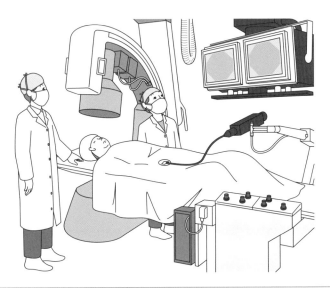

 脳内の動・静脈や毛細血管の異常を調べる検査です。頸動脈に細い針を刺すので検査後は出血に注意し、6時間は病室のベッドで安静にします。

脳動脈瘤の診断、出血部位の判定に有用な検査

　頭部血管造影検査は、頭部の血管にX線を透さない造影剤（ヨード系薬剤など）を注入してX線撮影し、動脈、静脈、毛細血管の異常を観察する検査です。

　動脈にコブができている動脈瘤や、先天的に動・静脈間が毛細血管を経ないで直接つながっている脳動静脈奇形の診断に重要な検査です。

　これらはいずれも、クモ膜下出血の原因になります。クモ膜下出血や脳出血による出血部位の判定、また脳腫瘍の存在なども診断します。

　なお血管の検査は、最近ではこの検査よりも MRI（MRA）（166頁）が主体で行われています。

障害部は白く写る

　写真A、Bともに右の頸動脈を造影したものです。Aでは、中大脳動脈の分岐部の直前に脳動脈瘤が白く写っています。Bでは、頭頂部に動静脈奇形が認められます。

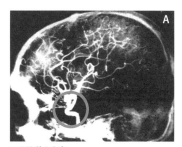

■脳動脈瘤

中大脳動脈の分岐部の直前に脳動脈瘤が白く写っている（マルの部分）。

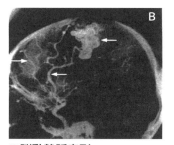

■脳動静脈奇形

頭頂部に脳動静脈奇形が認められる。

検査時間は30〜40分

頸動脈に細い針を刺して（穿刺して）直接造影剤を注入する〈直接穿刺法〉と、鼠径部（股のつけ根）の大腿動脈からカテーテル（細いプラスチックの管）を入れて検査する〈セルジンガー・カテーテル法〉の2つがあります。後者の方法を説明します。

入院して検査します。検査前に鼠径部の毛を切り（除毛）、尿道カテーテルを留置し、また筋肉注射（鎮静薬）と点滴をします。検査台にあお向けになり、右側の鼠径部を消毒した後、局所麻酔の注射をします。麻酔が効いたら大腿動脈に針を刺し、カテーテルを挿入して、頭部の頸動脈や椎骨動脈まで進め、造影剤を注入しながらX線撮影します。

検査時間は30〜40分。終了したら、そのまま約15分間、鼠径部を圧迫し、止血します。止血を確認後、絆創膏でしっかり固定し、事前に用意しておいた前あきの浴衣とT字帯を着せてもらい、さらに砂嚢をのせて6時間は圧迫しておき、病室でベッド上安静になります。止血を完全に確認してから、歩行が許可されます。

出血に注意し、安静を守る

検査のため、前あきの浴衣とT字帯を用意します。前日の夕食は普通ですが、当日の朝は絶食です。造影剤注入時に灼熱感がありますが、痛みはありません。検査後、鼠径部からの出血に注意し、安静を守ります。

ヨード剤にアレルギーのある人や妊娠中あるいはその可能性のある人は検査できません。医師にその旨を告げてください。喘息やそばアレルギーがある人は注意が必要です（99頁参照）。事前に申し出てください。腎機能の悪い人も注意が必要で、事前に血液検査（クレアチニン：246頁）を行い、安全を確保してから検査を行います。

▶ 医師が使う一般用語：「のうアンギオ」＝脳の angiography（血管造影）の略

脳波検査

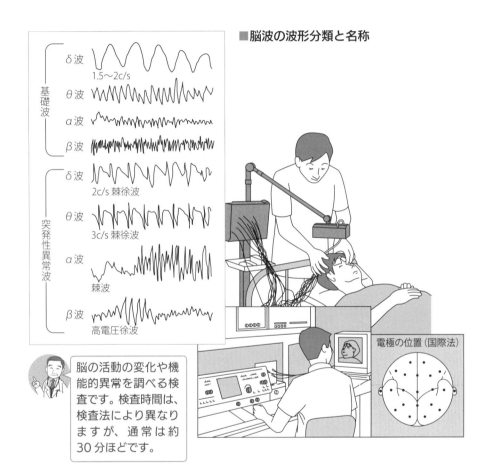

■脳波の波形分類と名称

基礎波
- δ波　1.5～2c/s
- θ波
- α波
- β波

突発性異常波
- δ波　2c/s 棘徐波
- θ波　3c/s 棘徐波
- α波　棘波
- β波　高電圧徐波

電極の位置（国際法）

脳の活動の変化や機能的異常を調べる検査です。検査時間は、検査法により異なりますが、通常は約30分ほどです。

てんかんや頭部外傷を調べるとき重要な検査

　脳の神経細胞の活動は、微細な電気的変動として現れます。脳波とは大脳皮質表面の電気的変動を頭皮上に電極をつけて誘導し、増幅させて記録したものです。てんかんでは、小発作、大発作、精神運動発作など発作の種類によって特徴的な波形を示し、診断上、脳波検査は重要です。

　また、頭部外傷で脳の組織は壊れて

68

はいないが働きが悪くなった場合でも、脳波の波形によって脳の活動の変化、脳の機能的異常を知ることができます。

その他、脳波の検査では脳動脈硬化症、脳血管障害、脳腫瘍、肝性昏睡（こんすい）などが診断できます。

刺激を与えながら検査する

シールドルームと呼ばれる電気的に隔離された検査室で行われます。検査台にあお向けになり、頭皮に10数個の電極を、ペーストと呼ばれる糊をつけて固定したのち、脳波を測定します。

脳波検査の種類には、安静時の脳波を調べるほかに、深呼吸したり、目を開閉したり、光や音の刺激を与えたり、薬物を注射したり、眠ったり（睡眠薬による誘発睡眠や自然睡眠）して脳波を調べる検査（脳波賦活法（ふかつ）という）などがあります。

検査時間は、どの脳波賦活法を行うかによって異なります。通常は30分程度ですが、2時間くらいかかることもあります。

α波は安静閉眼時に出現して正常

脳波には、左頁の図のように基礎波と突発性異常波があり、それぞれに意味があります。

基礎波のδ波（デルタ）は病的、θ波（シータ）は生理的（徐波（じょは）は機能低下を示す）、α波（アルファ）は安静閉眼時に出現して正常、β波（ベータ）は安静開眼時に出現して正常〜やや刺激されている状態です。

突発性異常波は、異常興奮しているときに出現します。

なお、徐波とは基礎波のα波より遅い波、棘波（きょくは）とは波の持続時間が12分の1秒以下のトゲのような波のことです。

検査前後は洗髪を

検査の前の飲食は、普段と同じでかまいません。電極は糊で頭皮に固定するため、検査前には洗髪して清潔にし、終わったら糊を洗い流してください。

検査時間が長くなる場合に備え、トイレは済ませておいてください。

疑われるおもな病気の追加検査は

- ◆脳血管障害、脳腫瘍→頭部CT、MRI、PET-CT、頭部血管造影など
- ◆頭部外傷→頭部X線、頭部CT、MRI、頭部血管造影など
- ◆てんかん→頭部CT、MRI、PET-CT、SPECTなど

▶ 医師が使う一般用語：「のうは」

脳シンチグラフィ検査

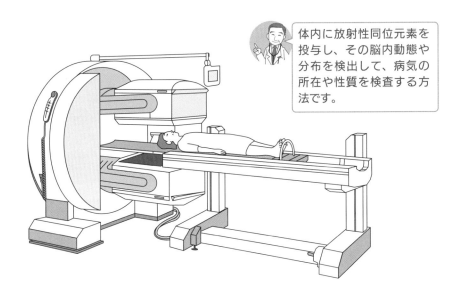

体内に放射性同位元素を投与し、その脳内動態や分布を検出して、病気の所在や性質を検査する方法です。

脳梗塞、脳出血の診断に有用な検査

放射性同位元素標識薬剤（ラジオアイソトープ）を体内に注入して、脳の変化を計測して診断する検査方法で、脳核医学検査ともいわれています。これには、脳血流シンチグラフィと脳腫瘍シンチグラフィとがあります。

脳血流シンチグラフィには、使用するアイソトープの違いと、解析する機械の違いで、PET（陽電子放射断層撮影法）とSPECT（単一光子放射断層撮影法）に分けられますが、日常ではSPECTが一般に行われています。

SPECTは、脳の血液の流れを画像処理して、脳梗塞や脳出血、クモ膜下出血などの診断のために行われている検査です。以下、SPECTについてみていきます。

脳梗塞では血流が低下

血管内に投与されたγ線で標識されたアイソトープが脳に集積すると、γ線を発します。これを特殊な検出器（シンチカメラ）で検出して（撮像という）、核医学情報処理装置で画像処理解析して判定します。脳梗塞をおこして血流が低下すると、その部分のアイソトープのとりこみが低下し、血流遮断の像

として写ります。

SPECTは、頭部CT（64頁）やMRI（166頁）よりも、早期の脳梗塞を診断することができます。

認知症の診断にも行う

また、アルツハイマー型認知症に対しては、頭部CTやMRIなどの形態学的検査のみでは診断が困難ですが、SPECTによる脳血流検査では、早期の認知症の診断に有用となります。

検査中は動かないように

検査は、シールドされた核医学検査室で行います。検査台にあお向けになります。目隠しをし、頭を固定することもあります。検査中、目を開いたり動いたりすると結果の判定に影響してしまうので、なるべく動かないように静かにしています。

シンチカメラが頭の約1cmの距離まで近寄ってきます。アイソトープを静脈注射し、1分間カメラで撮像します。次に、カメラを回転させながら約10分間撮像し、終了です。機械の動く音が聞こえますが、心配ありません。体

■脳梗塞

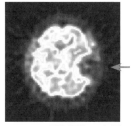

SPECTの横断層像。左側頭葉に血流の欠損がみられる。

動の多い場合や子供は、催眠薬で眠らせて検査を行います。

心配ないアイソトープ

検査当日の飲食は普通にとってかまいません。術着に着替える必要はありませんが、上半身、頭、顔の金属（ネックレスやイヤリング、ヘヤピン、胸ポケットの金属など）は画像処理に影響するので外します。

検査後の注意もありません。体内に入ったアイソトープは微量であり、速やかに尿中に排泄されるので、体内に貯留する心配はありません。

疑 われるおもな病気の追加検査は

- ◆脳梗塞→頭部CT、MRI、頭部血管造影など
- ◆脳出血→頭部CT、MRI、頭部血管造影など
- ◆クモ膜下出血→腰椎穿刺、頭部CT、MRI、頭部血管造影など
- ◆認知症→頭部CT、MRI、脳波検査など

▶医師が使う一般用語：「スペクト」または「脳スペクト」＝ single photon emission computed tomography（単一光子放射断層撮影法）の略 SPECT から

腰椎穿刺検査（脳脊髄液検査）

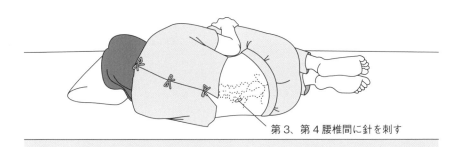

第3、第4腰椎間に針を刺す

 脳や髄膜の変化が疑われる場合に行う検査です。局所麻酔を行うので、検査中の痛みはありません。検査後、枕を使わずに1〜2時間、上向きで安静にします。

髄膜炎やクモ膜下出血などの診断に行う検査

脊髄は、脳幹から腰へと伸びているひも状の組織で、脳と脊髄は頭蓋骨や椎骨という骨によって守られています。この組織と骨の間に流れている透明な液体を、脳脊髄液あるいは髄液といいます。

腰椎穿刺は、この髄液を腰部の脊髄腔に針を刺して調べる検査で、激しい頭痛や嘔吐、発熱などの症状があって脳や髄膜の変化が疑われたとき、すなわち髄膜炎や脳腫瘍、クモ膜下出血などの診断をするときに行います。

また、虫垂炎の手術のときに行う腰椎麻酔も腰椎穿刺で行います。

髄膜炎では髄液の圧が上昇

細菌やウイルスが髄膜に感染して髄膜炎をおこすと、正常圧70〜180mm H_2O の髄液圧が200mm H_2O 以上に上昇します。

髄液中の細胞数も増加し、原因が細菌性炎症では多核球、ウイルス性炎症ではリンパ球が増えています。

髄液中の糖の値も重要で、細菌性では細菌による糖の分解で、糖の数値が減少します。ウイルス性では減少していません。

■髄液の検査結果

	正　常	細菌性髄膜炎	ウイルス性髄膜炎	クモ膜下出血
液　圧	$70 \sim 180mm\ H_2O$	上昇	上昇	高度上昇
外　観	水様透明	水様透明～混濁	水様透明	血性～黄
細胞数	$0 \sim 5 /mm^3$ (おもにリンパ球)	高度上昇 (おもに多核球)	上昇 (おもにリンパ球)	軽度上昇 (おもにリンパ球)
糖	$50 \sim 75mg /dL$	減少	不変	減少
蛋　白	$10 \sim 40mg /dL$	上昇	軽度上昇	高度上昇

▎両手で両膝を抱えて検査

　左側臥位になり、両膝頭を腹部につくように曲げ、両手でその両膝を抱えます。頭は前胸部に寄せ、腰を後ろに突き出してエビのような格好になります。この姿勢は、針を刺す椎間腔が広くなり、いちばん穿刺しやすい格好になるので重要です。第3、第4腰椎間を穿刺します。

　姿勢ができたら、穿刺する部位を消毒し、局所麻酔薬を注射します。チクッとした痛みはありますが、すぐに麻酔が効き、局所の痛みは感じなくなります。穿刺針が入ってくるとき、痛みはありませんが、圧迫される感じはあります。穿刺針が神経に触ると足がビリッとします。

　脊髄腔に針先が入ったら髄液の圧力を計り、細胞数や蛋白、糖を測定するため、5～6mLの髄液をとります。圧を測定したり髄液を採取するとき、痛みはありません。検査は5～6分で終了します。検査後、枕をしないで1～2時間、上向きで安静にしています。

▎症状があったら医師に伝える

　検査当日の飲食は普通にとってかまいません。検査後、頭痛や頸部痛、背部痛、腰痛、複視などの症状が出る場合があります。一般に数日以内に回復しますが、なんらかの症状がみられたら医師に伝えてください。

　髄膜炎では、治療中（2～3週後）に治ったことの確認のため、腰椎穿刺の再検査を行います。検査は、繰り返し行っても危険はありません。

疑われるおもな病気の追加検査は

◆ 髄膜炎→頭部 CT、MRI など

◆ 脳腫瘍→頭部 CT、MRI、PET-CT、頭部血管造影、眼底検査など

◆ クモ膜下出血→頭部 CT、MRI など

▶ 医師が使う一般用語：「ルンバール」= lumbar puncture（腰椎穿刺）の lumbar から

循環器系のおもな検査と病気

●**心電図検査**（78 頁）
　負荷心電図検査（80 頁）
　➡心電図は不整脈、狭心症・急
　性心筋梗塞、心筋症、心肥大
　など、負荷心電図は狭心症、
　不整脈などを検査します。

●**心臓超音波検査**（84 頁）
　➡先天性の心疾患（心室中
　隔欠損症など）、心臓弁
　膜症、肥大型心筋症、狭
　心症・急性心筋梗塞、心
　筋症などを検査します。

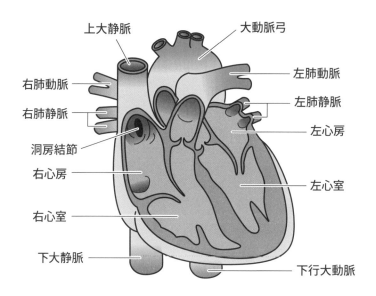

上大静脈
大動脈弓
右肺動脈
左肺動脈
右肺静脈
左肺静脈
洞房結節
左心房
右心房
左心室
右心室
下大静脈
下行大動脈

●**冠動脈 CT 検査**（86 頁）
　心臓カテーテル検査（88 頁）
　冠動脈造影検査（90 頁）
　➡冠動脈 CT・冠動脈造影は不
　安定狭心症、急性心筋梗塞な
　ど、心臓カテーテルは先天性
　心疾患や心臓弁膜症などを検
　査します。

●**心筋シンチグラフィ検査**（92 頁）
　➡狭心症・急性心筋梗塞、心不
　全、心筋炎などを検査します。

循環器とは、心臓と血管を含んだ総称です。心臓の大きさは自分の握りこぶしよりやや大きめで、心筋と呼ばれる筋肉でできています。心筋をとり巻いている血管を冠動脈（冠状動脈）といい、心臓はこの冠動脈から酸素や栄養分をとり入れています。心臓は、血液を全身に送るポンプの役割をしていて、血液を送り出すときの圧力を血圧といいます。

　循環器系のおもな病気には、以下のようなものがあります。

●**狭心症**

　冠動脈が狭くなって血液が不足し、心筋に十分な酸素や栄養分が届かなくなった状態。おもな症状は、胸が締めつけられる・押さえつけられる・重くなるなどの胸部不快感や閉塞感などが発作的におこる。発作の持続時間はふつう数分以内。

●**急性心筋梗塞（こうそく）**

　冠動脈の内腔が塞がって血液が流れなくなり、心筋が壊死（えし）した状態。おもな症状は、狭心症よりはるかに強く、恐怖と不安を伴う胸痛や締めつけられる感じなど。発作の持続時間はふつう30分以上。

●**心筋症**

　心筋がおかされる原因不明の病気。いくつかのタイプがあり、肥大型心筋症は心筋が異常に厚くなった状態で、おもな症状は労作時の軽い動悸・息切れ、胸部圧迫感、めまい、失神発作など。

●**心筋炎**

　細菌やウイルスなどによって心筋に炎症がおこった状態。おもな症状は、かぜ様症状、動悸、脈が速い、胸痛など。

●**心臓弁膜症**

　心臓内の弁が故障する病気。おもな症状は、階段を昇るなど体を動かしたときの息切れや動悸、疲れやすい、むくみなど。

●**不整脈**

　脈が速くなったり（頻脈（ひん））、遅くなったり（徐脈）、とんだりするなどの脈が乱れる状態で、多くのタイプがある。発作性上室性頻拍症は頻脈性で、おもな症状は急に始まり、急におさまる動悸、胸苦しさなど。房室ブロックは徐脈性で、おもな症状は失神、めまい、疲れやすいなど。

血圧測定検査

■**成人における血圧値の分類**（日本高血圧学会、2019）

分　類	診察室血圧（mmHg）			家庭血圧（mmHg）		
	収縮期血圧		拡張期血圧	収縮期血圧		拡張期血圧
正常血圧	<120	かつ	<80	<115	かつ	<75
正常高値血圧	120-129	かつ	<80	115-124	かつ	<75
高値血圧	130-139	かつ/または	80-89	125-134	かつ/または	75-84
Ⅰ度高血圧	140-159	かつ/または	90-99	135-144	かつ/または	85-89
Ⅱ度高血圧	160-179	かつ/または	100-109	145-159	かつ/または	90-99
Ⅲ度高血圧	≧180	かつ/または	≧110	≧160	かつ/または	≧100
（孤立性）収縮期高血圧	≧140	かつ	<90	≧135	かつ	<85

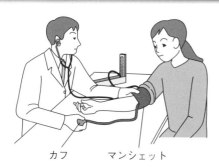

カフを握ってマンシェットに空気を送り加圧していくと、水銀柱の水銀が上がり出し、聴診器を通してドキドキと血管の拍動する音がきこえ出す。音がきこえなくなるまで加圧し、次にカフをゆるめて減圧すると水銀が下がり出し、再び拍動する音がきこえてくる。このきこえ出したところの水銀の目盛を読む。これが最高血圧。さらに減圧していくと再び拍動音がきこえなくなり、その目盛を読む。これが最低血圧。

カフ　マンシェット

 普段の健康状態を知るうえでも重要な検査です。緊張や興奮、運動などで変動するため、検査の 15 分ほど前から安静にします。

高血圧、低血圧を診断する検査

　血圧とは、心臓のポンプ作用により全身に血液を送り出すときの圧力のことで、心臓が収縮したとき最高血圧（収縮期血圧）に、心臓が拡張したとき最低血圧（拡張期血圧）になります。

　血圧は、①心臓のポンプ作用の変化、②末梢血管の抵抗性の度合い、③全身の血液量、④血液の粘り度、⑤血管壁の弾力度、などによって変動し、これらのどれかがおかしくなると高血圧、低血圧になります。

生活習慣病の危険因子、高血圧

　高血圧と動脈硬化には、深い相関関係があります。動脈硬化がおこって血

管の壁が硬く狭くなると、血管は拡張しにくくなるため、最低血圧が上昇します。すると、脈圧（最高血圧 − 最低血圧）をある程度に保つために、最高血圧を高くしなければならなくなり、高血圧になります。

一方、高血圧の状態が続くと動脈に負担がかかり、血管に障害が生じて動脈硬化を引きおこします。

高血圧が続くと、血管によって養われている全身の器官、とくに脳や心臓、腎臓に障害が生じてきます。例えば、脳の血管が高血圧に耐えきれずに破綻すると、脳出血がおこります。高血圧は生活習慣病の発症と密接な関係があります。血圧は、ふだんの健康状態を知るうえでも重要な検査であり、自分の血圧を知っておく必要があります。

検査前は15分ほど安静に

血圧は、精神状態（緊張、興奮、ストレス）や運動などで大きく変動するため、検査の15分くらい前から安静にしてください。

病院では、水銀柱血圧計で測定しています。椅子に姿勢を正して座り、腕（左右どちらでもよい）をほぼ心臓の

■血圧に左右差を認める病気

①動脈硬化による片側の血管の狭窄
②解離性大動脈瘤
③大動脈炎症候群
④大動脈縮窄症（腕の血圧＞脚の血圧）
⑤胸郭出口症候群

高さの位置にし、マンシェット（加圧用の帯）を巻き、肘関節の動脈の拍動の位置に聴診器をあてて測定します。

なお、腕の左右の血圧差は一般に10mmHg以内で、これが20mmHgあると異常です。上の表に示したような病気が疑われるときは、両腕を測定します。

最も多い本態性高血圧

血圧が高値のときは再検査し、何が高値の原因かを調べます。高血圧の多くは、高血圧そのものしかない本態性（ほかの病気に伴う血圧の上昇ではない）高血圧で、この場合は高血圧の程度により、生活指導や薬物療法が行われます。

一方、低血圧ですが、これも本態性のものが最も多く、この場合は体質的なもので心配はいりません。

疑われるおもな病気の追加検査は

◆ 高血圧→胸部単純X線撮影、心電図、尿検査、血液検査、眼底検査など
◆ 低血圧→胸部単純X線撮影、心電図、尿検査、血液検査など

▶ 医師が使う一般用語：「ドゥルック」＝ドイツ語の druck（圧）から

心電図検査

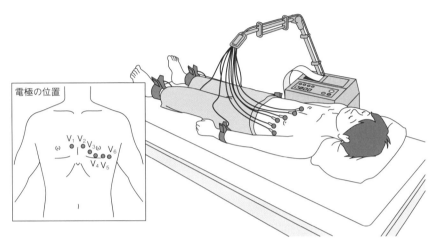

電極の位置

V_1 V_2 V_3 $(-)$ V_6
V_4 V_5

 心臓に異常がないかを調べる検査です。電極をつけて行いますが、電流が流れるわけではないので、心配はいりません。検査直前の運動は控えてください。

不整脈、急性心筋梗塞の診断に重要な検査

胸痛や動悸、めまいなど、心臓にかかわる訴えや高血圧があるときには、心臓に異常がないかを考えて心電図検査を行います。

心電図は、心臓の筋肉（心筋）が収縮するときに生じる電位変化を体表面から記録したもので、心収縮のリズムや心筋の肥大、あるいは虚血（心筋に酸素が十分供給されない状態）や電解質の異常が検出可能です。病名でいえば不整脈や狭心症・急性心筋梗塞、心

筋症、心肥大、先天性心疾患などです。

Q波とST波の異常が重要な急性心筋梗塞

急性心筋梗塞は命にかかわる病気の代表で、心電図検査が重要かつ有用な診断指標になります。この場合は、右頁の図のように急性期のST変化（心筋の虚血を意味する）と、急性心筋梗塞に特徴的な異常Q波が重要な所見です。

ただし、急性心筋梗塞の 10 〜 20 ％は心電図だけでは診断をくだすことはできず、血液中の各種酵素の検査か

■図　急性心筋梗塞の心電図変化

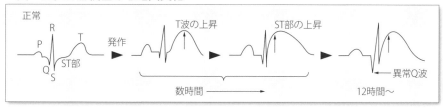

ら診断されます。

ドキドキするのは不整脈

　心筋の興奮は、心房にある洞房（どうぼう）結節で始まり、この興奮刺激が伝わる経路も決まっています。

　不整脈は、この興奮刺激の発生異常と刺激伝達異常によっておこります。期外収縮は、興奮刺激が洞房結節以外の心臓のいろいろな部位で散発的に発生するため、本来のリズムで心臓が収縮できない状態です。一方、房室ブロックなどは伝達系の異常のための不整脈です。

　これらは胸がドキドキし、心臓の聴診や脈拍の触診でも認識することができますが、正確な診断は心電図により

なければなりません。

10個の電極を接着、体に電流は流れない

　貴金属類は外し、上半身裸になって、靴下も脱いで検査台にあお向けに寝ます。両手首と両足首、それに胸部6カ所に計10個の電極を接着し、心臓を流れる電流を多方面からキャッチして、心臓のどの部分に異常があるかを調べます。

　電極には電流が流れるわけではないので、心配はいりません。また痛みもありません。検査時間は5分程度です。検査当日の飲食は、普通にとってかまいません。検査直前の激しい運動は控えてください。

疑われるおもな病気の追加検査は

◆急性心筋梗塞→血液検査、心臓超音波、冠動脈CT、冠動脈造影、心筋シンチグラフィなど

◆狭心症→心臓超音波、ホルター心電図、冠動脈CT、冠動脈造影、心筋シンチグラフィなど

◆電解質異常→血液検査（とくに電解質）、検尿など

▶医師が使う一般用語：「エーカーゲー」＝ドイツ語の elektrokardiogram の略 EKG のドイツ語読み。その他、英語の electrocardiogram の略 ECG から「イーシージー」

負荷心電図検査

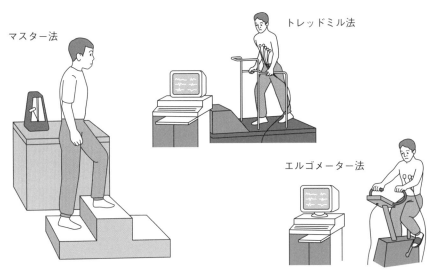

マスター法

トレッドミル法

エルゴメーター法

 運動に伴う心筋の変化を観察する検査です。不整脈を調べるときなどにも用いられます。施設により上記3つのうち、いずれかの方法で行われます。

狭心症、不整脈の診断に有効な検査

運動を行って心臓に一定の負荷を与えてから、これに伴う心臓の筋肉（心筋）の変化を心電図で観察する検査です。

平静時には何もなくても、運動をすると心臓の痛みを生じ、急性心筋梗塞（こうそく）に移行しやすい病気に狭心症があります。この狭心症では平静時には心電図に異常がないため、狭心症の疑いがあ

るときは心筋での酸素需要を高めて、心筋の虚血（きょけつ）（心筋に酸素が十分供給されない状態）を誘発して調べます。

その他、不整脈を調べるときや、現在、心臓病の人の運動許容量を決めたりするときにも、この負荷心電図検査を行います。

ST-T に変化がおこる狭心症

右頁の図は、狭心症が疑われた症例の負荷心電図です。通常の心電図では、何ら変化は認められなかったので

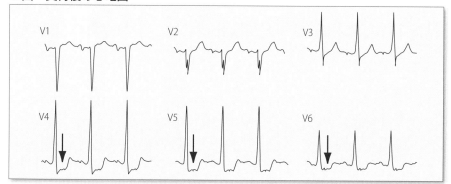

すが、負荷心電図を行ったところ、V4～6のST-T部分（矢印部分、前項参照）の下降が認められました。これは、冠動脈での血流が少なくなり、虚血に陥ったことを示唆しています。

3つの運動負荷の方法

運動の負荷の方法には、次の3つの種類があります。

• **マスター法**：2段の階段をメトロノームにあわせて昇降する。運動前、運動後1分、3分、5分、10分の心電図をとり、比較する。

• **トレッドミル法**：胸に電極をつけ、ベルトコンベアの上をベルトにあわせて歩き（走り）ながら心電図をとる。

• **エルゴメーター法**：胸に電極をつけ、自転車に類似した器具のペダルをこぎながら心電図をとる。

施設により、これらのうちのどれかを選択しますが、一番頻繁に用いられているのはマスター法です。いずれも30分程度かかります。

検査中に胸が痛くなったら、ただちに医師に申し出る

運動をするので、検査前の飲食は控えめにします。膝が悪かったり、膝の関節痛がある人は事前に医師に申し出てください。また、検査中に胸が痛くなったり、フラフラした場合は、ただちに医師に申し出てください。

疑われるおもな病気の追加検査は

◆ 狭心症→心臓超音波、ホルター心電図、冠動脈CT、冠動脈造影、心筋シンチグラフィなど

◆ 不整脈→胸部X線撮影、ホルター心電図など

▶ 医師が使う一般用語：「ふかしんでんず」

ホルター心電図検査

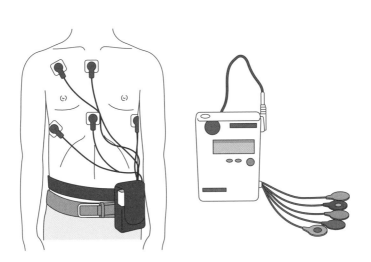

 小型装置を24時間身につけ、日常生活における脈の乱れや血流の変化をみる検査です。検査中の入浴やシャワーは禁止、電極を外してもいけません。

不整脈の発作、狭心症などの診断に有用

ホルター心電図は、小型で軽量な装置を身につけて、24時間持続的に心電図を記録し、脈の乱れや心臓の血液の流れの変化（虚血）をみる検査です。発作的に出現する不整脈や狭心症などの診断に有用です。

心電図を24時間記録することによって、日常生活のどんな場面で心臓に負担がかかっているのかを検出しま

す。動悸や胸の痛みは一時的（一過性）なこともあり、症状が出現したときに検査をしないと、その変化をとらえることができないことがあります。そのため、症状が出現したときの心電図波形を記録して平静時と比較し、その変化を調べることはとても重要です。

不規則なR-R間隔……期外収縮

右頁の**図**は、階段を昇っていて急に胸がドキドキしたときの心電図波形で

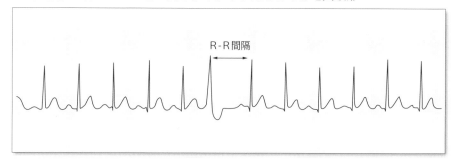

R-R間隔

す。R-R間隔は、症状がないときは一定ですが、この心電図ではその間隔が乱れています。これは、心臓が本来の規則正しい周期よりも早く収縮した状態で、期外収縮という不整脈の一種です。

就寝時も外さずに記録

　検査のための特別な準備は必要ありません。左頁のイラストのように胸の数カ所にシール型の電極をつけます。ホルターカード入りのレコーダーをウエストポーチ型のケースに入れてマジックバンドで腰に止め、就寝時も外さずに24時間心電図を記録します。検査中の痛みはありません。

　記録後、レコーダー内の波形をコンピュータ解析し診断します。くわえて、検査中の食事や生活の行動、症状の出現などを特定の用紙に記入し、解析時の参考にします。

装着時の入浴は禁止

　ウエストポーチ（レコーダー）は軽くて小型なので、装着していても日常生活に不自由を感じることはなく、音楽プレーヤーを携帯したり、散歩したりすることもできます。

　ただし、電極をつけている間（検査中）の入浴やシャワーは禁止です。また、電極部位にかゆみが出る場合もありますが、電極は外さないでください。就寝時はベルトを外してもかまいません。

疑われるおもな病気の追加検査は

◆ 狭心症→心臓超音波、冠動脈CT、冠動脈造影など

◆ 不整脈→負荷試験、電気生理試験（アブレーション）

▶ 医師が使う一般用語：「ホルター」「ホルターエーカーゲー」

心臓超音波検査

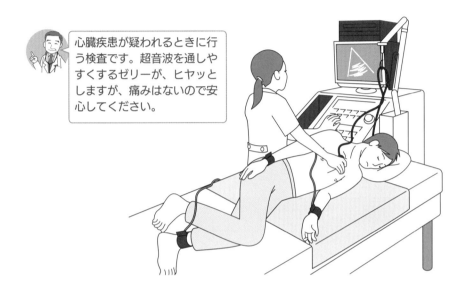

心臓疾患が疑われるときに行う検査です。超音波を通しやすくするゼリーが、ヒヤッとしますが、痛みはないので安心してください。

先天性心疾患、心臓弁膜症、急性心筋梗塞などの診断に有用

　動悸や息切れ、チアノーゼ（唇や爪、指先などが紫色になること）、胸痛などの症状があるとき、心臓の病気を疑って行う検査です。

　人の耳には聞こえない周波数の高い音を、体表から心臓に向かって発信し、はね返ってくる反射波（エコー）を画像化して、心臓の形や動きを観察します。

　心臓の形からは、先天性の心疾患（心室中隔欠損症など）や心臓弁膜症、肥大型心筋症などが、心臓の動きからは、

急性心筋梗塞や心筋症などを診断することが可能です。

僧帽弁狭窄症では収縮・拡張時の波が台形に

　心臓超音波の画像には、ＢモードとＭモードがあります。右頁の**写真**の①-１と②-１がＢモードで、ある瞬間の心臓の形を示しています。右側の①-２と②-２がＭモードで、心臓の収縮・拡張時の経時的な位置の動きを示しています。

　写真は、正常例と、心臓弁膜症のひとつ僧帽弁狭窄症の例です。

　②-１の写真からは、僧帽弁前尖の

■正常と僧帽弁狭窄症の画像

左の①が正常、右の②が僧帽弁狭窄症の画像。正常の①-2の写真（Mモード）では心室の拡張と心房の収縮による波がM型を示しているのに対して、②-2の僧帽弁狭窄症では台形の波形となり、弁の肥厚、硬化による多重エコーが認められる。

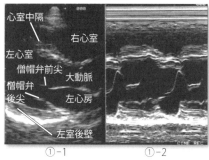

＜① 正常＞

心室中隔
右心室
左心室
僧帽弁前尖　大動脈
僧帽弁
後尖　左心房
左室後壁

①-1　　　①-2

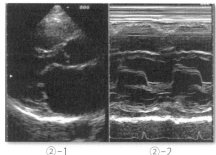

＜② 僧帽弁狭窄症＞

②-1　　　②-2

エコー増強、僧帽弁後退速度の減少、拡張期後尖の異常前方運動、左室後壁の運動低下などが認められます。

①-2と②-2のMモードをみると、正常では心室の拡張と心房の収縮による波がMに似た型を示すのですが、僧帽弁狭窄症では台形の波形になり、これは弁の肥厚、硬化による多重エコーを示しています。

| 検査時間は約30分

検査台に、胸部の衣服を開くか、あるいは上半身裸になって左側臥位（左側を下にする）に寝ます。心電図も同時にとるために電極をつけます。

そして、プローブと呼ばれる超音波発信器に、超音波を通しやすくするためのゼリーを塗って胸部にあて（ちょっと冷やっとするが、苦痛はない）、超音波を心臓に向かって発信させ、モニターテレビで画像を観察します。全行程で30分程度です。

| だれでも安心して受けられる

検査当日の飲食は、普通にとってかまいません。胸部を出せるように、前が開けられる服装で受けてください。まったく安全で苦痛のない検査ですので、妊婦や乳幼児でも安心して受けることができます。

疑われるおもな病気の追加検査は

◆ 心臓弁膜症→心音図、心臓カテーテルなど

◆ 心筋症→心臓カテーテル、心筋生検など

▶ 医師が使う一般用語：「しんぞうちょうおんぱ」「しんエコー」＝「エコー」は「反射波」のこと

85

冠動脈 CT 検査

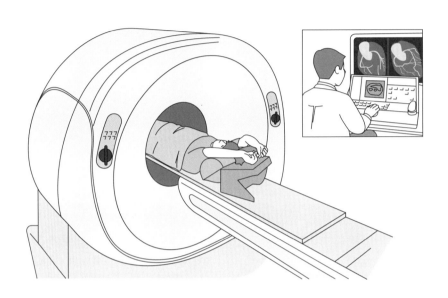

 冠動脈の狭窄やプラークの有無を調べる検査です。撮影時、約10数秒ほど息を止める必要があるため、検査前に息を止める練習をします。

急性冠症候群の診断に重要

　心臓を取り巻く冠動脈が細くなったり（狭窄）、つまったり（閉塞）すると、心臓の筋肉への血液の流れが低下し（虚血）、胸痛や動悸、息苦しさなどを感じます。この状態を急性冠症候群といい、病気としては不安定狭心症、急性心筋梗塞が代表的です。

　冠動脈の狭窄は、脂肪成分を主体とした粥状の塊（粥腫＝プラーク）がで

き、血管内壁が狭くなります。また、このプラークは冠動脈内の血栓形成の誘因ともなります。

　冠動脈CTは、冠動脈の狭窄やプラークの存在を診断するために行う重要な検査で、プラークの性状も判断することができます。

　スキャンされた何千枚もの画像を、超高速画像用再構成システムを使い、短時間で心臓、冠動脈の状況を3次元の立体画像（3DCT）として構築し、

それをもとに冠動脈の狭窄の位置とその程度、プラークの有無や性状を判読し、診断します。

狭窄が認められた場合は、カテーテルを用いた冠動脈造影検査（90頁）に加え、狭窄部を拡張させる治療を行います（経皮的冠動脈インターベンション）。

なお、冠動脈CTは、冠動脈の治療後（ステント挿入後）の経過をみるためにも有用な検査です。

┃ 低侵襲の検査

以前は、カテーテルを用いた冠動脈造影検査で冠動脈の狭窄や閉塞を診断していました。この検査は、患者さんへの大きな負担がありましたが、冠動脈CTは、従来のCT検査とまったく同じで負担が少ない低侵襲性の検査です。

検査のための前処置はありません。

緊張や頻拍症で脈拍が速いと、鮮明なCT画像が得られない場合があるので、脈拍をゆっくりさせる（60回／分以内）ための薬（β-ブロッカー）を、検査の2～3時間前に飲みます。また、義歯やネックレスなどは外します。

術着に着替え、血圧と脈拍をチェックします。胸に3カ所電極を貼り、心電図をモニターしながらCT検査を行います。

両腕は頭のほうにあげ、撮影用の寝台に横になり、右腕に造影剤注入用の血管ルートを確保します。

体の位置がずれないようにベルトで寝台に体を固定します。はじめに心臓の位置を確認するための撮影を行い、次に冠動脈を広げるため、ニトログリセリンの舌下錠を口に含み、単純CT撮影を行います。

何回か息を止める練習をしたあと、造影剤約50mLを数秒間で注射し、約10数秒ほど息を止めた状態で撮影し、終了です。

検査時間は30分かかりません。

┃ 検査後の注意はとくにない

一般のCT検査と同じで、検査終了後の注意はとくにありません。

造影剤を注入するときに、体が熱くなったり、軽い吐き気や蕁麻疹が出ることもあります。喘息やヨードアレルギーのある人は、あらかじめ予防薬を使って検査することがありますので、医師に申し出てください。

疑われるおもな病気の追加検査は

◆狭心症、心筋梗塞→心臓超音波、負荷心電図、冠動脈造影

▶ 医師が使う一般用語：「カンドウミャクCT」、「コロナリーCT」

心臓カテーテル検査

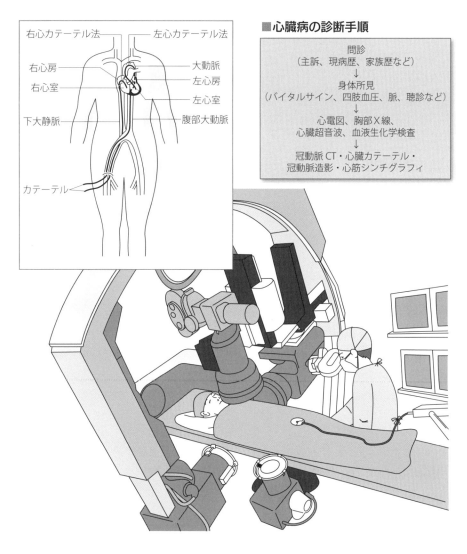

右心カテーテル法 — 左心カテーテル法

右心房 — 大動脈
右心室 — 左心房
— 左心室
下大静脈 — 腹部大動脈

カテーテル

■心臓病の診断手順

問診
（主訴、現病歴、家族歴など）
↓
身体所見
（バイタルサイン、四肢血圧、脈、聴診など）
↓
心電図、胸部Ｘ線、
心臓超音波、血液生化学検査
↓
冠動脈 CT・心臓カテーテル・
冠動脈造影・心筋シンチグラフィ

心臓に特殊な管（カテーテル）を挿入し、心臓の血行状態や心室・心房など
の動きを調べる検査です。病変が見つかれば、その場で生検も行います。

先天性心疾患、心臓弁膜症などで行う検査

心臓カテーテルは、心臓に特殊な細いプラスチックの管（カテーテル）を挿入し、心臓内の圧や血液の酸素濃度を測定・分析したり、造影剤を注入してX線撮影し、心臓の血行状態や形、心室・心房と弁の動きを調べたり、さらには心臓の筋肉（心筋）を採取して病理学的に検索する心筋生検などを行う検査です。

また、冠動脈に造影剤を注入すれば、次項で解説する冠動脈造影検査になります。

この検査は、先天性心疾患や心臓弁膜症などの診断や重症度判定では欠かせません。

静脈あるいは動脈からカテーテルを挿入

心臓カテーテルは、肘静脈または大腿静脈から挿入する〈右心カテーテル法〉と、上腕動脈あるいは大腿動脈から挿入する〈左心カテーテル〉とがあり、カテーテルを静脈あるいは動脈に直接挿入する検査です。

左の図は、大腿動脈から挿入しているものです。

患者には、苦痛や精神的なストレスが伴うために、心電図（78頁）や胸部単純X線撮影（96頁）、あるいは心臓超音波（84頁）などの比較的苦痛を伴わない検査のあとに行います。

検査時間は30分〜1時間

検査は普通、前日に入院して行います。検査前に、血液凝固時間や出血傾向、腎機能などの血液検査（192〜201頁）を行って、鼠径部からの検査では、カテーテル挿入部の体毛を切ります（除毛）。

検査室に入り、局所麻酔をしたのち、カテーテルを挿入して検査を行います。検査時間は30分から1時間です。

検査の流れ、止血のしかた、検査後の注意点などについては頭部血管造影（66頁）とほぼ同じですので、そちらを参照してください。

ただ、この検査では、検査中に疑わしい病変があったら、その場でカテーテルの中に細い針を通して、その病変を採取する生検が加わります。生検自体には何の苦痛もありません。

検査データは、専門医により綿密に分析されます。心臓病と診断された場合は、その重症度あるいは予後までが、この検査で推測できることもしばしばあります。4〜5日後には担当医から説明があり、今後の治療指針が話されます。

▶ 医師が使う一般用語：「しんカテ」＝心臓カテーテル検査の略

冠動脈造影検査

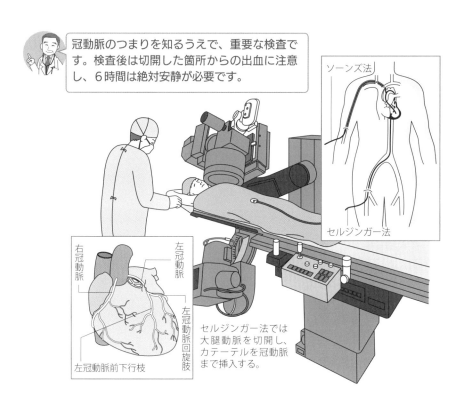

冠動脈のつまりを知るうえで、重要な検査です。検査後は切開した箇所からの出血に注意し、6時間は絶対安静が必要です。

ソーンズ法

セルジンガー法

右冠動脈

左冠動脈

左冠動脈回旋肢

左冠動脈前下行枝

セルジンガー法では大腿動脈を切開し、カテーテルを冠動脈まで挿入する。

狭心症や急性心筋梗塞の最終診断、予後を判定する検査

狭心症や急性心筋梗塞の疑いがあるとき、最終的な診断を行う検査です。図に示したように、心臓を取り巻いて心臓の筋肉に酸素や栄養分を送っている冠動脈が動脈硬化などで狭くなったり（狭窄）、つまったり（閉塞）すると、狭心症や急性心筋梗塞がおこるため、

この検査は冠動脈のどの枝がどの程度つまっているかを知るうえで有用です。急性心筋梗塞は左心室を中心としておこり、左心房や右心室、右心房の梗塞を合併することがよくあります。

写真Aは左前下行枝が完全閉塞した症例で、**写真B**は、以下で述べるPTCAにより狭窄部がとれて、血液が末梢まで流れるようになっています。

■急性心筋梗塞

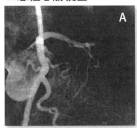

中央やや上の横に走る左前下行枝が途中で閉塞してみえなくなっている（血液が流れない）。

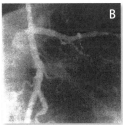

PTCA（経皮的冠動脈拡張法）後の写真。左前下行枝の閉塞がとれて血液が流れている。

| 出血に注意し、安静を守る

　検査は普通、前日に入院して行います。〈左心カテーテル〉（89頁）と同様の手順で、上腕動脈（ソーンズ法）または鼠径部（股のつけ根）の大腿動脈（セルジンガー法）を小切開（2〜3mm）し、カテーテル（細いプラスチックの管）を挿入して冠動脈にまで到達させたのち造影剤を注入、X線撮影を行って左右の冠動脈の状態を観察します。所要時間は約1時間です。セルジ

ンガー法（検査の流れは66頁の頭部血管造影を参照）では、検査のため、前あきの浴衣とT字帯を用意します。

　造影剤のヨード剤にアレルギーのある人や妊娠中あるいはその可能性のある人は、この検査は行いません。医師にその旨を告げてください。喘息やそばアレルギーのある人、腎機能の悪い人は注意が必要です（99頁参照）。事前に申し出てください。

　前日の夕食は普通ですが、当日の朝は絶食です。造影剤の注入時に灼熱感がありますが、痛みはありません。検査後は、鼠径部からの出血に注意し、6時間は絶対安静になります。

| PTCRとPTCA

　冠動脈に狭窄している部位がみつかった場合は、PTCRまたはPTCAを行うことがあります。

- **PTCR**＝経皮的冠動脈血栓溶解療法
  →カテーテルを通して血栓溶解薬を注入し、狭窄の原因となる血栓を溶解。
- **PTCA**＝経皮的冠動脈形成術
  →カテーテルの先端につけたバルーン（狭窄部を拡張する風船状の器具）により、血栓を機械的に破壊。

　これらは、急性心筋梗塞の新しい治療法として確立され、高い成功率を示しています。

▶ 医師が使う一般用語：「アンギオ」＝angiography（血管造影）の略。その他、coronary（冠状の）angiography（CAG）から「コロナリー」「シーエージー」

心筋シンチグラフィ検査

■急性心筋梗塞

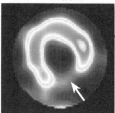

SPECTによる短軸断層像。
下壁から後壁の血流が欠損
している。

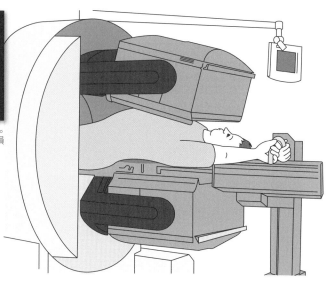

 心筋の血流や梗塞などを診断するために行う検査です。検査当日は絶食（朝食抜き）、検査時は貴金属類を外し、なるべく体を動かさないようにします。

┃心筋の働きをみる検査

　放射性同位元素標識薬剤（ラジオアイソトープ）を体内に注入し、心臓の変化を計測して診断する検査方法で、心臓核医学検査ともいわれています。

　心筋シンチグラフィには、心筋血流シンチグラフィ、心筋梗塞（こうそく）シンチグラフィなどがありますが、心筋血流シンチグラフィが急性心筋梗塞や狭心症のほか、心不全、心筋炎などを診断する

ために一般的に行われています。

　心筋血流シンチグラフィには、使用するアイソトープの違いと、解析する機械の違いで、PET（陽電子放射断層撮影法）とSPECT（単一光子放射断層撮影法）がありますが、通常はSPECTが行われています。

　心筋血流シンチグラフィのひとつに、運動負荷（エルゴメーター法、80頁）や薬物を負荷して行う負荷心筋血流シンチグラフィがあり、これは

狭心症や心不全の診断に有用です。

急性心筋梗塞では欠損像を示す

胸痛、動悸、呼吸が苦しいなどの症状で胸部単純X線撮影（96頁）、心電図（78頁）、血液検査などが行われ、急性心筋梗塞や狭心症などの所見を認めたり疑われたら、心筋血流シンチグラフィによって、心筋の働きや血液の流れ、障害の部位や程度を調べます。

血管（静脈）内に投与されたγ線で標識されたアイソトープが心筋に集積すると、γ線を発します。これを特殊な検出器（シンチカメラ）で検出して（撮像という）、核医学情報処理装置で画像処理解析して判定します。

急性心筋梗塞は、心筋の血流が途絶えて心筋が働かなくなった状態であり、心筋血流シンチグラフィでは欠損像として写ります。

検査中は動かないように

検査は、シールドされた核医学検査室で行います。まず、アイソトープを静脈注射し、10分間静かに座っています。次に検査台にあお向けになり、3カ所に電極を置いた心電図モニターをつけます。検査中、両上肢は挙上させたままとし、なるべく体は動かさないようにします。体を動かすと画像が不鮮明となり、解析が困難になります。

シンチカメラを胸1㎝くらいまで近づけて2〜3分撮像し、さらにシンチカメラを回転させながら15分撮像し、終了です。

心配ないアイソトープ

前日の食事は普通ですが、検査当日は絶食（朝食抜き）とします。術着に着替える必要はありませんが、ネックレスやイヤリング、胸ポケットの金属、小銭などは、画像処理に影響するので外します。

検査後の注意もありません。体内に入ったアイソトープは微量であり、速やかに尿中に排泄されるので、体内に貯留する心配はありません。

疑われるおもな病気の追加検査は

- ◆心筋梗塞→心臓超音波、冠動脈CT、冠動脈造影など
- ◆狭心症→心臓超音波、ホルター心電図、冠動脈CT、冠動脈造影など
- ◆心不全→心臓超音波、胸部単純X線撮影、胸部CTなど
- ◆心筋炎、心筋症→心臓超音波、胸部CT、心臓カテーテル・心筋生検など

▶医師が使う一般用語：「シンキンシンチ」＝心筋血流シンチグラフィの略

呼吸器系のおもな検査と病気

●**胸部単純X線撮影検査**（96頁）
➡肺がん、肺結核、肺炎、肺気腫、気管支炎、気胸などを検査します。

●**気管支内視鏡検査**（100頁）
➡肺がん、肺結核、サルコイドーシス、肺繊維症などを検査します。

●**胸部CT検査**（98頁）
➡肺がん、肺結核、肺炎、肺気腫、気管支拡張症、がん性胸膜炎などを検査します。

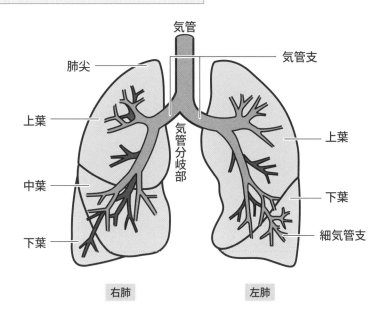

気管
気管支
肺尖
上葉
上葉
中葉
気管分岐部
下葉
下葉
細気管支

右肺　　左肺

●**肺機能検査**（102頁）
➡拘束性肺機能障害（肺結核、肺線維症など）、閉塞性肺機能障害（肺気腫、気管支喘息など）か否かを検査します。

●**喀痰検査（喀痰細胞診）**（106頁）
➡肺がんを検査します。

●**アプノモニター検査**（104頁）
➡睡眠時無呼吸症候群を検査します。

呼吸とは、酸素をとり入れて二酸化炭素を排出するガス交換のこと。呼吸器系は、鼻から肺までの呼吸に関わるすべての総称ですが、一般に呼吸器系というときは、気管、気管支、肺、胸膜をさします。肺は円錐状の臓器で、その中には肺胞という小さな袋が何百万個もつまっていて、ここでガス交換を行っています。

　呼吸器系の病気には、以下のようなものがあります。

●肺がん

　肺にできるがん。がんができる部位で大別すると、肺の奥のほうにできる末梢型がんと、肺の中心部（肺門）や気管支の太い部分にできる肺門型がんがある。末梢型がんの症状はとくになし。肺門型がんも早期のころはほとんどないが、頻度の高い症状は咳、痰、とくに血痰。その他、胸痛、背部痛、息切れ、発熱、体重減少など。

●慢性閉塞性肺疾患（COPD）

　慢性気管支炎と肺気腫、またはその両方の併発によっておこる閉塞性換気障害を特徴とする病気。長期間の喫煙など有毒物質の吸入が誘因。慢性気管支炎は、気管支内の粘液の分泌が過剰な状態で、咳や痰が少なくても2年以上持続し、1年のうちに少なくても3カ月以上、その大部分の日に認められる病気。肺気腫は、肺の中の肺胞の壁が壊れ、周囲の肺胞と融合して大きな袋状となり、肺全体が膨らむ病気。おもな症状は、息切れ、呼吸困難など。

●肺結核

　結核菌の感染によっておこる病気。おもな症状は、咳、痰、発熱、胸痛など。

●肺線維症

　肺に線維性結合組織が増殖して肺の組織が硬くなり、機能を失う病気。おもな症状は、労作時の呼吸困難、進行すると会話時、安静時の息切れなど。

●気胸

　気胸とは肺の表面に穴があき、胸膜下に空気が漏れ出る状態。最も多いのが、とくに原因もなくおこる自然気胸で、おもな症状は突然におこる胸痛、息苦しさ、呼吸困難など。

胸部単純X線撮影検査

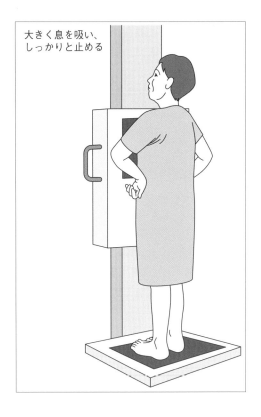

大きく息を吸い、
しっかりと止める

■肺がん

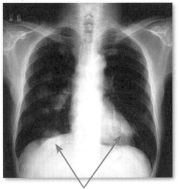

両方の肺野に円形の腫瘤像がうっす
らと白く写っている。写真に向って
左側では矢印の上にも3つの腫瘤が
みえる。

なぜX線と呼ぶ？

　ドイツの物理学者レントゲン
によって発見されたため、レン
トゲン線といいますが、発見時、
正体不明の電磁波だったためX
と名づけられました。

 呼吸器、胸部の異常を調べるための検査です。検査時間は2〜3分で、副作
用もありません。妊娠中も検査可能ですが、下腹部を保護する必要があります。

肺がん、肺結核の診断に
重要な検査

　咳が出る、痰が出る、胸が痛い、息
苦しいなどの症状があるときに必ず行

う検査です。肺がん、肺結核、肺炎、
肺気腫、気管支炎、胸膜炎、気胸（肺
に穴があく病気）、胸水などが診断で
き、また、心肥大も判定できます。

　肺がんの症状は、咳、痰（血痰）で

始まり、進行すると胸痛なども認めるようになります。肺結核では、咳、痰、微熱が特徴です。肺炎では咳、痰、胸痛、高熱を認め、自然気胸では突然の激しい胸の痛みが出ます。

┃がんは不整な円形の白い影

肺野（はいや）の異常陰影で、病気が診断できます。X線は空気を素通り（透過）してネガを感光させるため、フィルムには黒く写ります。一方、筋肉や骨、水などはX線の透過性を低下させるため、白っぽく写ります。

肺がん、肺結核、肺炎などの異常があると、白い影として写ります。がんでは不整な円形の陰影として、肺炎では境が不明瞭な影になります。気胸では胸膜に空気がたまり、黒い像となります。

┃2～3分で終了、苦痛はない

立位での正面像と側面像、ときに側臥位（そくがい）（検査台に寝て横向き）の像を撮影します。上半身裸になり、検査着に着替えます。撮影のときは、息をしっかり止めないと写真がぶれるので、注意が必要です。

正面撮影では、胸側にフィルムを置き、背中側からX線を照射します。大きく息を吸い、しっかり止めたところで撮影します。次に横を向き、同じように撮ります。X線の照射は0.02秒くらい、検査は着替えを含め2～3分で終了、苦痛はありません。

側面像では、肺が心臓や横隔膜、肋骨などと重なって、正面像では判定困難な変化をみつけることもできます。なお、側臥位撮影は胸水などが疑われるときに行い、胸水のたまり具合がよく判断できます。

┃副作用はない

当日の飲食は、普通にとってかまいません。副作用はなく、繰り返しの検査もできます。妊娠していても検査することはできますが、この場合は下腹部をプロテクトし、被曝しないようにしなければなりません。

疑われるおもな病気の追加検査は

◆ 肺がん→喀痰（かくたん）細胞診、血液検査（腫瘍マーカー：シフラ、SCCなど）、胸部CT、気管支内視鏡、PET-CTなど

◆ 肺結核→喀痰培養、血液検査（クォンティフェロン（QFT）検査）、気管支内視鏡、胸部CTなど

◆ 肺炎 →喀痰細菌培養、胸部CTなど

▶ 医師が使う一般用語：「エックスせん」「レントゲン」「エックスピー」＝X-rayphotography（X線写真）の略XPから

胸部 CT 検査

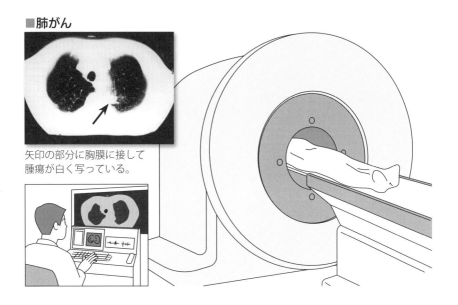

■肺がん

矢印の部分に胸膜に接して
腫瘍が白く写っている。

 コンピュータで胸部の撮影をする検査です。撮影時はしっかりと息を止め、
動かないようにします。検査後は水分を多めにとります。

肺がんの診断に重要な検査

咳や痰、胸痛などの症状があって前
項の胸部単純X線撮影を行い、肺がん
や胸部の病気が疑われたときに行う検
査です。CT（コンピュータ断層撮影）
は、X線照射による変化をコンピュー
タで解析し、胸部の断層写真として画
像に表すものです。

病気の性質によって写り方が異な
り、肺がん、肺結核、肺炎、肺気腫、

気管支拡張症、がん性胸膜炎などの診
断ができます。また、胸膜や肺の生検
（組織や臓器の一部を採取して調べる
検査）を、CTで病変の部位を確認し
ながら行うこともあります。

肺がんは白く写る

肺がんがあると陰影が増し、白く写
ります。肺気腫では肺胞の構造が正常
ではなくなったり、気管支や肺血管が
細く写ります。

肺結核では空洞と微細結節影がみられ、肺炎では小さな淡い変化を認め、両者は区別できます。気管支拡張症では気管支壁の不整、拡張、瘤状・嚢胞状の内腔となります。

検査時間は 10 ～ 15 分、苦痛はない

撮影には〈単純撮影〉と〈造影撮影〉の二通りがあります。単純撮影では、肺の病変が観察しやすい「肺野撮影」と、縦隔や胸壁の病変が観察しやすい「縦隔撮影」を行います。造影剤を使う造影撮影は、細かな病変をはっきり写すために行います。

検査着に着替え、検査台にあお向けに寝ます。単純撮影では、そのまま検査（撮影）をします。造影撮影では 100mL の造影剤（ヨード剤）を静脈注射し、撮影します。1 枚の撮影は 15 ～ 30 秒で終了しますが、この間は息をしっかり止め、動いてはいけません。

検査に苦痛はありません。検査全体は 10 ～ 15 分で終了します。X 線の被曝量は問題なく、月 2 ～ 3 回の検査

も可能です。小児では、動かないようにするため催眠剤で眠らせてから検査をすることがあります。

当日の朝は絶食

前日の夕食は普通ですが、当日の朝は絶食です。糖尿病薬以外の常用薬は飲んでかまいません。ただし、たくさんの水で飲むと検査中にむかむかすることがあります。検査後の安静は不要ですが、水分は多めにとりましょう。ヨード剤が尿へ出ます。

造影剤のアレルギーについての注意

一般に、検査前には造影剤のヨード剤などに対するアレルギーテストを行いますが、近年は副作用のほとんど出ない造影剤が開発され、それを使っている病院では、テストを行わないこともあります。ただし、アレルギーのあることがわかっている人は、事前に申し出るようにしてください。その場合は、別の方法や検査で調べることになります。

その他、妊娠中あるいはその可能性のある人は〈造影撮影〉は行いません。喘息やそばアレルギーのある人、腎機能の悪い人は〈造影撮影〉には注意が必要です。いずれも事前に申し出てください。

疑 われるおもな病気の追加検査は

◆ 肺がん→喀痰細胞診、血液検査（腫瘍マーカー：シフラ、SCC など）、胸部 MRI、気管支内視鏡、PET-CT など

◆ 肺気腫→肺機能など

◆ がん性胸膜炎（胸水貯留）→穿刺・細胞診など

▶ 医師が使う一般用語：「シーティー」＝英語の computer tomography（コンピュータ断層撮影）の略 CT から

気管支内視鏡検査

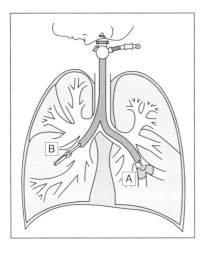

太さ5mmほどのファイバースコープを口から入れ、気管へ通して観察。喉を通るとき、一瞬、息がつまるような吐き気をもよおすことがあるが我慢、むせて嘔吐しないように。

気管支内視鏡を使う場合
肺・気管支病変の
①診断：生検、擦過、洗浄
②治療：ポリープの切除、気道内異物の除去（Ａ）、レーザー照射（Ｂ）、止血、薬物局所注入など

 カメラのついた細い管を気管に通し、気管支を調べる検査です。検査後は30〜60分の安静、帰宅時の運転も禁止です。検査後2時間は飲食も禁止です。

肺がんの診断に最も重要な検査

胸部単純Ｘ線撮影（96頁）や喀痰細胞診（106頁）、胸部CT（98頁）で肺がんが疑われるとき行う最終検査です。

気管支を観察しつつ、がん細胞らしき病変があれば、その場で病変の一部を採取したり（生検）、ブラシで病変を擦り取ったり（擦過）して、その細胞を病理検査し、がんの確定診断とします。その他、肺結核、サルコイドーシス、肺線維症などの診断や、血痰、喀血時の出血部位の確認などにも、こ

の検査が行われます。

がんがあれば、内腔が狭くなる

　内視鏡の中はグラスファイバーでできており、気管支内腔に光を当てると、その反射光がファイバーを伝わり、肉眼で観察できるようになっています。

　がんが気管を圧迫すると内腔が狭くなってみえ、がんが内腔に浸潤すれば表面に凹凸（おうとつ）の塊がみられ、表面からの出血も観察されます。

体の力を抜いて検査を

　検査着に着替え、筋肉注射（唾液の分泌を抑える薬と鎮静剤）と、咽頭麻酔（いんとう）（スプレーなど）をします。喉（のど）が少しはれぼったくなります。

　先端にレンズのついた太さ5mm程度のファイバースコープを口から入れ、気管へ通して観察します。喉を通るとき、一瞬息がつまるような吐き気をもよおすことがありますが、すぐに落ち着きます。むせて嘔吐（おうと）しないようにします。検査中に咳（せき）が出るようなら、麻酔を追加するので心配はいりません。

　検査は外来通院でも受けることがで

き、生検や擦過などを含めても約30分で終了します。検査を上手に受けるには、体の力を抜き、医師の指示通りにすることです。

検査当日の朝は絶食

　検査前日の夕食は普通ですが、当日の朝は絶食です。糖尿病薬以外の常用薬は飲んでもかまいません。ただし、抗血栓薬（抗血小板薬、抗凝固薬）は、服用している薬剤によって休薬すべきものもあるので事前に確認してください。

　咽頭表面麻酔をすると、息苦しくなることがあります。何らかのアレルギーがある人は、事前に申し出てください（99頁参照）。

　検査後は、30〜60分の安静が必要です。帰宅時の車の運転は禁止です。検査後2時間は、飲食は禁止。これは、喉の麻酔で誤嚥（ごえん）しやすく、肺炎（嚥下性肺炎）になる危険性があるからです。タバコもいけません。検査後数時間は、痰に血液が混じることがありますが、心配ありません。血痰が強くなったら、連絡してください。

▶ 医師が使う一般用語：「ブロンコ」＝ broncho ＝気管支。または「きかんしファイバー」＝ファイバーは fiberscope（内視鏡の一種）の略

肺機能検査

■肺活量分画

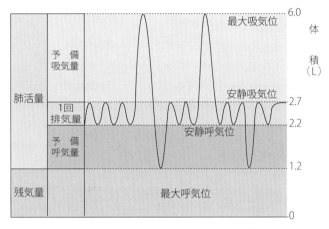

〈用語解説〉
肺活量：空気を最もたくさん吸い込んだとき（最大吸気）と、できるだけ吐き出したとき（最大呼気）の差
%肺活量：〈実際に測定した肺活量÷標準値（予備値）〉
標準値：
  男性（50歳、身長160〜170cm）＝ 3500〜3700mL
  女性（50歳、身長150〜160cm）＝ 2500〜2700mL
努力性肺活量：最大吸気位からできるだけ速やかに吐き出したときの肺活量
1秒量：1秒間で最大に吐き出せる呼吸量
1秒率：全体呼気量に対する1秒量の比率

■スパイログラム上での
　努力呼気曲線

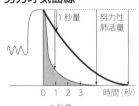

$$1秒率＝\frac{1秒量}{努力性肺活量}×100$$

細線は健常人
太線は閉塞性肺機能障害のある人

 呼吸の力を評価し、障害部位を特定する検査で、異常があればくわしく調べます。喘息のある人は、検査で喘息を誘発する場合があるので注意が必要です。

肺気腫、気管支喘息などの診断の助けとなる検査

　息苦しい、咳や痰が出る、動悸がするなどの症状があって、肺の病気を疑うときに行う検査で、呼吸の力（吸気・呼気）を定量的に評価し、障害の部位を明らかにします。

　肺機能障害には大別して、肺の有効容量が小さくなる拘束性肺機能障害

（肺結核、肺線維症など）、気道が狭くなる閉塞性肺機能障害（肺気腫、COPD、気管支喘息など）、その混合型がありますが、臨床的には閉塞性がよくみられます。

肺活量80％未満、1秒率70％未満のときは障害を考える

スパイロメトリーという機械で、肺活量、努力性肺活量、1秒量を測り、1秒率を計算します（左頁）。診断上は、肺活量と1秒率で肺機能を調べます。

肺活量は、検査データ上では〈％肺活量〉で表示されます。これは、実際に測定した肺活量をあらかじめ決められている標準値（予備値）で割ったもので、この〈％肺活量〉が80％未満のときは検査上、拘束性肺機能障害があるといいます。一方、1秒率は、70％未満になると検査上、閉塞性肺機能障害があるといい、どちらの場合もさらにくわしい検査を行います。

10分ほどで終了、苦痛はない

座って検査をします。まず、肺活量を測ります。鼻をノーズクリップで止め、呼吸管を接続したマウスピースを口に加え、静かな呼吸を数回繰り返したのち（少し息苦しさを感じることもあるが、呼吸は普通にできる）、一度大きく息を吐き（最大呼気）、次に大きく息を吸い（最大吸気）、さらに大きく息を吐きます（呼気肺活量、一般にいう肺活量）。これを2〜3回繰り返します。

次に、努力性肺活量、1秒量を測ります。まず、静かな呼吸を2〜3回したのち大きく息を吸い、一気に強く息を全部吐きます（努力性肺活量）。呼吸量はグラフに表れ、1秒間の呼気量を測り（1秒量）、呼気率を計算します（1秒率）。

10分くらいですべて終了します。苦痛はありません。

喘息発作で苦しいときは行わない

当日の飲食は、普通にとってかまいません。検査時は入れ歯を外して行います。喘息発作で呼吸が苦しいときは、検査はできません。また、検査で喘息発作を誘発することがありますので、注意が必要です。

疑われるおもな病気の追加検査は

◆ 肺気腫→胸部単純X線撮影、胸部CTなど
◆ 気管支喘息→胸部単純X線撮影、血液検査（好酸球、IgE）など

▶ 医師が使う一般用語：「はいきのう」「こきゅうきのう」

アプノモニター検査

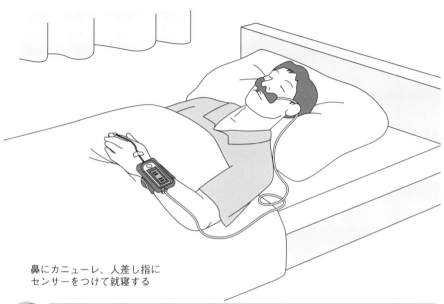

鼻にカニューレ、人差し指に
センサーをつけて就寝する

 空気の流れを感知するセンサーをつけ、睡眠時の呼吸の異常を調べる検査です。検査前の飲酒は避け、就寝前の飲水も控えめにします。

睡眠時無呼吸症候群の診断に行う検査

　10秒以上呼吸（気流）が止まってしまうことを無呼吸といい、睡眠時に、この無呼吸が1時間に5回以上、または7時間の睡眠中に30回以上の無呼吸があるものを、睡眠時無呼吸症候群といいます。

　この睡眠時無呼吸症候群を診断するための簡単な検査方法がアプノモニ

ター（簡易睡眠時呼吸検知装置）です。睡眠時無呼吸症候群を放置しておくと、右頁に示したような合併症、とくに心筋梗塞や脳梗塞など命にかかわる病気が発症しやすくなるので注意が必要です。

睡眠中、鼻孔にカニューレをつける

　アプノモニターは、自宅で寝る前に自分で装着します。装着のしかたや検

査中の注意は、病院で説明されます。アプノモニターにはさまざまな種類があり、一例を示します。

　検査のための特別な準備はなく、食事も入浴も洗顔も普段どおりです。深酒で、睡眠中の無呼吸をおこしてしまうことがあるので、検査前の飲酒は控えます。また、夜間の睡眠を妨げないよう、就寝前の飲水は少なめにします。爪のマニキュアは落とします。

　寝る準備ができたら、カニューレ、センサー、本体（記録機器）を取りつけます。

　鼻孔に、カニューレをしっかりとテープで固定します。このカニューレは、呼吸の空気の流れやいびき音などをチェックします。

　人差し指に、血液中の酸素飽和度を測定するためのセンサーをつけ、ずれないように指カバーで被います。

　そして、カニューレとセンサーがつながっている記録機器を手首に装着し、スタートボタンを押します。睡眠中の酸素濃度、吸気の流れ、喉の音などが記録されていきます。

　夜中にトイレにおきても、機器を外さずに自由に行けます。翌日、覚醒時に機械を外して終了、病院へ返却します。

　記録されたデータから、無呼吸の回数を解析し、診断します。その結果、睡眠時無呼吸症候群が疑われたら、終夜睡眠時呼吸モニター（ポリソムノグラフィ）によって無呼吸の型や重症度の判定などを行います。

睡眠時無呼吸症候群

●なりやすい人
・中年以降の男性
・太っている
・首が短くて脂肪が多い
・上気道が狭い
・下顎が小さい・後退している
・扁桃腺肥大
・甲状腺機能低下症
など

●おもな症状
・日中の眠気
・睡眠中の頻繁な呼吸停止
・激しい大きないびき
・睡眠中の窒息感やあえぎ呼吸
・夜間の頻尿
・朝の頭痛
・覚醒時の倦怠感、口渇
・記憶・集中力の減退
・抑うつ状態
など

●おもな合併症
・高血圧、肺性心、不整脈、虚血性心疾患（狭心症、心筋梗塞など）
・低酸素血症、認知障害、脳血管障害（脳梗塞、脳出血など）

▶ 医師が使う一般用語：「アプノモニター」。なお、アプノモニターは元々は検査機器の商品名

喀痰検査（喀痰細胞診）

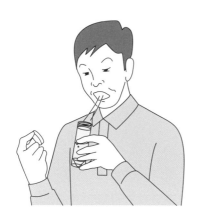

■喀痰細胞診の評価

クラス	評　価
I	陰　性
II	
III	偽陽性
IV	陽　性
V	

 痰の中に細菌やがん細胞が含まれているかどうかを調べる検査です。喀痰細胞診で陽性の場合は、がん細胞が見つかったことを意味します。

呼吸器疾患の診断に不可欠な検査

喀痰とは、「痰を吐くこと」、あるいは単に「痰」を指す言葉です。主成分は、気管や気管支粘膜からの分泌物で、その中に剥離した細胞や吸引した異物、細菌やウイルスなどが混じっています。

喀痰検査は、痰の中にどのような病的な成分が含まれているかを調べるもので、呼吸器の病気を調べるために不可欠の検査になっています。喀痰検査には、喀痰細胞診と喀痰細菌検査があります。

喀痰細菌検査は、痰の中に細菌が含まれているかどうかを調べる検査です。肺炎の原因菌の確定や結核の証明など、呼吸器感染症の診断のために痰をとり、培養して検査を行います（喀痰培養）。以下、喀痰細胞診についてみていきます。

肺がんの診断に重要な喀痰細胞診

近年、喫煙や社会環境などの変化で、肺がんの患者さんが増加しています。がんの確定診断は、がん細胞を証明することが必要です。肺がんは、痰の中にがん細胞が排出されることも多く、そのため肺がんの診断のひとつとして喀痰細胞診が行われています。

3日分の痰をためて調べる喀痰細胞診

喀痰検査は自己採取のため、不良検

体となることがあるので、採痰のしかたについてきちんと指導を受けることが大切です。

喀痰細胞診には、3日間の痰をためて検査する方法（蓄痰法）と、1日ごとに痰をとって3日連続して検査する方法（連痰法、3連痰）とがあります。3日分の痰を採取するのは、1日だけの場合だとがん細胞の検出率が低いためで、最低でも3日分の採痰が望ましいからです。ここでは、蓄痰法について述べます。

痰は多めのほうがいいので、いつでもとれるときにとってください。最もよいのは起床直後の痰で陽性率が高いため、できるだけ朝おきたら採痰するようにします。

採痰するときは、必ずうがいをして口の中をきれいにします。これは食物の残りかすなどが痰の中に混ざり、がん細胞との鑑別が難しくなることがあるからです。

痰を出すときは、強い咳をしながら深部のほうから、固定液の入った採痰専用の容器の中に直接、出すようにします。

とれた痰は、ふたをして固定液と混じるように、強く振ってよく撹拌します。これは、固定液には痰をバラバラにする働きがあり、撹拌しないと痰は塊の状態で変性し、正確な検査ができないためです。

採痰後は、冷蔵しないでください。翌日も同じ容器に痰を出し、よく撹拌して保存し、これを3日間繰り返します。

細胞はクラス分類して評価

提出した痰は染色され、病理の専門医により診断されます。喀痰細胞診では、正常細胞からがん細胞まで、細胞の型や染色程度で5段階に分類されます。

クラスⅠとⅡは陰性で、がん細胞はありません。クラスⅠはまったくの正常細胞で、クラスⅡは炎症をおこしている細胞ですが、がんではありません。

クラスⅢは偽陽性で、再検査をします。ⅣとⅤは陽性で、がん細胞が認められたことであり、さらに腫瘍マーカー（330頁）や胸部CT（98頁）などで、くわしい検査を行います。

疑われるおもな病気の追加検査は

◆ 肺がん→腫瘍マーカー（シフラ、SCCなど）、胸部CT、胸部MRI、PET-CT、気管支内視鏡など

◆ 肺炎→胸部単純X線撮影、胸部CTなど

◆ 肺結核→胸部単純X線撮影、胸部CTなど

▶ 医師が使う一般用語：「さいぼうしん」

消化器系のおもな検査と病気

●**上部消化管X線造影検査**（112頁）
下部消化管X線造影検査（120頁）
➡〈上部〉では食道から十二指腸までの潰瘍・がん・ポリープ、小腸腫瘍など、〈下部〉では大腸のがん・ポリープ・潰瘍、痔などを検査します。

●**上部消化管内視鏡検査**（114頁）
下部消化管内視鏡検査（122頁）
➡〈上部〉では食道から十二指腸までの潰瘍・がん・ポリープなど、〈下部〉では大腸のがん・潰瘍・ポリープ・結核などを検査します。

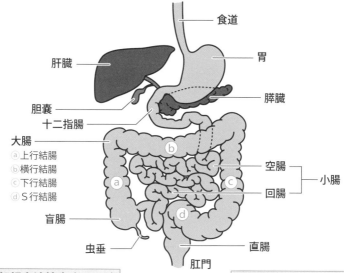

●**腹部超音波検査**（116頁）
➡腹部にある臓器（肝、胆、膵、腎、脾、子宮など）を検査します。

●**腹部CT検査**（124頁）
➡腹部にある臓器（肝、胆、膵、腎、脾、子宮など）を検査します。

●**MRI検査**（166頁）
➡腹部にある臓器（肝、胆、膵、腎、脾、子宮など）を検査します。

●**その他**
腹部単純X線撮影検査（110頁）、胆嚢胆管造影検査（118頁）、逆行性膵胆管造影検査（126頁）、腹部血管造影検査（128頁）などを行います。

口から入った食物は、食道を通って胃で撹拌されて消化が始まり、小腸で消化・吸収されて、不要なものは大腸で便となって排泄されます。このメインストリートをとり巻いて、肝臓や膵臓、胆嚢などがさまざまな働きをしています。一般に、食道から小腸までを上部消化管、大腸を下部消化管と分けて呼んでいます。

　消化器系のおもな病気には、以下のようなものがあります。

●消化器系のがん

　食道→胃→小腸→大腸→直腸、および肝臓、膵臓、胆嚢などにできるがん。特に多いのは男性で胃と大腸、女性は大腸と胃。いずれのがんも早期の場合はほとんど症状が現れない。大腸がんでは血便、細い便など排便に関する症状が特徴。

●胃・十二指腸潰瘍

　胃または十二指腸にできた潰瘍。おもな症状は、上腹部（みぞおちあたり）の痛み、背中の痛みなど。胃潰瘍は食後まもなくの痛み、十二指腸潰瘍は食後２～３時間たってからや空腹時の痛みが特徴。

●胆石

　胆嚢や総胆管の中に石ができる病気。おもな症状は、右の上腹部から右背部にかけての激しい痛み、発熱、黄疸など。

●脂肪肝

　肝臓の細胞に中性脂肪（トリグリセリド）がたまった状態。症状はほとんどなし。

●潰瘍性大腸炎、クローン病

　大腸や小腸の粘膜に幅広く、びらんや小潰瘍ができる原因不明の病気。おもな症状は、下痢（１日数回～10数回）、粘血便、腹痛、体重減少など。

●食道静脈瘤

　食道粘膜下の静脈が異常に拡張し、食道の内腔に瘤状に突出する病気。おもな症状は吐血、下血など。

●腸閉塞（イレウス）

　腸の中が完全に塞がった状態。おもな症状は、激しい腹痛、腹部膨満、嘔吐、便やガスが出ないなど。

腹部単純X線撮影検査

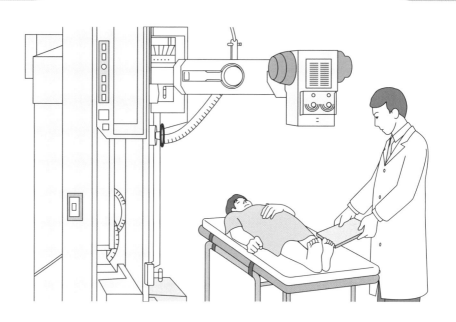

 腹痛などの腹部の異常の原因を調べるために行う最初の検査です。妊娠中やその可能性のある人には、この検査は行いません。

腹痛時の重要な検査

腹痛は、内臓の病気では最も重要な症状のひとつです。腹痛があるとき、まず最初に必ず行うのがこの検査です。

X線は空気の中は素通り（透過）してネガを感光させるため、空気がフィルムに黒く写ります。一方、皮膚、脂肪、骨、結石などは、それぞれX線の透過性が異なるため、区別することができます。

この検査では、腸閉塞（イレウス）、腸管穿孔（潰瘍などで腸管に穴があくこと）、カルシウムが沈着した結石（膵石、腎・尿管結石、胆石など）の診断ができます。また腸管内にガスや腹水があるときも、この検査をします。

腸閉塞では特有のガス像

腸がつまってしまう腸閉塞では、腸の狭窄上部に消化液が、さらにその上部に空気がたまり、特有の腸管ガス像

（ニボー像という）を認めます。治療は入院・絶食で、鼻からチューブ（イレウス管）を入れ、空気や消化液を外へ吸引します。腸管穿孔があると、腸管内の空気が腹腔内に漏れ出し、横隔膜の下に三日月状のガス像を示します。腹痛があり、このガス像を認めたら大至急、手術が必要です。

リンパ節は軟らかい組織でX線はほとんど透過してしまうため、〈単純撮影〉では写りませんが、カルシウムが沈着すると、白く丸く写ります（リンパ節の石灰化）。結石もカルシウムが沈着したときのみ、〈単純撮影〉で診断できます。

2〜3分で終了、人体には影響ない

立位正面像とあお向けの像、ときに立位側面像も撮影します。まず検査着に着替え、X線フィルムを前に腹部を接して立ちます。両手は、前方にあるフィルムのカセットを抱くようにし、しっかり息を止めたところで背中側から撮ります。次に、検査台にあお向けに寝て息を止め、上から撮ります。

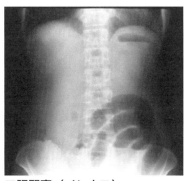

■腸閉塞（イレウス）
写真に向かって右下に、黒い手の指のような像がみえる。これが腸閉塞に特有な腸管ガス像（ニボー像）。

X線の照射は0.2秒くらいで、人体には影響はなく、苦痛もありません。撮影は着替えを含め、2〜3分で終了します。

妊娠している人、その可能性のある人は行わない

検査当日の飲食は、普通にとってかまいません。繰り返しの検査もできますが、妊娠している人、またその可能性のある人は、腹部に直接X線を当てることで胎児に影響があるといけないので、この検査は行いません。

疑 われるおもな病気の追加検査は

◆胆石→腹部超音波、腹部CT、腹部MRI（MRCP）、胆囊胆管造影、逆行性（膵）胆管造影（ERCP）など

◆腎・尿管結石→検尿、腹部超音波、腹部CT、腹部MRI、腎盂造影など

◆膵石（膵石灰化）→腹部超音波、腹部CT、腹部MRI（MRCP）、逆行性膵（胆）管造影（ERCP）など

▶ 医師が使う一般用語：「ふくたん」＝腹部単純X線撮影の略「腹単」から

上部消化管X線造影検査

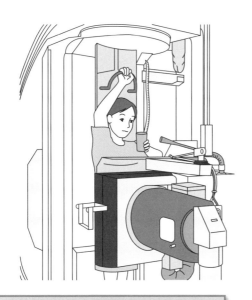

■ こんな人は事前に申し出を

検査前に行う筋肉注射は、眼圧を上げたり、一次的に排尿困難をおこしたり、動悸がおこったりすることがあります。緑内障や前立腺肥大症、心臓病のある人は検査前に申し出てください。注射をやめる、あるいはこれらの症状の出ない別の薬を使って検査をすることになります。

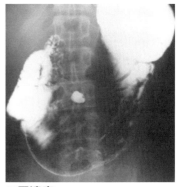

■ **胃潰瘍**
中央の小さな白い像が胃潰瘍。バリウムがたまっている（ニッシェ）。

胃のバリウム検査です。前日の夕食は8時頃までに済ませ、当日の朝は絶食です。検査後は水分を多くとり、処方された下剤は必ず飲んでください。

▌胃の痛いときに行う検査

いわゆる胃のバリウム検査です。胃痛があるときは、まず胃潰瘍や胃がんを疑ってこの検査を行います。

胃や腸は、筋肉を中心とした軟らかい組織でできているため、X線を透過してしまい、前項の〈腹部単純X線撮影〉では写らないため、X線を透過しないバリウムを造影剤として使って読

影します。

上部消化管とは、口から小腸までをいい、この検査は胃潰瘍、胃がんをはじめ、食道がん、食道潰瘍、食道静脈瘤、胃ポリープ、胃リンパ腫、十二指腸潰瘍、十二指腸がん、小腸腫瘍などの診断に有用です。

胃潰瘍ではバリウムがたまる

胃潰瘍は、胃の粘膜の表面がけずれた状態であり、バリウムがそこにたまる像（ニッシェ）として写ります。胃ポリープは、粘膜面にできたいぼ状の出っ張りで、バリウムをはじく像（抜ける像）としてみえます。

くぼんだがんでは、不整の形をしたニッシェを、突出したがんでは大きな隆起を認めます。

さまざまな体位で撮影

検査着に着替え、胃や腸の運動を止める筋肉注射をします。

まず、透視台の前に立ち、ひと口バリウムを飲み、撮影（食道造影）。次に、少量の水で顆粒の薬（発泡散）をすばやく飲み（おなかがはるがゲップは我慢する）、透視台を水平にしてうつ伏せになり、撮影（前壁造影）。

次に、透視台を立ててバリウムを約300mL飲み、撮影（立位充満造影）。再び透視台を水平にし、台の上で数回回転し、撮影（二重造影）。最後に透視台を立て、腹部を圧迫筒で圧迫した写真を撮って終了。時間は約20分、10〜12枚撮ります。

処方された下剤は必ず飲む

前日の夕食は、8時頃までに済ませ、当日の朝は絶食、常用薬も禁止です。緑内障、前立腺肥大症、心臓病のある人は、検査前に申し出ます（左頁参照）。

注射後1〜2時間、尿が出にくいことがありますが、自然に出るようになります。検査後は水分を多めにとり、便秘に注意します。処方された下剤は、必ず飲んでください。2〜3日のうちにバリウム（白色の便）が出ないときは、浣腸で出すこともあります。バリウムは、水洗トイレで流せます。

検査後すぐに食事はできますが、2〜3時間は車の運転はしないほうがよいです。

疑われるおもな病気の追加検査は

- ◆食道がん→上部消化管内視鏡（生検）、腫瘍マーカー（SCC）、PET-CTなど
- ◆胃潰瘍→上部消化管内視鏡、ヘリコバクター・ピロリ検査など
- ◆胃がん→上部消化管内視鏡（生検）、腫瘍マーカー（CEA、CA19-9）、ヘリコバクター・ピロリ検査など
- ◆十二指腸潰瘍→上部消化管内視鏡、ヘリコバクター・ピロリ検査など

▶医師が使う一般用語：「いバリ」「いとうし」＝「バリ」は造影剤のバリウムの略

113

上部消化管内視鏡検査

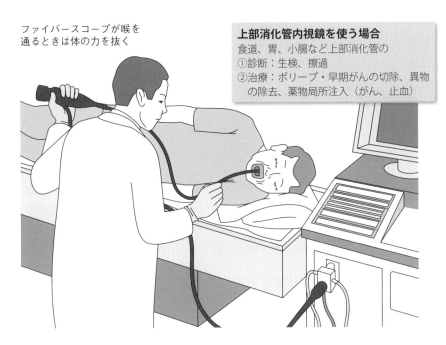

ファイバースコープが喉を
通るときは体の力を抜く

上部消化管内視鏡を使う場合
食道、胃、小腸など上部消化管の
①診断：生検、擦過
②治療：ポリープ・早期がんの切除、異物
の除去、薬物局所注入（がん、止血）

いわゆる胃カメラのことで、ファイバースコープで胃を観察する検査です。
先端が喉を通るときは怖がらず、リラックスして受けましょう。

胃がんの確定診断に欠かせない検査

　前項のバリウム検査で、胃がんや潰瘍が疑われた際に行う最終検査です。

　胃がんの場合、確定診断するためにはがん細胞の証明が必要になるため、内視鏡で直接病変を肉眼的に観察・撮影します。がん細胞らしき病変があれば、その場で病変の一部を採取したり

（生検）、ブラシで病変を擦り取ったりします（擦過）。その病変を細胞検査して、がんの確定診断とします。

　内視鏡は食道から胃、十二指腸までを調べるもので、がんや潰瘍をはじめポリープ、リンパ腫、炎症の確定診断、食道や胃の静脈瘤の検査などでも行われます。近年では胃の症状がある場合、バリウム検査をしないで初めから内視鏡をすることも多くなってきました。

胃がんは白苔や出血、ひだの乱れなどが写る

　胃がんには、胃の粘膜がくぼんだ形（陥凹型）と、いぼ状に出っ張る形（隆起型）とがあり、また、がんの進行の程度により、早期がんと進行がんに分けられます。

　陥凹型のがんがあると、不整形の白い苔のようなもの（白苔）や出血、ひだの乱れなどの所見を示します。

マウスピースを口にくわえて検査

　検査前に、唾液や胃液の分泌を抑える薬と、胃の運動を抑える薬を筋肉注射し、さらに喉をスプレーで麻酔します。ベルトやネクタイは外し、検査台に左を下にして横になり、マウスピースをくわえます。先端にレンズのついた直径約７㎜のファイバースコープを挿入します。先端が喉を通るとき、一瞬息がつまる感じがありますが、通ってしまえばあとは苦痛はありません。胃を観察するとき空気を入れるため、おなかがはる感じになりますがゲップは我慢します。

　観察・生検（擦過）後、ファイバースコープを通して止血剤を胃の中に散布し、空気を吸引し、ファイバースコープをゆっくり抜いて終了です。時間は10 〜 15分、検査後30 〜 60分安静

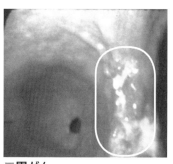

■胃がん
早期がんのⅡc型（表面陥凹型）。マルで囲んだ写真右側の白苔がこびりついているところががん。左下部の穴は十二指腸への出口。直径約１㎝。

にします（麻酔薬を使ったときは60分くらい）。

　なお、近年では、鼻の粘膜をスプレーで麻酔し、鼻からファイバースコープを入れる経鼻内視鏡も行われるようになりました。

検査当日の朝は絶食、常用薬も飲まないように

　検査前日の夕食は、８時頃までに済ませ、当日の朝は絶食、常用薬も飲まないようにします。検査前に排尿しておきます。緑内障、前立腺肥大症、心臓病のある人は検査前に申し出ます（112頁参照）。心臓のペースメーカーが入っていても検査できます。

　検査後２〜３時間、尿の出が悪くなることがありますが自然に戻るでしょう。検査直後の車の運転は禁止です。

▶ 医師が使う一般用語：「いカメラ」「いファイバースコープ」

腹部超音波検査

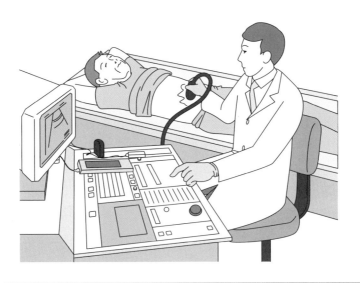

 超音波を使い、肝・胆・膵・腎・腸などの異常を調べる検査です。検査着に着替えないので、腹部の出しやすい服装で受けてください。

胆石の診断、早期肝臓がんの発見に有用な検査

　人の耳には聞こえない高周波の音波を使い、その反射（反響）を画像化して診断する検査です。肝・胆・膵・腎・脾・腸・婦人科（子宮、卵巣）の診断や腹水の診断に重要で、なかでも胆石、早期肝臓がんの発見に有用です。

　胆石は、腹痛など何らかの症状を認めずに、検診などで初めて指摘される場合も多く、また、胆石保有者の約10〜20％は生涯、無症状で経過すると

いわれています。胆石があっても腹痛や黄疸などの症状が出なければ問題ないわけで、胆石に胆嚢がんを合併する確率は10％以下です。

　C型肝炎ウイルスが原因となっている慢性肝炎は、肝硬変・肝臓がんに移行する確率が高いので、定期的な検査で早期の変化をとらえるために、この検査が繁用されています。

胆石は白い像として写る

　結石は、音波を強く反射します。胆嚢内は、液体があるため黒く写し出さ

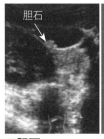
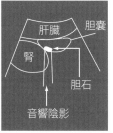

胆石 | 肝臓 | 胆嚢 | 腎 | 胆石 | 音響陰影

■胆石
胆嚢の下部に胆石が白く写っている。その下に伸びている黒い帯が音響陰影。

れ、その中に石があると白い像（高エコー像）に写ります。また、音波は石に反射されるため、石の後方（下側）にエコーが伝わらない像（音響陰影）がみられます。ポリープも白い像になりますが、音響陰影は認めないため、両者を区別できます。肝臓がんは、肝臓内に腫瘍状の薄い白い像（低エコー像）を示します。

人体にまったく影響はない

腹部を十分に広く出すため、ズボンやスカートは腰の骨位まで下げます。検査台にあお向けに寝て、両手を頭のほうにあげて、手枕をした姿勢をとります。

最初に、皮膚と音波を出す探触子（たんしょくし）（プローブ）との間に空気が入らないように、腹部にゼリーを塗ります。少し冷たく感じます。プローブを腹部に当て、音波の反射像を画面に出して検査を進めます。

ほとんどはあお向けで行いますが、横向きや坐位になっても検査をします。15～20分で終了、人体にはまったく影響がなく、苦痛もありません。

腹部を出しやすい服装で

前日の夕食は普通ですが、当日の朝食は禁止です。糖尿病薬以外の常用薬は飲んでもかまいません。検査着に着替えずに行うため、ワンピースなどは避け、腹部の出やすい服装にしてください。検査終了後の安静はいりません。

疑われるおもな病気の追加検査は

◆胆石→腹部 CT、腹部 MRI（MRCP）、逆行性（膵）胆管造影（ERCP）、
　　　胆嚢胆管造影など

◆肝硬変→腹部 CT、腹部 MRI など

◆肝臓がん→腹部 CT、腫瘍マーカー（AFP、AFP-L3、PIVKA- II）、腹部
　　　MRI、PET-CT、腹部血管造影など

◆膵臓がん→腹部 CT、腫瘍マーカー（CEA、CA19-9）、腹部 MRI（MRCP）、
　　　PET-CT、逆行性膵（胆）管造影（ERCP）、腹部血管造影など

▶ 医師が使う一般用語：「ちょうおんぱ」「ユーエス」「エコー」＝「ユーエス」は ultra sonography（超音波）の略 US から。「エコー」は「反射波」のこと

胆嚢胆管造影検査(点滴静注法)

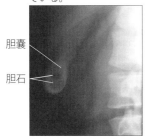

■胆石
胆嚢の中に石がダルマの
ように2つ重なりあっ
て、うっすらと黒く写っ
ている。

胆嚢

胆石

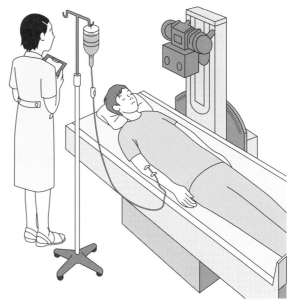

 造影剤を点滴し、X線撮影を行います。検査前にはなるべく
排便を。約2時間半ほどかかりますが、苦痛はありません。

胆石(胆管結石)、胆嚢がん(胆道がん)の診断に重要な検査

　胆石の発作は、油物をたくさん食べ、アルコールをたくさん飲んだときにおこりやすく、右季肋部(右肋骨部)の激しい痛みと嘔吐、黄疸、発熱などを伴い、入院治療が必要な病気です。

　胆石の診断法のひとつとして、胆嚢造影が行われます。胆嚢は軟らかな組織でできており、ふつうの腹部単純X線撮影(110頁)では写らないので、造影剤を使って検査します。

　胆嚢を写す場合を〈胆嚢造影検査〉と呼び、胆管を写す場合を〈胆管造影検査〉と呼びますが、一度に胆嚢と胆管の両方を造影して検査するのが一般的です。胆石のほか、胆嚢がん、胆嚢ポリープ、胆管結石、胆道がんを調べるときにもこの検査を行います。近年では、この検査と腹部CT検査(124頁)を組み合わせるようになってきま

した。

洋梨状の中に黒い丸があるのは胆石

胆嚢は、約40mLの液体を貯留できる大きさで、造影すると洋梨状に白く写ります。胆嚢に石があると黒く丸い影が写り、体の位置により石の影は胆嚢の中を移動します。

胆嚢がんでは、胆嚢壁と癒着した10㎜以上の表面に、凹凸のある黒く抜ける腫瘤影がみられます。良性のポリープでは、大きさは10㎜以内と小さく、表面は滑らかな影で、がんと区別ができます。

胆管に石があると、胆管は太くなり、その中を上下に移動する黒く丸く抜ける影として写ります。胆道がんでは、胆管が不整に狭くなり、その上方は太くなります。

検査は約2時間半、苦痛はない

検査前日の夕食は、夜8時前に済ませます。当日の朝は絶食で、常用の薬も飲めません。

検査着に着替え、検査台にあお向けに寝て、造影剤（ヨード剤）を30～40分かけて点滴静注します。注射終了後30分、60分、90分にそれぞれ立位、あお向け、うつ伏せで撮影。その後、胆嚢を収縮させる薬を飲んで30分後に再び立位、あお向け、うつ伏せで撮影。最後に立位で胆嚢部を圧迫しながら撮影して終了です。約2時間半かかりますが、苦痛はありません。

検査後の軟便や下痢便は1～2回で正常に

検査当日は、なるべく排便しておきます。検査後、造影剤や胆嚢収縮剤の影響で軟便や下痢便になることがありますが、1～2回で正常になります。

ヨード剤にアレルギーのある人や妊娠中あるいはその可能性のある人は、この検査は行いません。医師にその旨を告げてください。喘息やそばアレルギーのある人、腎機能の悪い人も注意が必要です。事前に申し出てください（99頁参照）。

疑われるおもな病気の追加検査は

◆ 胆石→腹部超音波、腹部CT、腹部MRI（MRCP）など
◆ 胆嚢がん→腹部超音波（生検）、腹部CT、腹部MRI（MRCP）、腫瘍マーカー（CEA、CA19-9）など
◆ 総胆管結石→腹部超音波、腹部MRI（MRCP）、逆行性（膵）胆管造影（ERCP）など

▶ 医師が使う一般用語：「ディーアイシー」＝ drip infusion cholecystography（点滴静注胆嚢胆管造影）の略 DIC から

下部消化管X線造影検査

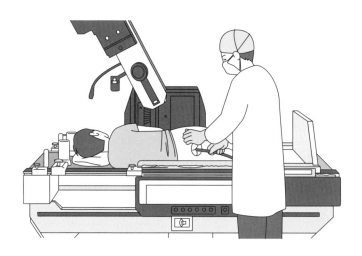

 大腸の病気を調べる最初の検査です。肛門に麻酔入りのゼリーを塗り、バリウムを注入する管を挿入します。痛みはないので安心して受けてください。

▎大腸がんの診断に有用な検査

　大腸がんの症状は、血便や便通異常、腹痛などです。とくに血便は重要で、肉眼でわかる血便や、便潜血反応（316頁）で初めてわかる目にみえない血便まであります。

　これらの症状や便の変化で大腸の病気が疑われた場合、初めに行うのがこの腸の造影（バリウム）検査です。食生活の欧米化などに伴い、我が国でも大腸がんが増加しているため、ますます重要性を増す検査となっています。

　大腸がんのほか、大腸のポリープや潰瘍（クローン病、潰瘍性大腸炎）、結核、痔などが、この検査で診断できます。

▎大腸がんは
バリウムをはじく像

　大腸がんは、大腸全体にできますが、右頁の**図**に示した直腸からS状結腸にできるがんが30 〜 40％を占めます。

　大腸がんは、バリウムをはじく腫瘍像として写ることが多く、進行すると腸の内腔が狭くなり、リンゴをかじったときに残った芯のような形（アップルコアサインという）になります。

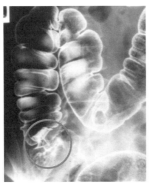

■大腸がん

マルで囲った部分が狭くなってくびれ、アップルコアサインを示している。

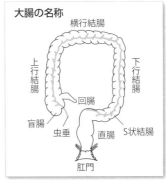

大腸の名称

横行結腸
上行結腸
下行結腸
回腸
盲腸
虫垂
直腸
S状結腸
肛門

大腸の中をきれいにして検査

　検査前日の夕食は6時までに済ませ、約1時間後に医療機関から指定された下剤を飲んで洗腸します。以後、水やお茶は可ですが、ジュースや牛乳は不可です。当日の朝も水・お茶以外は摂取しないで医療機関へ行きます。

　検査着に着替え、腸の運動を止める筋肉注射をします。検査台に左を下にして横になり、まず痔などを確認するため、肛門を診察します。

　次に、バリウムを注入する管を肛門から約10㎝入れ（肛門に麻酔薬入りのゼリーを塗るので、痛みはほとんどない）、造影剤を約300mL注入し、さらに空気を入れます（おなかがはるが我慢する）。注入後、上向きになり、マジックバンドで体を検査台に固定し、透視台を何回か回転しながら、写真を撮ります。直腸から盲腸まで、全部で10〜15枚撮影し、20〜30分で終了します。痛みはありません。

検査後はしっかりと排便を

　緑内障、前立腺肥大症、心臓の病気の人は検査前に申し出ます（112頁参照）。検査後はしっかり排便してください。水分は多めにとりましょう。筋肉注射のため検査後2〜3時間、尿の出が悪いこともあります。

　高齢者の場合は、前処理から検査までの時間が長いので、家族のつき添いが必要でしょう。

疑 われるおもな病気の追加検査は

◆大腸がん→下部消化管内視鏡（生検）、腫瘍マーカー（CEA、CA19-9）、PET-CT など

◆大腸結核→ツベルクリン反応、下部消化管内視鏡（生検）など

▶医師が使う一般用語：「ちょうバリ」「ちゅうちょう（ぞうえい）」＝バリウムを使う腸の検査、バリウムを注入して行う腸の検査から

下部消化管内視鏡検査

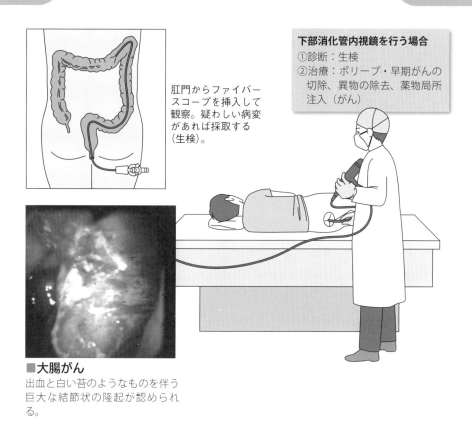

肛門からファイバースコープを挿入して観察。疑わしい病変があれば採取する（生検）。

下部消化管内視鏡を行う場合
①診断：生検
②治療：ポリープ・早期がんの切除、異物の除去、薬物局所注入（がん）

■**大腸がん**
出血と白い苔のようなものを伴う巨大な結節状の隆起が認められる。

 大腸がんの最終検査です。検査前日の朝昼晩の食事は消化のよいものにします。検査後は30〜60分ほど安静にし、数時間は車の運転をしてはいけません。

大腸がんの確定診断に重要な検査

　大腸がんの最終検査です。内視鏡で直接、病変を肉眼的に観察し、がん細胞らしき病変があれば、その場で病変の一部を採取する生検を行い、その病変を細胞検査して、がんの確定診断にします。　近年、ファイバー先端のカメラの倍率を高くし（拡大内視鏡）、

表面細胞の状態を細かく観察し、生検をしなくても良性・悪性の区別をするようになってきています。

がんのほか、大腸の潰瘍・ポリープ・結核などの診断のため、さらに下血（便に血液が混じること）の部位および原因確認の目的で、緊急にこの検査を行うこともあります。

大腸がんは腸の内腔に 突出した腫瘤としてみえる

大腸がんの多くは、腸の内腔に突出した腫瘤（しゅりゅう）を認め、しばしば出血を伴います。また、進行すると内腔は狭くなります。

大腸ポリープは、いぼ状にみえます。ポリープには表面の一部にがんのあることもあり、ポリープを発見したら、内視鏡で観察しながら切除することもあります。

大腸の中をきれいにして検査

検査前日の朝昼晩の食事は、うどん、粥（かゆ）など消化のよいものにします。当日の朝は絶食ですが、糖尿病薬以外の常用薬は飲んでかまいません。ただし、抗血栓薬（抗血小板薬、抗凝固薬）は、服用している薬剤によって休薬すべきものもあるので事前に確認してください。

洗腸方法には、当日の朝、自宅で行う場合と医療機関へ赴いてから行う場合があり、どちらかを選択します。また、洗腸剤（下剤）には液剤と錠剤があり、医療機関により異なるので、指示をきちんと守って洗腸します。

検査着に着替え、検査台に左を下に横になります。一時的に腸の動きを抑える注射をすることがあります。

まず、肛門を診察してから、肛門に麻酔薬入りのゼリーを塗りながら、直径約10mmのファイバースコープを挿入し、ときどき空気を入れながら直腸から下行結腸へと進めます。腸が曲がっているところを通るときは、一瞬ひきつれを感じることもあります。盲腸まで観察したら、ファイバースコープを抜きながら再び観察し、病変があれば生検します。

検査には、訓練を積んだ技術を要しますが、10〜30分で終了。検査後30〜60分、安静にします（麻酔使用時は60分）。

車を運転して病院へ行かない

緑内障、前立腺肥大症、心臓病の人は、検査の前に申し出てください（112頁参照）。

検査後、しっかりと排便してください。空気でおなかがはっていても、じきに治ります。食事はすぐできますが、車の運転は数時間は禁止です。

高齢の人は、家族のつき添いがあったほうがよいでしょう。

▶ 医師が使う一般用語：「シーエフ」＝ colon fiberscope（大腸内視鏡）の略 CF から

腹部 CT 検査

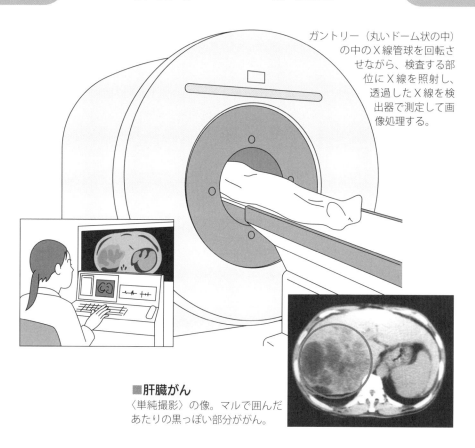

ガントリー（丸いドーム状の中）の中のX線管球を回転させながら、検査する部位にX線を照射し、透過したX線を検出器で測定して画像処理する。

■**肝臓がん**
〈単純撮影〉の像。マルで囲んだあたりの黒っぽい部分ががん。

コンピュータで腹部の臓器を撮影します。狭い空間での検査ですが、心配せず、落ち着いて受けてください。検査後の安静は不要、食事もとってかまいません。

肝臓がん、胆嚢がん、膵臓がんの診断に有用な検査

　腹部にある臓器（肝、胆、膵、脾、腎、子宮、卵巣）や、腹水の診断に有用で、良性・悪性の病気の区別やその広がり、周囲との関連性などを調べるのに重要な検査です。

　この腹部CT（コンピュータ断層撮影）は、病変部のX線の吸収力の差に

よって病気を診断する方法で、造影剤を使わない〈単純撮影〉と使う〈造影撮影〉があり、後者ではより明らかに判定できます。近年では、どちらの場合も断層幅５㎜で撮影するため、小さな変化（５㎜以上）も読影できます。

肝臓がんは単純撮影では黒い像、造影撮影では白い像

肝臓がんは、〈単純撮影〉では周囲の正常な肝細胞よりやや黒っぽい腫瘍像として写り、〈造影撮影〉ではそれが白く写ります。

膵臓がんは、〈単純〉〈造影〉どちらでも部分的な黒っぽい腫瘍像として写り、腫瘍より尾側の膵管が拡張している像になります。

10 ～ 15 分で終了、X線の被爆量は問題ない

〈単純撮影〉と〈造影撮影〉の両方を行うのが一般的です。

検査着に着替え、検査台にあお向けに寝ます。まず〈単純撮影〉を行い、次に造影剤（ヨード剤）を２分くらいかけて点滴静注し、〈造影撮影〉をします。

10 ～ 15 分で終了、苦痛はありません。X線の被爆量は人体には問題なく、月に２～３回の繰り返し検査も可能です。

また、ダイナミックCTと呼ばれる検査があります。これは、造影剤をより急速に静脈注射し、肝臓がんや血管腫の状態をよりはっきりと診断する方法で、必要に応じて追加する検査です。

アレルギーのある人や妊娠中の人などは事前に申し出を

前日の夕食は普通ですが、当日の朝は絶食です。糖尿病薬以外の常用薬は、飲んでもかまいません。検査後の安静は不要、食事もとってかまいません。水分は多めにとってください（ヨード剤が尿から出ます）。

ヨード剤にアレルギーのある人や妊娠中あるいはその可能性のある人は〈造影撮影〉は行いません。医師にその旨を告げてください。

喘息やそばアレルギーのある人、腎機能の悪い人は、〈造影撮影〉には注意が必要です。事前に申し出てください（99 頁参照）。

疑われるおもな病気の追加検査は

◆ 肝臓がん→腫瘍マーカー（AFP、AFP-L3、PIVKA- II）、腹部 MRI、PET-CT、腹部血管造影など
◆ 膵臓がん→腫瘍マーカー（CEA、CA19-9）、腹部 MRI、PET-CT、逆行性膵（胆）管造影（ERCP）、腹部血管造影など

▶ 医師が使う一般用語：「シーティー」＝ computer tomography（コンピュータ断層撮影）の略 CT から

逆行性膵胆管造影検査

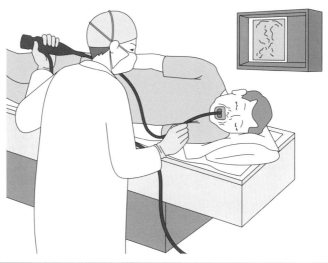

 口からファイバースコープを入れ、膵管や胆管を調べる検査です。痛みはほとんどありませんが、検査後、約2時間は安静にし、膵炎予防の点滴を行います。

膵臓がんと慢性膵炎の区別に重要な検査

膵臓がんの症状は、腹痛（左上腹部から背中にかけて）と黄疸（おうだん）、体重減少などです。これらの症状があるときは膵臓がんを疑い、膵臓の管を造影し、X線写真を撮るこの検査をします。また、膵管は、十二指腸の乳頭部で胆管と合流していることが多いため、同時に胆管も造影し、X線写真を撮ります。

膵液や胆汁の流れに逆らって造影剤を注入するため、逆行性膵胆管造影検査といわれています。

この検査は、膵臓がんをはじめ慢性膵炎、膵嚢胞（のう）、膵奇形などの膵臓の病気の診断、また、胆管がんや胆管結石などの診断にも重要です。

膵臓がんは膵管が部分的に狭くなったり、中断する像に

膵臓がんの多くは膵管から発生するため、がんがあると膵管が部分的に狭くなったり、途中で中断したりする像として写ります。慢性膵炎では、膵管の不整や拡張が膵臓全体に認められ、

がんとの区別ができます。

　胆管結石では、白い造影剤の中に黒く抜けた丸い影として写ります。

検査の痛みはほとんどない

　検査は、外来通院でもできます。検査着に着替えて鎮静剤を筋肉注射し、検査台に左を下にして横になります。

　喉をスプレーで麻酔し、十二指腸ファイバースコープ（直径7mm）を口から十二指腸まで入れます。十二指腸下行脚（口から約70cmのところ）にある十二指腸乳頭部に、ファイバースコープの中を通した細い管（カテーテル、直径2mm大）を約5〜6mm入れて造影剤（ヨード剤）を注入し、あお向けや横向きなどの姿勢で撮影します。次に、同様に胆管を造影し撮影します。

　時間は20〜30分、痛みはほとんどありません。検査終了後約2時間、ベッドで安静にし、膵炎予防のための点滴を行います。

検査後、強い腹痛がおこるならすぐに連絡を

　検査前日の夕食は普通ですが、当日

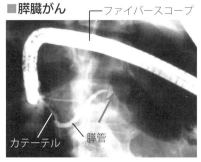

■膵臓がん

ファイバースコープ

カテーテル　　膵管

膵管に造影剤が入って白く写っているが、途中にがんがあるために途切れて尾側膵管が写っていない（矢印のあたり）。正常では膵管の長さは約20cm。

の朝は絶食です。糖尿病薬以外の常用薬は飲んで結構です。

　高齢者の場合は、家族がつき添ったほうがよいでしょう。

　ヨード剤にアレルギーのある人や妊娠中あるいはその可能性のある人は、この検査は行いません。医師にその旨を告げてください。喘息やそばアレルギーのある人も事前に申し出てください（99頁参照）。

　車を運転しての帰宅は禁止、また検査後数時間は食事も禁止です。普通、腹痛はおこりませんが、強く出るようなら、すぐに病院に連絡してください。

疑 われるおもな病気の追加検査は

◆ 膵臓がん→腫瘍マーカー（CEA、CA19-9）、腹部MRI（MRCP）、PET-CT、腹部血管造影など

◆ 慢性膵炎→腹部MRI（MRCP）、膵外分泌機能検査（C-Sテスト、PFDテスト）など

▶ 医師が使う一般用語：「イーアールシーピー」= endoscopic retrograde cholangio pancreatograhy（逆行性膵胆管造影）の略 ERCP から

腹部血管造影検査

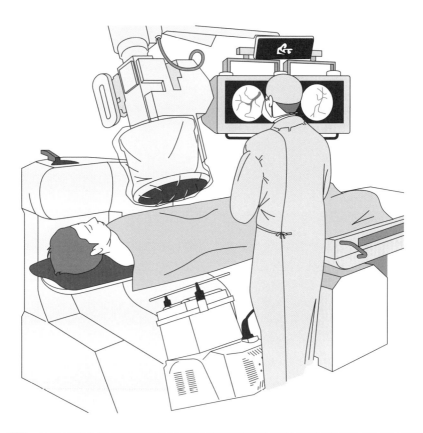

 膵臓がんや肝臓がんなどを調べる検査です。検査後は止血のため、カテーテル挿入部を6時間ほど圧迫し、ベッドで安静にする必要があります。

膵臓がんの診断に重要な検査

　膵臓がんを疑うときは、まず腹部超音波（116頁）や腹部CT（124頁）、MRI（MRCP、167頁）で調べますが、膵臓は腹部の後ろのほうにあり、また膵臓の厚さは数センチと薄いことから、これらの検査では、がんの発見が難しいことがあります。

　この腹部血管造影検査は膵臓がん発見の最終検査ともいえるもので、高い診断能力を示します。

また、肝臓がんの診断やその広がりを調べる検査としても重要で、その他、胆嚢がんの診断、肝硬変の血流状態（胃・食道静脈瘤）や、原因不明の消化管出血の診断のためにも行われています。

膵臓がんでは、がんを取り巻く血管が不整・狭窄する

膵臓がんでは、がんが血管に浸潤するため、がんを取り巻く血管の不整・狭窄像を認めます。

肝臓がんでは、がんに栄養を与えている動脈が集まって、毛玉のようになります。

時間は約60分、とくに苦痛はない

入院して検査します。検査前に鼠径部（股のつけ根）の毛を切り（除毛）、尿道カテーテル（細いプラスチックの管）を留置し、また筋肉注射（鎮静剤）と点滴をします。

検査台にあお向けになり、右側の鼠径部に局所麻酔の注射をします。麻酔が効いたら大腿動脈に針を刺し、細い造影用カテーテルを腹部の動脈から腹腔動脈へと挿入し（痛みはない）、目指すところまで入れて造影剤（ヨード剤）を注入しながらX線撮影します。造影剤注入時、腹部が熱く感じますが、痛みはありません。約60分で終了します。

■肝臓がん

がんがあるため、動脈が集まって白い毛玉のようになっている。

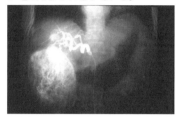

検査が終わったら、そのまま約15分間、鼠径部を圧迫し、止血します。止血を確認後、絆創膏でしっかり固定し、事前に用意しておいた前あきの浴衣とT字帯を着せてもらい、さらに砂嚢をのせて6時間は圧迫しておき、病室でベッド上安静になります。止血を完全に確認してから、歩行が許可されます。

検査後は出血に注意

検査のため、前あきの浴衣とT字帯を用意します。前日の夕食は普通ですが、当日の朝は絶食です。検査後、鼠径部からの出血に注意が必要で、安静にしていることが何より大事です。

ヨード剤にアレルギーのある人や妊娠中あるいはその可能性のある人は、この検査は行いません。医師にその旨を告げてください。喘息やそばアレルギーのある人、腎機能の悪い人も注意が必要です。事前に申し出てください（99頁参照）。

▶ 医師が使う一般用語：「アンギオ」＝ angiography（血管造影）の略

カプセル内視鏡検査

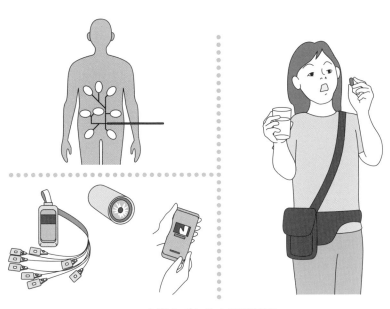

小腸カプセル内視鏡検査

 内視鏡入りカプセルを飲み、小腸あるいは大腸を撮影する検査です。検査時間は数時間、カプセルが小腸・大腸に入れば、普通の生活ができます。

●小腸カプセル内視鏡検査

小腸の腫瘍や出血などの診断に有用

　小腸カプセル内視鏡検査は、小腸の病気（潰瘍、腫瘍、ポリープ、クローン病など）、あるいは小腸からの出血がある場合などの診断に利用されます。小腸は5〜6mの長さがあり、口や肛門から距離があるため「暗黒大陸」ともいわれ、検査が困難な臓器でしたが、カプセル内視鏡の登場によって小腸の病気の診断が行えるようになってきました。

検査時間は約8時間、約6万枚を撮影

　カプセルの大きさは外径11mm、長さ26mmほどで、カプセルの先端は半球形の透明カバーとなっており、照明用の白色発光ダイオード、ボタン電池が内蔵されています。検査前日の夕食

は消化のよいものにして、当日の朝は絶食して医療機関に赴きます（水分の摂取は可）。それ以外の前処理はありません。喉の麻酔は行わず、鎮静薬の注射もありません。

まず胸腹部に8個のアンテナパッド（センサーアレイ）を貼り、腰に画像を記録する受信装置（テープレコーダ）をホルダーに収納して装着します。そして、ひと口の水と一緒に電源を入れたカプセルを飲み込みます。

カプセルは、電源を入れた時点から撮影を始めます。カプセルは約1～2時間で小腸に達し、小腸の蠕動により進んでいき、約8時間で小腸末端（回盲部）に到達、この間におよそ6万枚の画像を撮影します。医師は、カプセルの通過状況をリアルタイムビュワーでときどきチェックし、カプセルが小腸を出て大腸に入ったことが確認できたら検査終了。検査後、専用のデータ記録装置（ワークステーション）で画像を動画解析し、診断します。

検査中は普通に過ごすことができる

この検査は外来で行うことができ、カプセルが小腸に入ったことが確認できれば、必ずしも医療機関にいる必要はなく、後は仕事をするなど普通に過ごせます。通常、カプセルを飲み込んだ2時間後からは飲水、4時間後からは食事も可能です。携帯電話の使用も問題ありません。外出している場合は、指定された時間（夕方）に再び来院し、テープレコーダを回収します。

カプセルは通常、1～2日後に肛門から自然に排泄されます。排泄されたカプセルは、あらかじめ渡されてある回収セットに入れ、自宅で回収した場合は不燃ゴミとして廃棄します。医師は数日後、カプセル回収の確認を行い、確認ができていない場合は、腹部単純X線撮影で体内残留の有無を調べ、残留しているときは内視鏡や手術によって取り出します。

なお、この検査は、消化管の狭窄、閉塞、瘻孔が疑われる場合や、妊娠している人、心臓ペースメーカーなどの電子機器を体内に埋め込んでいる人などは受けることができません。

●大腸カプセル内視鏡検査

大腸がんやポリープなどの診断に有用

大腸カプセル内視鏡検査は、大腸のがんやポリープ、潰瘍（クローン病、潰瘍性大腸炎）、大腸憩室などを調べる検査です。2020年1月現在、以下のどちらかに当てはまる場合のみ、健康保険が適応されます。

①以前に大腸内視鏡検査（122頁）を行ったが、腸管の癒着などにより最深部まで内視鏡が挿入できず、大腸全体を観察できなかった人、②腹部の手術歴があるなど大腸内視鏡の挿入が困難と判断された人。

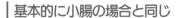

消化器系の検査

基本的に小腸の場合と同じ

　胸に 8 個のアンテナパッドを貼り、カプセルを飲んで多数の画像を撮影する、という基本的なメカニズムは小腸カプセル内視鏡検査と同様です。

　違う点は、たとえば大腸の場合は前日に下剤を飲み、カプセルを飲み込む前に腸管洗浄剤を飲んで大腸内をきれいにすること、撮影時間が人により、また医療機関により 3 ～ 10 時間と幅広いことなどです。検査中の食事や外出の可否などは担当医の指示を守って検査します。

　　　＊　　　　　　＊　　　　　　＊

　小腸、大腸、いずれの場合も後日、再び医療機関へ赴き、検査結果を聞くことになります。カプセル内視鏡検査はあくまでも検査のみで、通常の内視鏡検査のように検査と同時に治療を行うことができません。

　例えばポリープなどが発見されたら、改めて内視鏡などによる治療を行うことになります。

疑 われるおもな病気の追加検査は

◆ 小腸腫瘍→小腸内視鏡（バルーン内視鏡）、PET-CT
◆ 大腸がん→下部消化管内視鏡（生検）、腫瘍マーカー（CEA、CA19-9）、
　　PET-CT など

▶ 医師が使う一般用語：「カプセルないしきょう」

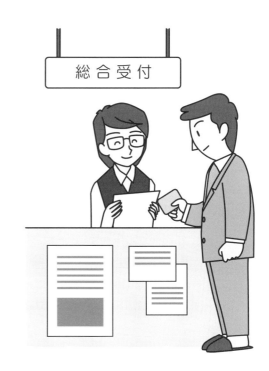

腎・尿路系のおもな検査と病気

●**腎盂造影検査**（136頁）
➡腎臓の結石・腫瘍・結核、尿管結石、膀胱の腫瘍や結石、遊走腎、水腎症などを検査します。

●**膀胱尿道造影検査**（138頁）
➡前立腺肥大症、前立腺がん、尿道狭窄、尿道憩室、膀胱腫瘍（がん）などを検査します。

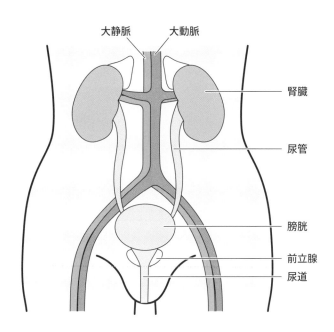

大静脈　大動脈

腎臓

尿管

膀胱

前立腺

尿道

●**腎血流シンチグラフィ検査**（140頁）
➡腎不全、腎腫瘍、腎血管性高血圧などを検査します。

●**その他**
腹部超音波検査（116頁）、腹部CT検査（124頁）、MRI検査（166頁）などを行います。

腎臓は、握りこぶしくらいの大きさで、そら豆のような形をしていて、左右に1個ずつあります。腎臓は尿をつくる臓器で、尿路は尿を体外に排出するための器官です。腎臓でつくられた尿は腎盂に集められ、尿管を通って膀胱にためられて、尿道から体外に排出されます。この全行程を尿路といいます。

　腎・尿路系のおもな病気には、以下のようなものがあります。

●尿路結石

　尿路にできた結石で、結石がある場所によって腎臓（腎盂・腎杯）結石、尿管結石、膀胱結石、尿道結石などと呼ぶ。

　腎臓結石の多くは無症状、あっても腰背部の重苦しい感じや鈍い痛み、肉眼的血尿など。尿管結石のおもな症状は、激しい下腹部痛、さし込むような猛烈な痛み（疝痛発作）、放散痛、吐き気・嘔吐、血尿など。

●水腎症

　尿路の閉塞・狭窄によって尿の流れがとどこおり、それより上部の腎盂・腎杯や尿管が拡張した状態。側腹部の痛み、血尿など。

●慢性腎不全

　慢性の腎疾患、とくに慢性糸球体腎炎の持続によって、腎臓の機能が低下した状態。おもな症状は、吐き気・嘔吐、皮膚のかゆみ、脱力感、疲れやすい、頭重感、高血圧、むくみなど。

●膀胱がん

　膀胱の内腔に発生するがん。とくにほかの症状もなく、血尿のみが現れる無症候性血尿が特徴的。その他、排尿痛、頻尿、残尿感など。

●前立腺肥大症・前立腺がん

　膀胱の底部に接して尿道をとり巻いて存在する前立腺の内部（内腺）が肥大してくる状態で、男性だけにおこる病気。おもな症状は、残尿感、頻尿、排尿が我慢できない、夜間に何度も排尿のため起きるなど。

　前立腺がんの多く（約70％）は前立腺の外側（外腺）にできるため、肥大症とがんは本来は別物だが、しばしば合併して発症する。がんの場合は、初期にはあまり自覚症状はなく、進行すると肥大症と同様の症状が出てくる。

腎盂造影検査

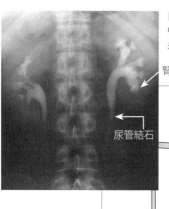

■結石

腎臓にひとつ、尿管にひとつ、カルシウムの付着した結石が白く写っている。

腎結石

尿管結石

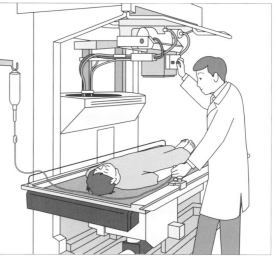

腎臓や膀胱などに異常がないかを調べる検査です。検査日の朝は絶食で、検査前にはなるべく排便します。検査後は水分を多めに摂取します。

血尿の原因解明に行う検査

　血尿は、腎臓、尿管、尿道の病気で認められ、無症状の場合から激しい痛みや発熱を伴うものまで、症状はさまざまです。血尿の原因をはっきりさせるために行う検査のひとつが、この腎盂造影です。

　この検査では、腎臓の結石・腫瘍・結核や尿管結石、膀胱の腫瘍や結石、遊走腎、水腎症などが診断されます。

結石は黒く小さく抜けた像、ときに白い像にみえる

　造影剤は、X線を透過させないため、腎盂や尿管は形どおりに白く写り、石があると造影剤をはじいて黒く小さく抜けた像にみえます。石にカルシウム

が付着すると、白くみえます。

膀胱腫瘍では、腫瘤状の欠損（黒い塊）に写ります。

排泄性造影は約30分、逆行性造影では約60分で終了

腎盂造影検査には、造影剤を注射する〈排泄性造影〉と、尿道から細い管（カテーテル）を入れて造影剤を注入する〈逆行性造影〉とがありますが、前者が一般的です。

排泄性腎盂造影検査は、検査着に着替え、検査台にあお向けに寝ます。まず、腎臓・尿管の単純撮影（造影剤を使わない撮影）を行い、次に造影剤100mLを1～2分で注射し、注射終了後5・10・15分に腎臓・尿管を撮影します。その後、排尿して立位で膀胱を撮影、約30分で終了です。

逆行性腎盂造影検査は、検査着に着替え、まず鎮痛剤を筋肉注射し、検査台にあお向けに寝ます。麻酔薬の入ったゼリーを塗った膀胱鏡（直径3～5mm）を、尿道口から膀胱へと入れ（少し痛みがある）、次に膀胱鏡の中を通したカテーテルを尿管口から目的の尿道や腎盂まで挿入し、造影剤を注入して撮影。約60分で終了です。この検査では検査後約1時間、安静にします。

検査前にはなるべく排便を

前日の夕食は普通ですが、当日の朝は絶食です。糖尿病薬以外の常用薬は飲んでも結構です。検査前にはなるべく排便します。腸のガス像と重なり、読影しにくくなることがあるためです。

検査後は、ヨード剤を排出するために水分を多めにとります。〈逆行性腎盂造影〉では、少量の血尿が半日くらい続きます。たくさん出るようなら、病院に連絡してください。

ヨード剤にアレルギーのある人や妊娠中あるいはその可能性のある人は〈造影撮影〉は行いません。医師にその旨を告げてください。

喘息（ぜんそく）やそばアレルギーのある人、腎（じん）機能の悪い人は、〈造影撮影〉には注意が必要です（99頁参照）。事前に申し出てください。

疑われるおもな病気の追加検査は

◆ 腎臓結石→検尿（潜血反応、沈渣）、腹部超音波など
◆ 尿管結石→検尿（潜血反応、沈渣）、腹部超音波など
◆ 膀胱腫瘍→膀胱鏡（生検）、腹部CT、腹部MRI、腹部超音波、膀胱尿道造影など

▶ 医師が使う一般用語：「アイブイピー」＝ intravenous pyelography（排泄性腎盂造影）の略IVPから。また「ディーアイピー」＝ drip infusion pyelography（DIP、点滴静注腎盂造影）とも

膀胱尿道造影検査

前立腺肥大症、前立腺がんの診断に重要な検査

前立腺は、男性にのみある生殖器官です。多くの男性は、50歳代後半になる頃から、尿の出に勢いがなくなる、尿の切れが悪い、尿が出始めるまで時間がかかるなどの症状を自覚し始めます。

これらの症状は、前立腺肥大による初期症状と考えられ、この場合に行う検査のひとつが膀胱尿道造影です。

前立腺は、尿道の根部（膀胱との境）にあり、これが肥大すると尿道を圧迫して排尿障害をおこします。前立腺がんでも、前立腺は大きくなり、初期には前立腺肥大症と同じ症状を示すため、がんと肥大を区別するためにも重要な検査です。その他、尿道狭窄、尿道憩室、外傷、膀胱がんなどの診断のためにも行われます。

前立腺肥大症では膀胱の底部が滑らかに挙上

前立腺肥大症では、膀胱底部が滑らかに挙上し、後部尿道（前立腺部尿道）の圧排と前屈（さやえんどう状）を認めます。

前立腺がんでは、腫瘍が尿道や膀胱に浸潤するため、膀胱底部や後部尿道の壁が不整になります。

尿道口からカテーテルを入れて撮影

排尿してから検査を始めます。まず、ズボンや下着はすべて脱ぎ、タオルを腰に巻いて検査台にあお向けになり、膀胱部の単純写真（造影剤を使わない写真）を1枚撮ります。

次に、外尿道口から麻酔薬の入ったゼリーを塗った細いカテーテルを約3cm入れ（軽い痛みのあることがある）、カテーテルを通して造影剤（60％ウログラフィン）を30mL注入しながら尿道の正面の写真を、さらに45度ほど体をおこして、再び造影剤を注入しながら同じ部分の写真を撮ります。

最後に、約40mLの造影剤を注入し、膀胱部の正面像を撮影します。

造影剤の注入時、苦痛はほとんどありません。約10分で終了します。

検査前には完全に排尿する

検査当日の朝食も常用薬も、ふだん通りでかまいません。検査前に、完全に排尿してください。

■前立腺肥大症

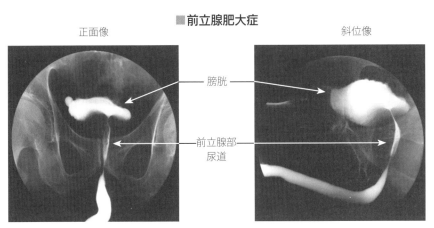

正面像　　　　　　　　　　　　　　　　　　斜位像

膀胱

前立腺部
尿道

膀胱の下に前立腺があり、それが肥大しているため、膀胱の底部が滑らかにもち上がっている。また、前立腺部の尿道が肥大によって押されて、さやえんどう状になっている。

　検査後の安静はいりません。水分を多めにとって尿量を増やし、造影剤を早めに排出します。検査後に少量の出血がありますが、じきにきれいになります。出血が多いときは、病院へ連絡してください。

女性の場合

　膀胱尿道造影検査は、ほとんど男性が対象です。女性で尿の出が悪く、尿道の異常を検査する場合は、チェーン膀胱尿道造影検査を行います。
　この検査は、チェーンのついたブジー（細い管）を膀胱まで挿入し、造影剤を注入して撮影します。

疑われるおもな病気の追加検査は

◆ 前立腺肥大症→前立腺超音波（経直腸的）および生検、残尿量測定など
◆ 前立腺がん→前立腺超音波、膀胱鏡（生検）、腫瘍マーカー（γ-Sm、PSA）、腹部 CT、腹部 MRI など
◆ 膀胱がん→腹部超音波、腹部 CT、腹部 MRI、膀胱鏡（生検）など

▶ 医師が使う一般用語：「シーユージー」＝ cystourethrography（膀胱尿道造影）の略 CUG から

腎血流シンチグラフィ検査

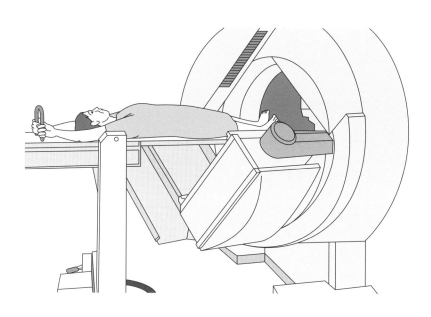

 シンチカメラで腎臓の変化を調べる検査で、腎核医学検査ともいわれています。術着は不要ですが、金属類は外します。検査後の注意は特にありません。

腎臓の働きをみる検査

腎臓は、尿素（244頁）やクレアチニン（246頁）などの体の老廃物を濾過して尿の中に排泄したり、体の中の水分や電解質（ナトリウム・260頁、カリウム・262頁など）の調節、さらに血圧の調節をするホルモン（318頁）の一部を分泌するなどの働きがあります。

腎血流シンチグラフィは、これらの腎臓の働きをみる検査で、放射性同位元素標識薬剤（ラジオアイソトープ）を体内に注入して、腎臓の変化を特殊な検出器（シンチカメラ）で検出し（撮像）、画像処理して判定するもので、腎核医学検査ともいわれています。

腎血流シンチグラフィには、動態シンチグラフィと静態シンチグラフィがあります。動態シンチグラフィは、腎臓の血液の流れや糸球体での濾過の能力など、腎臓の働きを評価する検査と

して行われ、レノグラムともいわれています。静態シンチグラフィは、腎臓にできた腫瘍をみるなど、おもに形態診断を目的として行われます。

慢性腎不全で尿排出は低下

腎不全とは、腎機能の主体である糸球体の濾過能力が低下した状態です。

動態シンチグラフィは、体に投与されたアイソトープが腎臓に集まり、尿に排泄される状態を検査するため、腎不全では腎臓の血流の低下、腎臓の萎縮と尿の排出量の低下を示します。

腎腫瘍では、腫瘍の部位のアイソトープの集まりが少なくなり、欠けてみえます。

腎血管性高血圧の診断も行う

腎臓の糸球体は、腎臓の血液の流れを感知して調節しています。動脈硬化などで、腎臓の血管が狭くなって血流が少ないと、血管を収縮させて血圧を上げる物質（レニン、アンジオテンシン）が腎臓（糸球体）から分泌され、血圧が上昇します。これを腎血管性高血圧といい、この場合も動態シンチグ

ラフィの検査を行います。

検査は40分くらいで終了

動態シンチグラフィは、腎通過尿量を確保して検査結果の評価が行えるように、検査20〜30分前に約300〜500mLの水を飲み、排尿してから核医学検査室で行います。γ線を出すアイソトープを静脈注射し、直後からγ線を感知するγカメラを腰部に近づけ、30分連続して撮像し、画像解析します。腎臓は体の背部にあるため、後ろから撮像します。

静態シンチグラフィは、アイソトープを注射してから2時間後に撮像します。

心配ないアイソトープ

検査当日の飲食は普通にとってかまいません。術着に着替える必要はありませんが、金属類は画像処理に影響するので外します。

検査後の注意もありません。体内に入ったアイソトープは微量であり、速やかに尿中に排泄されるので、体内に貯留する心配はありません。

疑われるおもな病気の追加検査は

◆ 腎腫瘍→尿細胞診、腹部超音波、腹部CT、腹部MRI、排泄性腎盂膀胱造影など

◆ 慢性腎不全→腹部超音波など

▶ 医師が使う一般用語：「じんシンチ」＝腎シンチグラフィの略

甲状腺超音波検査

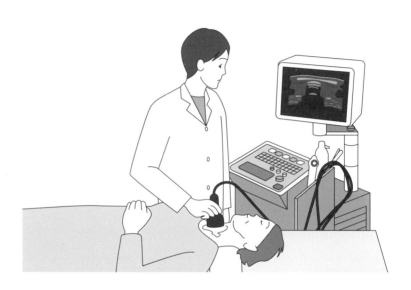

 首にゼリーを塗り、超音波で甲状腺を調べる検査です。腫瘍が疑われる場合には検査後には生検を行います。生検後の入浴や激しい運動は控えます。

甲状腺機能亢進症などを調べる検査

　甲状腺は、頸（首）の前側にある輪状軟骨（いわゆる喉ぼとけ）のすぐ下で左右両側に蝶のような形をしている内分泌臓器（右頁参照）です。

　その名のとおり、この甲状腺に何らかの異常があった場合に行う検査が甲状腺超音波で、甲状腺機能亢進症をはじめとして甲状腺がはれる疾患（甲状腺がん、甲状腺腫、甲状腺炎など）の鑑別のために行います。

甲状腺機能亢進症では甲状腺が腫大

　甲状腺機能亢進症になると、甲状腺ホルモン（320頁）がたくさんつくられて過剰になり、動悸、手の震え、目の突出、体重減少、多汗、頸のはれなどの症状が現れます。甲状腺機能亢進症の多くはバセドウ病で、女性に多い病気です。

　超音波検査では、甲状腺の左右が同

じように全体に腫大した像として写ります。

甲状腺がんは不鮮明な腫瘤の影

甲状腺にがんができると、やや硬い限局した甲状腺のはれを認めます。甲状腺がんも女性に多く発症します。

超音波検査では、境目が不鮮明な腫瘤（しゅりゅう）の影として写ります。病変を少し採取する生検（せいけん）によって診断がつきます。

甲状腺部の激しい痛みやはれ、熱などがあるときには、亜急性甲状腺炎が疑われます。これは、ウイルスの感染によっておこると考えられています。血液検査で、CRP（282頁）の陽性、赤血球沈降速度（188頁）の亢進、甲状腺ホルモンの上昇、超音波検査での甲状腺全体のはれで診断できます。

検査は20～30分くらい

検査台に、上向きで頸はやや伸ばしぎみにし、肩枕をして横になります。頸にゼリーを塗り、超音波を出す探触子（プローブ）を頸にあて、音波の反射を画面に表示して写真を撮っていき

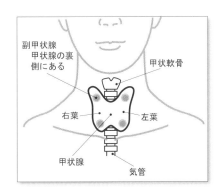

ます。

左右両側を検査します。痛みもなく、20～30分で修了します。

腫瘍が疑われるときは生検を

検査当日の飲食は普通にとってかまいません。その他、検査前の注意もとくになく、頸が十分に出るようにシャツなどは脱ぎますが、下着は着たままで検査します。

腫瘍が疑われるときは、超音波検査が終了したあと、細い針を甲状腺に刺して生検を行います。麻酔はしません。チクッとした痛みがありますが一瞬です。生検後は消毒をして終了です。その日は、入浴や激しい運動は控えます。

疑われるおもな病気の追加検査は

◆甲状腺機能亢進症→頸部CT、頸部MRI、甲状腺シンチグラフィなど

◆甲状腺がん→頸部CT、頸部MRI、PET-CT、ガリウムシンチグラフィ、生検など

▶医師が使う一般用語：「甲状腺エコー」＝「エコー」は反射波のこと。その他、「甲状腺ユーエス」＝「ユーエス」は ultra sonography（超音波検査）の略 US から

頸動脈超音波検査

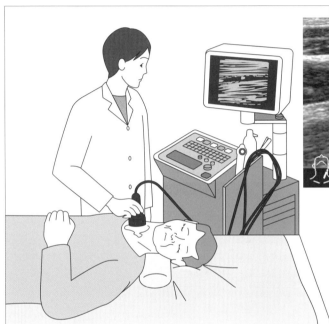

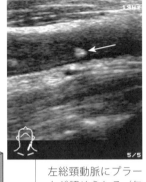

左総頸動脈にプラークが認められる（矢印の先の白い部分）。

 総頸動脈、内頸動脈、外頸動脈の状態を、超音波を使って調べる検査です。安全で苦痛のない検査なので、誰でも安心して受けることが可能です。

動脈硬化の指標としての検査

人の体で、外から血管を直接観察できるところは、眼底の血管だけで、従来から動脈硬化の判定には眼底動脈を調べていました。最近、超音波検査で血管の動脈硬化の程度を判定するようになり、頸部の動脈で行われています。

総頸動脈は、前頸部の左右両側に

あって、内頸動脈と外頸動脈に分かれていき、頭へ血液を送る重要な血管です。頸動脈超音波検査では、総頸動脈と内頸動脈、外頸動脈の状態を検査します。

動脈硬化で動脈壁が厚くなる

血管壁は、3つの層（内膜、中膜、外膜）からなっていて、動脈硬化にな

ると、内膜（血管の内側の膜）と中膜（血管の内側と外側の間にある膜）が厚くなり、超音波検査では壁肥厚像として写ります。

また、動脈硬化になると、血管の内腔が狭くなり、内腔の一部が血管の内側に盛り上がったプラーク（粥腫）をつくります。プラークを認める場合は、統計的データでは脳梗塞や狭心症、急性心筋梗塞を合併する割合が高くなっています。

無症候性脳梗塞で異常に

近年、脳ドックで脳のCT検査が行われており、麻痺や頭痛などの脳梗塞の症状がないのに、検査をすると脳梗塞が指摘される無症候性脳梗塞が増えています。この場合、頸動脈超音波検査では、頸動脈の血管壁が肥厚した動脈硬化の変化や、血管壁が盛り上がるプラークを認めたりします。無症候性脳梗塞では、梗塞のない場合に比べて約3〜4倍の陽性率となっています。

脂質異常症や糖尿病などでは動脈硬化を伴うことが多いため、しばしば頸動脈超音波検査を行います。血管壁の肥厚像や狭小化とプラークの存在が、検査所見として認められます。

検査は20〜30分で終了

頸部がよく観察できるように、上着やワイシャツなどは脱いで検査をします。顎を少しあげ、頸は少し横に傾けた状態で検査台に横になります。

頸にゼリーを塗り、探触子（プローブ）をあて、そこから出る超音波の反射波を映像化します。左頸動脈の検査のときは少し右を向き、右頸動脈の検査のときは左に傾けます。

20〜30分で検査は終了し、痛みはまったくありません。

だれでも安心して受けられる

検査当日の飲食は、普通にとってかまいません。検査前後の注意もとくになく、まったく安全で苦痛のない検査ですので、だれでも安心して受けることができます。

疑われるおもな病気の追加検査は

- ◆ 脳梗塞→頭部CT、MRI、PET-CTなど
- ◆ 糖尿病→血液検査、尿検査、糖負荷試験、眼底検査、腹部超音波など

▶ 医師が使う一般用語：「頸動脈エコー」＝「エコー」は反射波のこと。その他、「頸動脈ユーエス」＝「ユーエス」は ultra sonography（超音波検査）の略 US から

頸部 CT 検査

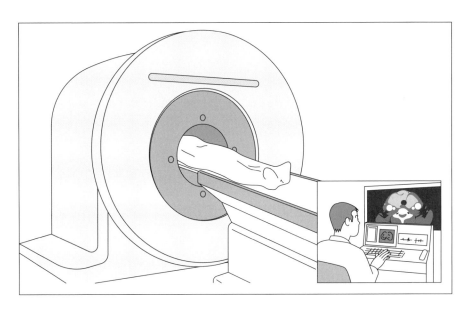

頸部の異常を調べる検査で、撮影時は息を 20 ～ 30 秒間止める必要があります。検査時、首周りの金属や義歯は外します。検査後は水分は多めにとります。

甲状腺腫瘍の診断に有用

　頸（首）にしこりができると、目でみたり手で触れると、その存在がわかります。それが何であるかを区別するために、頸部 CT（コンピュータ断層撮影）検査が行われ、甲状腺腫瘍の診断に有用です。

　頸部のリンパ節腫大や耳下腺、顎下腺の腫脹があるときにも、この検査が行われます。

　CT は、X 線照射による変化をコンピュータで解析し、頸部の断層写真として画像に表すもので、造影剤を使わない〈単純撮影〉と使う〈造影撮影〉があり、後者ではより明らかに判定できます。

甲状腺がんでは低吸収像

　甲状腺は、CT では気管を取り巻くかたまり（結節状）として写りますが、がんができると明るさが少ない（低吸

収域）円形の腫瘍像として写ります。

甲状腺が腫脹しているだけの場合は、明るく均一な甲状腺が大きく写るだけで、がんと区別することができます。

喉頭がんの診断にも行われる

嚥下障害や喉頭の違和感、声がれなどの症状があり、喉頭がんが疑われるときにも、この検査を行います。

また、喉に刺さった魚の骨の部位確認のためにも行われており、骨は白くはっきりと写ります。

検査は15分くらいで終了

〈単純撮影〉と〈造影撮影〉の両方を行うのが一般的です。検査着には着替えませんが、頸の金属や義歯は外します。

検査台にあお向けになり、頭が動かないようにバンドで固定します。ガントリーと呼ばれる丸いドーム状の中へ頸が入るまで検査台が移動します。

まず、位置を決めるための撮影をし、次に20～30秒間息を止め、造影剤（ヨード剤）を使わずに〈単純撮影〉をします。次に、80～100mLの造影剤を注射して、同じように20～30秒間息を止めながら撮影します。

造影剤の注射で、体が熱く感じることがありますが、すぐに落ち着きます。検査は15分くらいで終了します。

アレルギーのある人や妊娠中の人などは事前に申し出を

前日の夕食は普通ですが、当日の朝は絶食です。糖尿病薬以外の常用薬は飲んでもかまいません。

検査後の安静は不要で、食事もとってかまいません。水分は多めにとって、造影剤を尿から出すように心がけます。

ヨード剤にアレルギーのある人や妊娠中あるいはその可能性のある人は〈造影撮影〉は行いません。医師にその旨を告げてください。

喘息やそばアレルギーのある人、腎機能の悪い人は、〈造影撮影〉には注意が必要です。事前に申し出てください（99頁参照）。

疑 われるおもな病気の追加検査は

◆ 甲状腺がん→頸部MRI、生検、PET-CT、シンチグラフィなど

◆ 喉頭がん→喉頭ファイバー、PET-CTなど

▶ 医師が使う一般用語：「頸部シーティー」＝ computer tomography（コンピュータ断層撮影）の略 CTから

筋電図検査

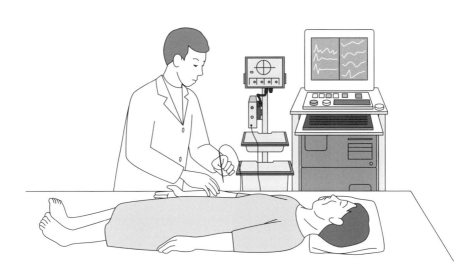

 顔や上肢、下肢の筋肉の異常が筋肉自体の異常か、神経に由来するのかを調べる検査で、細い針を筋肉に刺して行う針電極法が一般的です。

筋肉の活動性を調べる検査

筋肉は、神経の刺激を受けて働き（収縮）、体を支え、動かしています。筋肉の運動が弱くなると立ったり、座ったり、歩くことも困難になってきます。

この筋肉の働き具合（収縮性）やその異常が、筋肉自体の変化なのか（筋肉疾患）、神経からの刺激が伝わらなくて筋肉の働きが弱いのか（神経疾患）を調べる検査が筋電図検査です。

筋電図検査には、皮膚の表面に数mm

の電極を2個置いて検査する表面筋電図と、細い針を筋肉に刺して検査する針筋電図などがありますが、個々の筋肉の変化が判定できる針筋電図が一般的です。

普通、骨格筋を調べる

人の体の筋肉は2種類に分けられます。自分の意思で動かすことができる随意筋と、自分の意思とは関係なく活動している不随意筋です。

随意筋は、骨についていて体を支え、

動かしている筋肉で、骨格筋ともいわれています。内臓の筋肉や心臓の筋肉は、自分の意思で動かしたり止めたりできないため、不随意筋といわれています。

　普通、筋電図検査は骨格筋を調べます。おもに顔、上肢、下肢の筋肉などですが、胸の筋肉を検査することもあります。

筋肉や神経、脊髄の病気に有用

　筋電図検査は、進行性筋ジストロフィー症、重症筋無力症、多発性筋炎・皮膚筋炎、神経炎、筋痙攣、筋萎縮、脊髄腫瘍、筋萎縮性側索硬化症などの疑いがあるとき行います。筋ジストロフィー症や筋無力症では、筋電図の波が低く、周期もゆっくりになります。

痛みを伴うが我慢

　上肢の検査は座位で行うこともありますが、検査台にあお向けになって検査するのが一般的です。

　まず、検査する筋肉にアースをつけます。次に、筋肉をアルコール綿で消毒し、筋電図検査装置と接続している細い電極針を1本刺します。麻酔すると正確な筋肉の動きがわからなくなるので、麻酔なしで刺すため痛みがあります。刺す深さは検査する部位によって違いますが、手や足では数mm、上腕では1～2cm刺します。

　電極針は、検査装置と連結されていて、筋肉に針を刺すとすぐに画面に筋肉の収縮波形が現れます。静かにしているときの波形と、筋肉にいろいろな力を入れたときの波形を記録して解析します。病気によっては、数カ所の筋肉を調べることもあり、我慢が必要です。電極針を抜き、刺したところを絆創膏で止めて終了。検査時間は20～30分くらいです。

検査前後の注意はとくにない

　検査当日の飲食は普通にとってかまいません。検査前後の注意もとくにありません。検査着にも着替えませんが、検査する筋肉が出るような服装にします。

　多少痛みの残ることがありますが、2、3日でとれるので心配ありません。入浴もかまいません。

疑われるおもな病気の追加検査は

- ◆ 進行性筋ジストロフィー症→筋生検など
- ◆ 重症筋無力症→筋生検、テンシロンテスト、胸部CT、胸部MRIなど

▶ 医師が使う一般用語：「イーエムジー」＝ electromyogram の略 EMG から

骨塩定量検査

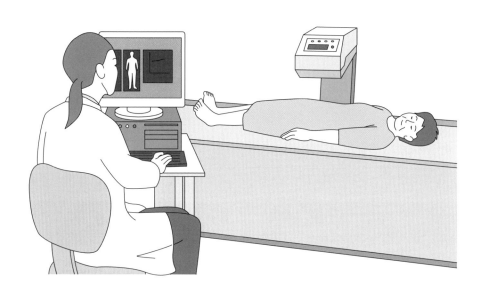

 骨の密度を測るための検査です。腕・腰椎・股関節をスキャンアームでスキャンし、検査時間は 15 ～ 20 分です。検査前後の注意事項はとくにありません。

骨粗鬆症の診断に行う検査

　40 歳を過ぎるころより、腰の痛みや膝の痛みなどを感じることが多くなってきます。原因はさまざま考えられますが、骨粗鬆症もそのひとつです。

　骨は、たえず古い骨が吸収され（骨吸収という）、新しい骨がつくられています（骨形成という）。年齢が高くなると、骨形成以上に骨吸収が多くなり、骨密度（骨量）が粗くなります。

この変化が異常に強くなった状態、いわゆる骨がスカスカになった状態を骨粗鬆症といい、ちょっとしたことで骨折しやすくなります。

　この骨の密度を計る検査が骨塩定量検査で、骨粗鬆症の診断に用いられます。

骨粗鬆症では骨塩量が減少

　骨の強度や硬性は、コラーゲン線維とそこに含まれるミネラル（おもにカ

ルシウム）の量と構造によって維持されています。骨粗鬆症がおこると、骨吸収が盛んになって骨のカルシウム分が少なくなり、骨密度が減少してきます。測定すると、骨塩量が少なくなっていることがわかります。

とくに閉経後の女性に多い骨粗鬆症

骨粗鬆症は女性、とくに閉経後に多く発症します。閉経によってエストロゲンという女性ホルモン（323頁）が減少し、骨の代謝回転が亢進しますが、骨吸収が骨形成より亢進して骨密度が低下し、骨粗鬆症になりやすくなります。

その他、カルシウムの摂取不足、運動不足、喫煙なども骨粗鬆症の要因になります。

副甲状腺機能亢進症などでも骨塩量を測定

血液中のカルシウムやリンの濃度が低下すると、骨からカルシウムやリンが遊出し、骨密度は低下します。

副甲状腺ホルモンは、カルシウムやリンの調節を行っているため、骨の変化をきたす副甲状腺機能亢進症でも骨塩量を測定します。

また、卵巣摘出後の経過や甲状腺機能亢進症などでも検査します。

腕、腰、大腿の3カ所を検査

検査着に着替えて、橈骨（前腕）、腰椎、大腿骨頭の3カ所を撮影して解析します。

まず、座位で左前腕を検査台の上に置き、橈骨を検査します。X線骨密度測定装置のスキャンアームがピンポイントのX線を出しながら移動して、手首から肘関節にかけて15cmくらいを4〜5分でスキャンします。

次に、検査台にあお向けになり、第2〜4腰椎を4〜5分でスキャンします。最後に、左足をやや内側に曲げたあお向けの体位で、股関節をスキャンします。

すべての検査は、15〜20分で終了し、データが解析されます。

検査当日の飲食は普通にとってかまいません。検査前後の注意もとくにありません。

疑われるおもな病気の追加検査は

◆ 骨粗鬆症→ MRI など
◆ 副甲状腺機能亢進症→血液検査、頸部超音波、頸部 CT、頸部 MRI など

▶ 医師が使う一般用語：「こつえんていりょう」＝骨塩定量から。その他、「こつみつど」＝骨密度

視 力 検 査

その段の 3 つ以上がわかれば、そこがあなたの視力。
一番上の 0.1 が判読できないときは
〈0.1 ×○ m ÷ 5 ＝視力〉の式の○に、
近づいた距離をあてはめる。
例えば、2m まで近づいたなら
〈0.1 × 2 ÷ 5 ＝ 0.04〉で、視力は 0.04 になる。

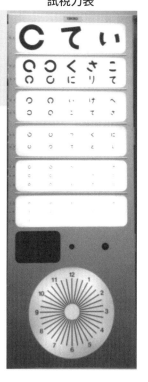

■眼の構造

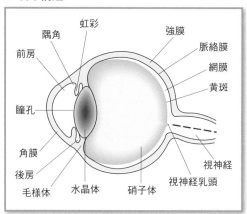

近視・乱視などの屈折調節の異常を調べる検査です。検査のときは、眼を細めないようにしてください。実際より視力がよくなってしまいます。

視力異常があるとき、第一に行う検査

視力とは、ものを見分ける能力のことです。ものが見えにくい、二重に見えるなどの症状があるとき、まず第一に行うのが視力検査で、一般に上に示した試視力表を用いて調べます。

視力の異常は、角膜の変化（ヘルペスや角膜炎）、水晶体の異常（混濁による白内障）、眼圧上昇による緑内障、屈折調節の異常（近視、老視、乱視）、

網膜の異常（眼底出血、網膜剥離(はくり)）、視神経異常（神経炎、脳腫瘍）などで認められます。

矯正視力 1.0 以上なら「眼は悪くない」

視力とは、矯正した視力を指し、たとえ眼鏡をかけ（コンタクトレンズをつけ）ても視力が 1.0 あれば「眼が悪い」とはいいません。

仕事の種類や年齢にもよりますが、裸眼視力が 0.7 未満では眼鏡（コンタクトレンズ）で矯正することが多くなっています。普通の運転免許証は、0.7 以上の矯正視力を必要とします。

視力検査でわかることは、近視、乱視などの屈折調節の異常のみで、前述したさまざまな病気を診断することはできません。眼に異常があったら、まず視力を測り、そののち別の検査を行って診断することになります。

その段の 3 つ以上がわかれば〈正読〉

視力を検査する前に、レフラクトメーターという機械を使い、眼の屈折検査（遠視、近視、乱視の程度）をします。そののち視力検査を行います。

視力検査用眼鏡枠をかけ、5 m 離れた距離で試視力表を読みます。

まず、裸眼で右眼（左眼は遮閉）から始めます。一番上の 0.1 から下へ読んでいき、その段の半分以上（3 つ以上）の文字や記号が判読できた場合を〈正読〉とし、裸眼視力とします。

0.1 が判読できないときは、0.1 が判読できるところまで近づき、その距離を左頁に示した計算式にあてはめて視力とします。

視力 0.01 以下のときは、眼の前で指の数を数える（指数弁）、指を動かして方向を判定する（手動弁）、光の点滅を判定する（光覚弁〔明暗弁〕）などして、これらが判断できないときを視力 0 とします。視力が 1.0 未満の人は、裸眼が終わったら矯正視力検査をします。1.0 が見えるまで、度数の違ったレンズを使って調べます。5 〜 10 分で、すべて終了します。

検査のときは、眼は細めないようにしてください。実際より視力がよく評価されてしまいます。

疑われるおもな病気の追加検査は

- ◆近視→眼底検査、視野検査、超音波など
- ◆遠視→眼底検査、超音波など
- ◆白内障→細隙灯(さいげきとう)顕微鏡検査、超音波、網膜電位図など

▶ 医師が使う一般用語：「しりょくけんさ」

眼圧・眼底検査

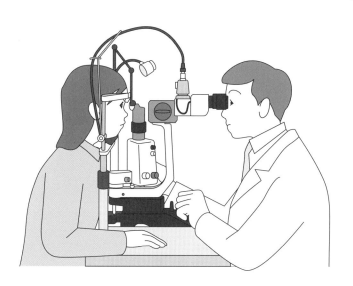

 眼内液の圧力を調べるのが眼圧検査、眼の奥の網膜、血管などの異常を調べるのが眼底検査です。瞳孔を開いて検査するので、検査後の歩行に注意します。

●眼圧検査

緑内障の診断に重要

　眼圧検査とは、眼内液（房水）の圧力を測定する検査で、おもに緑内障を調べる目的で行います。　緑内障とは、何らかの原因で眼圧が上昇して、視神経が圧迫・障害され、視力の低下や視野狭窄が出現する病気で、眼の痛みやかすみ、充血、頭痛、吐き気などの症状が現れることもあります。

　正常の圧は、10 〜 20㎜ Hg。21㎜ Hg 以上のときは緑内障を疑って、さらにくわしい検査をします。

検査時間は 1 〜 2 分

　いくつか方法がありますが、一般的には細隙灯顕微鏡を取りつけたゴードマン眼圧計で測定します。

　暗室の検査台の前に座り、顎台に顎をのせ麻酔薬を点眼し、プリズム圧平面を角膜中央に接着させて眼圧を測ります。痛みはありませんが、点眼薬が少ししみます。検査は 1 〜 2 分で終了。検査後の安静もいりません。

　現在は、直接眼球に接触することは

なく、麻酔も必要でなく、圧搾空気を吹きつけて、角膜のへこみ具合によって眼圧を測定する方法が広く用いられています。

●眼底検査

動脈硬化など全身状態の指標

眼底検査とは、眼の奥のほう、網膜とその血管、脈絡膜、視神経乳頭などのある部分（**152頁の図**参照）の異常を調べる検査で、網膜剥離や眼底出血、緑内障などの眼の病気を調べるときに行います。

また、網膜は人の体の中で唯一直接に血管を観察できる部位のため、そこを観察すると動脈硬化、脳腫瘍、高血圧、糖尿病など全身の病気が推察でき、生活習慣病の検査としても重要です。

例えば、網膜剥離がおこると青白く混濁して見え、さらに進行すると盛り上がり、しわ状に見えます。糖尿病網膜症では、眼底の毛細血管瘤や小さな出血（点状・斑状）や白斑（硬性・軟性）、血管新生を認めます。

検査時間は延べ30数分

まず散瞳（瞳孔を開くこと）をしな

■眼底検査
上は正常、下は糖尿病網膜症。

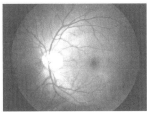
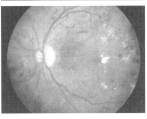

いで、眼に近づいて観察（直像鏡検査）し、次いで眼から少し離れて観察（倒像鏡検査）し、その後、散瞳薬を点眼し、30分後に細隙灯顕微鏡にレンズをつけた眼底カメラで検査します。

検査台の前に座って、顎受けに顎をのせ、額当てにしっかり額を当て、両眼を開いて一定の所（固定灯）を見、瞳孔に光を当てて両眼それぞれ1枚ずつの写真を撮ります。

散瞳したあと5〜6時間はまぶしいので、検査後の歩行に注意します。また、車の運転も禁止です。

疑 われるおもな病気の追加検査は

◆ 緑内障→視野検査、隅角鏡検査、細隙灯顕微鏡検査、超音波など
◆ 網膜剥離→視野検査、視力検査、細隙灯顕微鏡検査、超音波、網膜電位図など

▶ 医師が使う一般用語：「がんあつそくてい」「がんてい」

聴 力 検 査

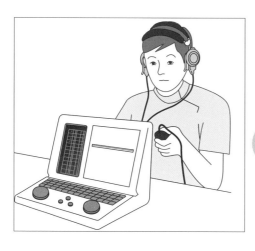

伝音難聴と感音難聴の区別をする検査です。耳鳴りやめまいの原因解明などにも、この検査を行います。検査前は騒音を避け、補聴器、ピアスなどは外します。

難聴の原因と程度を判定する検査

おもに、音がきこえにくくなった（難聴）ときに行う検査です。難聴は、耳の伝音系（外耳から鼓膜）の異常による場合、感音系（内耳から聴覚神経）の異常による場合、また、両者が障害されておこる混合性に分けられます。

一方、難聴の原因としては、老人性、中毒性（ストレプトマイシンなどの薬物服用）、内耳炎、中耳炎、外傷、腫瘍でおこるもの、さらに原因不明の突発性などがあります。

聴力検査では、伝音難聴と感音難聴の区別をします。

その他、耳鳴り、めまいの原因解明のためや、耳の炎症（外耳炎、中耳炎、内耳炎）、メニエール病、外傷（鼓膜損傷）、神経腫瘍、顔面麻痺などのときにも、この検査を行います。

老人性難聴では高い音がきこえにくくなる

音は、大きさ（デシベル）と波長（ヘルツ）の組み合わせできこえます。老人性や中毒性の難聴では、鈴のような高い音（波長が大きい）がきこえにくく、メニエール病では、男性の声のような低音がきこえづらくなります。

約10～15分で終了

防音された検査室で、オージオメーターという機械を使って検査します。

まず、ヘッドホーン（気道聴力用）を両耳に当て、よくきこえるほうの耳から検査をします（反対側の耳は遮音しておく）。断続的な音（1秒に2拍の音）が出るのをききとり、きこえたらボタンを押し、だんだん波長を上げ（高い音）、次に波長を下げながら（低い音）調べます。次に反対側の耳を同様に調べます。約10分で終了します。

以上の検査で聴力に異常があったら、次に感音性障害か伝音性障害かを区別するために、骨導聴力用イヤホーンをつけて検査します。

きこえにくいほうの耳たぶの後ろにある骨に骨導端子を当て（よいほうの耳は遮音して）、異なった波長の音がききとれるかどうかを調べます。

約15分ですべて終了します。

音楽やラジオを ききながらの来院は禁止

検査前は、騒音の環境を避けます。ヘッドホーンで音楽やラジオをききながら、来院しないでください。

補聴器は使用しないで検査します。イヤリングやピアスは外します。

体調（ストレス）で結果が変動することがあるので、体調の悪いときは日を改めます。

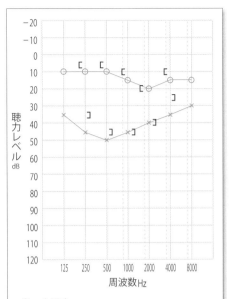

○：右聴力
×：左聴力
[：右骨導聴力
]：左骨導聴力

■難聴の程度

縦軸の dB はデシベルといい、音の大きさを表す。20dB より上（弱い音）が聴こえるのが正常。

本例は、左聴力が低下（×）し、感音性難聴（]）を示している。

疑われるおもな病気の追加検査は

◆ メニエール病→平衡機能検査、頭部 CT、眼振検査など

▶ 医師が使う一般用語：「ちょうりょくけんさ」

平衡機能検査

■眼振検査

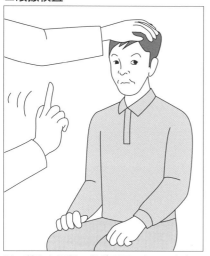

50cm離れた医師の指が正面、上下、左右に動くのを注視し、眼のふるえがあるかどうかを調べる。

■体平衡検査

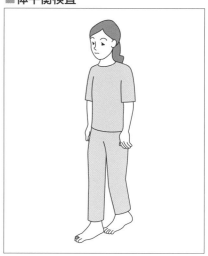

靴を脱ぎ、前足のかかとと後ろ足のつま先をあわせ、開眼時と閉眼時の体の動揺を30秒間みて、からだの動揺、立ち直りを調べる。

 めまいの原因や程度を調べる検査です。めまいを誘発する検査も含まれているので、検査中に症状が出た場合は我慢せずに申し出てください。

めまいの原因解明に重要な検査

めまいの訴えがあるとき、その原因、程度などを調べる検査です。

めまいは、体の平衡バランスをとる部位（内耳の前庭や小脳）の障害により感じられるもので、原因により中枢性と末梢性に分けられます。

末梢性めまいは、回転性（ぐるぐる回る）、発作性、反復性で、メニエール病や突発性難聴、内耳炎、良性発作性頭位めまいなど、内耳の変化でおこります。

中枢性めまいは、非回転性（ふらふらする）、持続性で、小脳の変化、頭部外傷、脳出血、脳梗塞、脳腫瘍などでおこります。

4つの検査を続けて行う

平衡機能検査は、眼振検査、体平衡機能検査、視刺激検査、迷路刺激検査に分かれますが、これらすべてを続けて行います。検査の具体的な方法はさまざまあり、医療機関によって多少異なります。おもなものを示します。

● 眼振検査

眼振とは、眼球のふるえのことです。

まず、50cm離れた医師の指が、正面、上下、左右に動くのを注視します。次に、水中メガネのような眼鏡（フレンツェル眼鏡）をかけ、座位およびあお向けに寝て頭を左右・前後に動かしたとき、さらに座位から臥位、臥位から座位になったとき、眼振が出るか否かを調べます。

● 体平衡検査

靴を脱ぎ、前足のかかとと後ろ足のつま先をあわせ、開眼時と閉眼時の体の動揺を30秒間、観察します。次に、足踏み検査と書字検査を行います。

● 視刺激検査

顔の5カ所（額、左右の目尻、左目の上下）に電極をつけ、眼振をグラフに描きます。次に、眼振計のひとつの光を追う視標追跡検査、3点の光の流れを追う視運動性眼振検査を行います。

● 迷路刺激検査

冷水あるいは温水を少量、外耳道に注入する温度刺激検査（カロリック検査）を行います。

すべての検査は、40〜50分くらいで終了します。眼振検査では眼振を認めるのが正常ですが、末梢性めまいでは眼振は認めません。書字検査では、末梢性前庭機能が障害されている側に、書いた字が片寄ります。

かかとの低い靴、ズボンで検査を

検査当日の食事は、軽くしておいてください。常用薬は、服用してかまいません。

ハイヒールは禁止、かかとの低い靴にして、スカートでなくズボンにします。化粧も落としてください。

また、めまいを誘発する検査も含まれているため、検査中、症状が強く出たときは、我慢せずに申し出てください。

疑 われるおもな病気の追加検査は

- ◆ 脳腫瘍、小脳腫瘍→頭部 CT、頭部 MRI、PET-CT、血管造影など
- ◆ 突発性難聴→聴力検査、聴器 CT、MRI など

▶ 医師が使う一般用語：「へいこうきのう」

マンモグラフィ検査

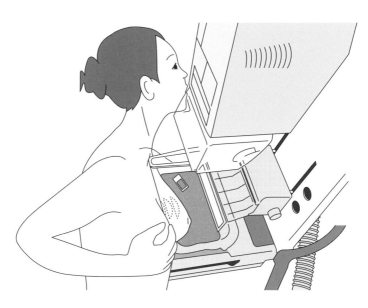

 検診でも行われる乳がんの検査です。乳房を上下から圧迫するため、多少の痛みを伴いますが、数秒の我慢ですので安心してください。

乳がんの診断に行われる検査

　乳房にしこりがみつかると、乳がんを疑います。乳がんを診断する検査がマンモグラフィ（乳房X線撮影）検査です。

　乳がんのほとんどは、しこりによって発見されますが、しこりがあるからといって、すべてが乳がんというわけではありません。乳がんのしこりは、硬い無痛性の、表面や凹凸の境界がはっきりしないしこりが特徴です。

乳がんは淡い陰影として写る

　乳がんは、やや不整な円形で、まわりがやや毛羽立った淡い影として写り、多くは石灰化を伴います。大きさが2cmを超えると、約70％はがんと考えられています。

　マンモグラフィは、若年の人では乳腺実質が豊富にあるため、うまく検出できません。そのため超音波が行われます。50歳以上の人では、マンモグラフィのほうがはっきりと検出するこ

とができます。

　乳がんとの鑑別が必要な病気としては、乳腺症、乳腺炎、良性の腫瘍などがあります。

乳房を圧迫して検査

　検査着に着替え、ネックレスは外します。上半身裸になって乳房撮影装置の前に立ち、右の乳房を全体が写るように前に引っ張り、撮影装置の検査台にのせます。

　乳房の厚みが4～5cmになるように、乳房を圧迫筒で上下から圧迫します。そのため、痛みが伴いますが、我慢してください。撮影時間は1秒もかからず、圧迫は数秒間です。次に、左の乳房を同じように撮影します。

　正面撮影が終わったら、斜位の撮影をします。右の乳房のときは左上から乳房を圧迫、左の乳房のときは右上から圧迫します。

　すべての検査は数分で終了し、X線の照射は2～3秒で体に影響はありません。ときに、側面の撮影をすることもあります。

　マンモグラフィは、左右の比較がとても重要で、必ず両側の乳房を撮影します。授乳中でも検査することができ、妊娠中は腰にプロテクターをして撮影します。

男性でも行う

　乳がんは、ほとんど女性に発症しますが、まれに男性にもみられます（女性99％、男性1％くらい）。男性でも乳がんが疑われた場合は、同じような撮影方法で検査を行います。

定期的に自己検診を

　検査当日の飲食は普通にとってかまいません。検査前後の注意もとくにありません。乳がんのリスクが高い人は高脂肪食をよく食べる肥満の人、初潮が早くきた人、出産の経験がない人、高齢で出産した人、閉経年齢の遅い人などが考えられています。

　乳がんは自分で発見しやすいがんです。リスクのある人はもちろん、ない人も、定期的に自己検診をするようにしてください。20歳を過ぎた人は毎月、生理が終わって数日以内に、閉経後や生理のない人は毎月決まった日に、しこりの有無を確認しましょう。

疑 われるおもな病気の追加検査は

◆ 乳がん→乳房超音波、超音波下穿刺吸引細胞診、乳頭分泌液細胞診、生検、乳房CT、乳房MRI、PET-CT など

▶ 医師が使う一般用語：「マンモ」＝マンモグラフィから

細胞診検査

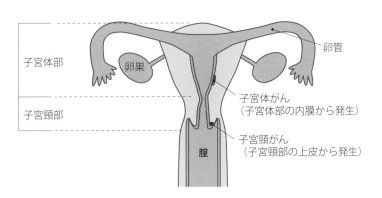

子宮体部
卵巣
卵管
子宮頸部
腔
子宮体がん
（子宮体部の内膜から発生）
子宮頸がん
（子宮頸部の上皮から発生）

子宮粘膜をこすって細胞を取り、がん細胞がないかを調べる検査です。検査した日は入浴を控え、子宮体部の細胞診をした場合は抗菌薬を内服します。

子宮がんの診断に重要な検査

不正性器出血がおもな症状である子宮がんは、がんのできる部位によって子宮頸がんと子宮体がんに分類され、それぞれ性質が異なっています。

発生頻度は頸がんの方が多く、およそ７：３の割合です。発生年齢は、頸がんの方が若く、近年は20歳代からの発症が急速に増えています。一方、がん細胞の型も、頸がんは扁平上皮がんが多いのに比べ、体がんはほどんどが腺がんです。

がんの診断は、がん細胞をみつけることで最終的に診断するため、何らかの方法で細胞を採取しなければなりません。子宮の粘膜は、擦過して（こすって）直接細胞をとることができ、この検査を擦過細胞診といいます。

採取した細胞はただちにプレパラートに塗られ（塗抹という）、アルコールで固定され、染色して顕微鏡で検査し、がん細胞があるかないかを判定します。

頸部の検査は20〜30秒、体部の検査は5〜10分

検査のための前処置はとくにありません。上着は脱ぎませんが、下着はすべて脱いで、婦人科用の検査台（内診

■子宮頸がんと子宮体がんのおもな特徴

	子宮頸がん	子宮体がん
好発年齢	40歳代前後（閉経前に多い）	50〜60歳代（閉経後に多い）
危険因子	ヒトパピローマウイルスの感染（多くは性交渉）	閉経後、未出産、肥満・高脂肪食など
組織型	おもに扁平上皮がん	ほとんどが腺がん
症状	接触出血（性交時出血）、不正出血、帯下（おりもの）、疼痛など	不正出血、帯下（おりもの）など

台という）にあお向けになります。

・子宮頸部の細胞診

まず、触診と視診が行われます。次に腟鏡による診察を行い、このときに変化のある部位を綿棒で数回こすって細胞をとります。

擦過後、消毒します。痛みはなく、20〜30秒で終了します。

・子宮体部の細胞診

まず腟鏡を挿入し、子宮頸部を消毒します。次に子宮口に鉗子をかけ、子宮の入口を少し広げます。少し痛みがあります。次に、細いブラシを子宮の中に入れ、子宮の内側（内膜）全体をこすって（掻爬という）細胞をとります。このときも少し痛みと出血があります。

掻爬後、腟部を消毒して5〜10分で終了です。

出血が多いときはタンポンを

検査後、出血はほとんどなく、にじむ程度ですが、当日はナプキンをあてておいたほうがよいでしょう。出血が多いときは、半日くらいタンポンを入れておきます。出血が持続している場合は、医師に連絡してください。当日のシャワーはかまいませんが、入浴は止めておきます。子宮体部の細胞診をしたときは、感染予防のために2〜3日、抗菌薬を内服します。

がんが疑われたら組織診を

細胞診でがんが疑われたり、がん細胞がみつかったときは、その組織の一部をとって顕微鏡で調べる組織診が行われます。子宮頸部組織診のときは腟鏡を使い、子宮内膜組織診のときは掻爬器を使います。

疑 われるおもな病気の追加検査は

◆子宮頸がん・体がん→組織診、腹部超音波、腫瘍マーカー（SCC、CEA、CA125）、骨盤CT、骨盤MRI、PET-CTなど

▶ 医師が使う一般用語：「スメアー」＝ smear〈塗沫（標本）〉から

皮内アレルギーテスト

■おもなアレルゲン

吸入アレルゲン	ハウスダスト（室内塵）、ダニ、花粉（イネ科植物、雑草、樹木など）、かび類、動物の表皮（ネコ、イヌ、インコなど）、そばがらなど
食物アレルゲン	牛乳、卵白、そば、小麦、魚、肉、かに、えび、かき、ナッツなど
薬剤アレルゲン	ペニシリンなど
昆虫アレルゲン	蚊、蜂など
接触アレルゲン	色素など

■皮内テスト

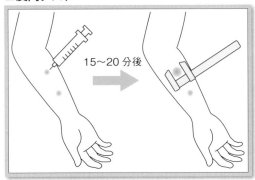

15～20分後

アトピーとは

　アレルゲンに接触すると、ただちに症状が現れる一群の病気がある。これらには遺伝性があり、このような即時性のアレルギー反応をおこしやすい体質をアトピーという。花粉症、気管支喘息、アレルギー性鼻炎、アトピー性皮膚炎などがアトピー性疾患。

■スクラッチテスト

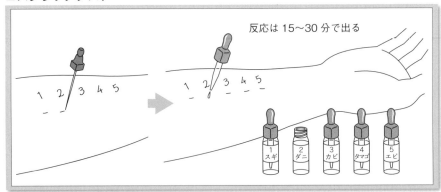

反応は15～30分で出る

 さまざまな物質による過敏症（アレルギー）の有無を調べる検査です。皮内テスト、スクラッチテスト、パッチテストなどがあります。

アレルギーがあるか否かを調べる検査

　私たちの体は、体の外から侵入してくる外敵（抗原、アレルゲン）に対して、それに抵抗する物質（抗体）をつくって自らを防御し、病気を未然に防ぐシステムを備えています。これを免疫機構といいます。しかし、免疫機構は正常に働いているものの、ある特定のアレルゲンに対してのみ過剰に防御反応を示して、体に害を及ぼすことがあり、この現象をアレルギー（反応）といいます。

　皮内アレルギーテストは、どのようなアレルゲンによってアレルギーがおこっているかを調べる検査で、アレルゲンを特定あるいは検出します。おもなアレルゲンを左の表に示しました。これらによっておこる病気をアレルギー疾患といい、花粉症、アトピー性皮膚炎、気管支喘息などをはじめ、たくさんの種類があります。

皮内テスト、スクラッチテスト、パッチテストなどで検査

• 皮内テスト
　前腕屈側の皮膚に皮内テスト用アレルゲンを注射して、一定時間内にその部位におこる皮膚反応（赤くなったり、はれたり、硬くなったりする）を調べます。

　目的は、①薬剤過敏症の有無、②感染症の診断、③アレルゲンの検出です。

　ペニシリンなどの抗生物質、ピリン系解熱剤などの使用前に、これらの物質による過敏症があるかないかの検査として必ず行われます。また、ツベルクリン反応も皮内テストのひとつで結核診断のために、さらにジフテリアや猩紅熱、サルコイドーシスなどの診断にも広く用いられています。

• スクラッチテスト（掻爬試験）
　注射針で前腕屈側の皮膚に線状の傷をつけ、各種のアレルゲンを滴下して、この部位が赤くはれ上がるか否かを観察します。

• パッチテスト
　アレルゲンと疑われる薬剤や物質を、パッチテスト用のシートに染み込ませ、これを上腕や背中の皮膚に貼りつけ、一定時間後にはがして皮膚の状態を観察します。

　以上のテストで皮膚反応を観察して、赤くなったり、はれたり、小水疱ができた場合には陽性と判断し、適切な処置・治療を行います。

▶ 医師が使う一般用語：「ひないテスト」「スクラッチテスト」「パッチテスト」

MRI検査

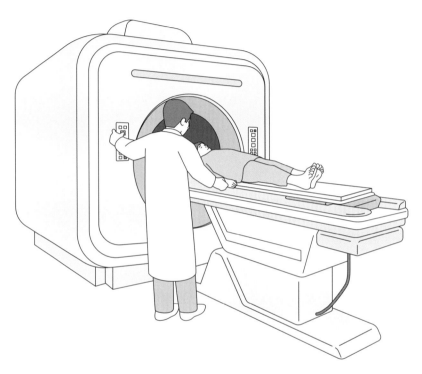

 検査機器（ガントリー）内をスライド移動し、電磁波を照射して体内を調べる検査です。ペースメーカーを使用している人などは、この検査ができない場合があります。

ほとんどすべての臓器の診断に利用

　MRI（磁気共鳴映像法）は、電磁波を使い、体との相互作用により得られる変化をコンピュータで画像診断するもので、筋肉や脂肪、線維組織、血管

系など軟らかい部位の変化の撮影に優れていること、また水平の断層像だけでなく、撮影方向が多様（矢状断や冠状断）で、より立体的に各臓器を写し出せるなどの特徴があります。

　そのため、脳をはじめとして脊髄や関節、婦人科の病気や甲状腺、胸部、

腹部、腎臓、泌尿器など、また耳鼻科や眼科領域など、全身のほとんどの臓器の形態的診断法として行われています。

脳梗塞の早期診断に有用な検査

片麻痺（かたまひ）や言語障害、意識障害などは、脳出血や脳梗塞のときに認められる最も重要な症状です。これらの症状が出現したとき、まず頭部CT（64頁）を行うことが多いのですが、脳梗塞の場合、CTで脳の変化（黒く写る）が明らかに認められるには発症後数時間以上を要します（一部の症例では発症数時間以内にearly CT signという所見が認められることがある）。

これに対し、頭部MRIでは、発症2～3時間後には変化がわかり（低シグナルや高シグナル）、脳梗塞の早期診断には極めて有用な検査です。

一方、脳の出血性病変（脳出血、クモ膜下出血など）では、発症直後から頭部CTでも病変が認められます。

脊髄や関節の診断にも有用

MRIは、脳脊髄液に囲まれた脊髄や神経根の描出、また骨髄、軟骨、靱帯（じん）などを立体的に描出でき、整形外科領域における疾患の診断法としても重要な検査です。

腰痛や下肢痛の原因である腰椎椎間板ヘルニアは、腰の骨（腰椎）の間にある椎間板の一部が飛び出して（脱出）、神経を圧迫している状態です。MRI検査では、椎間板が背中側に突出し、黒く描出される像が写ります。

単純X線撮影では、靱帯や筋肉ははっきりとは写りません。MRI以前では骨、靱帯、筋肉からできている肩、膝、肘などの関節は、造影剤を関節の中に注入してX線撮影をしていましたが、MRIでは苦痛もなく、立体的に写し出すことができます。

MRAとMRCP

MRIを応用した検査にMRA（MR血管撮影）とMRCP（MR胆管膵管撮影）があります。これは、MRIでの多数の断層画像を、三次元的に再構築して診断に用いるもので、撮像方法はMRIとまったく同じです。

- **MRA**

血管系の診断に用います。激しい頭痛と吐き気、急激な意識障害などがおこるクモ膜下出血は、ほとんどの例が脳動脈瘤（りゅう）によって発症します。脳動脈瘤ができていても普段はほとんど自覚症状はありません。この脳動脈瘤をみつけるには脳のMRAが有用です。

また、血液の流れが少なくて下肢のしびれや歩行時の痛みをきたす病気に閉塞性動脈硬化症（ASO）がありますが、このような病気の血管の状態を見る目的で、下肢（四肢）のMRAが行われます。

- **MRCP**

膵管と胆管、すなわち膵臓がんや慢

■脳硬塞（MRI）

Aは水平断層画像、Bは拡散強調画像。矢印の先に高シグナル域の白い梗塞巣が認められる。

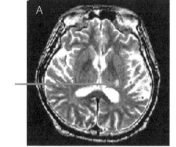

梗塞巣

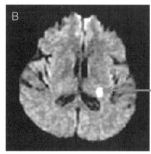

梗塞巣

■慢性膵炎（MRCP）

主膵管は拡張し、膵頭部に
嚢胞が認められる。

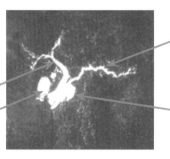

ギザギザに拡張して
いる主膵管

胆管

胆嚢

嚢胞（のうほう）

性膵炎、総胆管結石、総胆管がんなど
を診断するために行います。

　胆管や膵管は、腹部CT（124頁）
やMRIでは画像が鮮明ではなく、ま
た管の立体像が得られず、詳細な判断
が困難であるため、MRCPが有用です。

　MRCP像は腹部MRI像を用いて作
成するため、新たに追加撮影すること
はありません。

┃検査は20分ほど、苦痛はない

　検査の部位により、方法が少し変わ
ります。腹部の検査のときは、当日の
朝は絶食ですが、その他の部位の検査

のときはかまいません。

　時計やネックレス、メガネ、義歯、
アクセサリーなど身につけている金属
類や磁気カード（キャッシュカードな
ど）はすべて外し（検査室へは持ち込
まない）、検査着に着替えます。

　腹部のMRI検査では腸の運動を止
める注射をしますが、ほかにはとくに
前処置はありません。

　検査台に横になり、ガントリーとい
う電磁波が出る筒に頭から体が入り
（検査台が移動します）、静かに横に
なっているだけで検査は進みます。

　腹部、頭部の撮影では、造影剤を点

滴静注し、撮影します。

　肝がんが疑われる場合は、専用の造影剤・ガドキセト酸ナトリウム（商品名：EOB・プリモビスト）を静脈注射し、撮影します。

　MRCP検査では、検査前に専用の造影剤・塩化マンガン四水和物（商品名：ボースデル）を内服してから撮影を始めます。追加の造影剤注射はありません。

　撮像するとき、ドーンという音が続きます。電磁波が出るとき、体が熱く（暖かく）感じることもありますが、苦痛はありません。撮像には2〜3分から10分ほど必要で、すべては約20分で終了します。

┃繰り返しの検査が可能

　普段、治療のために飲んでいる薬は飲んでかまいません。腹部の検査で絶食している場合も、糖尿病の薬以外は飲んでかまいません。

　電磁波を使うため、心臓ペースメーカーを使用している場合は、この検査はできません。また、金属製の心臓血管ステント、一部の人工関節を使用している場合は検査ができないことがあるので、あらかじめ確認することが必要です。また、喘息の人は事前に申し出てください（造影剤で喘息が悪化）。

　妊娠中でも検査できますが、妊娠初期は控えるようにします。

　検査後の休憩は必要ありません。MRIは、放射線は使わず電磁波を用いた検査であるため、繰り返しの検査も可能です。

疑われるおもな病気の追加検査は

- ◆脳梗塞→脳血流シンチグラフィ（SPECT）、頭部血管造影など
- ◆脳動脈瘤→頭部血管造影など
- ◆脳腫瘍→PET-CT、頭部血管造影、眼底検査など
- ◆肝臓がん→腫瘍マーカー（AFP、AFP-L3、PIVKA-II）、PET-CT、腹部血管造影など
- ◆膵臓がん→腫瘍マーカー（CEA、CA19-9）、PET-CT、逆行性膵胆管造影、腹部血管造影など
- ◆子宮がん→組織診、腫瘍マーカー（CA125、CEA）、PET-CTなど

▶ 医師が使う一般用語
・「エムアールアイ」= magnetic resonance imaging（磁気共鳴映像）の略 MRIから
・「エムアールエー」= magnetic resonance angiography（MR血管撮影）の略 MRAから
・「エムアールシーピー」= magnetic resonance cholangio pancreatography（MR胆管膵管撮影）の略 MRCPから

PET-CT 検査

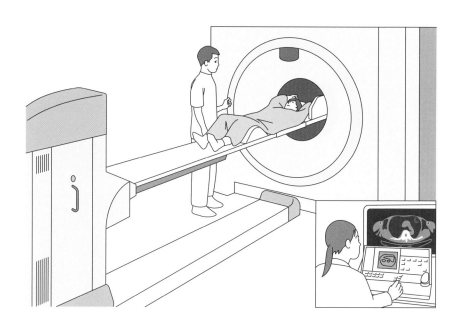

 2種類の画像を一度の検査で撮影し、全身の病巣の有無、活動性などの詳細を調べることができます。全身のほとんどのがんの診断に有効な検査です。

PET と CT を同時に行う検査

PET（positron emission tomography、陽電子放射断層撮影）検査とは、人体に投与された陽電子（＝ポジトロン）から放出される物質（放射性同位元素）の体内分布を検出して断面像として描記することで、細胞の「働き（代謝・機能）」を利用した検査です。

一方、CT（computed tomography、コンピュータ断層撮影）検査は体外からX線を照射して、X線の影によって臓器の「かたち」を画像化する検査です。

PET-CT 検査は、この PET と CT を一体化して同時に撮影する検査です。2つの画像を重ね合わせることで、1回の検査で全身の病巣の有無、活動性などの詳細を調べることができ、より正確な診断を行うことができます。

■肺がん

PET 全身像：PET-CT では全身の変化が判読できるよう、全身像としても（処理）画像を作成。左肺上部に FDG の集積像を認める。

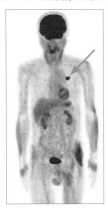

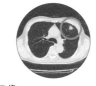

CT 像
左肺野に結節影を認める。

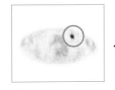

PET 像
CT と同じ部位に薬剤（FDG）が集積した結節を認める。

PET-CT 画像

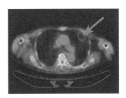

左肺野に FDG が集積した結節影（矢印）を認める。

ほぼ全身のがんの診断に有用

PET-CT 検査は、全身のほとんどのがんの診断、がんの進展の評価、がんの治療効果の判定、がん手術後の再発の有無を調べるのに有用な検査です。

体内にできた腫瘍（がん）には数多くの血管（栄養血管）が分布し、さらに、がん細胞は正常な細胞に比べて数倍のブドウ糖を細胞内に取り込む性質をもっていて、活発な糖代謝を行っています。PET-CT 検査は、がん細胞のこういった性質を利用します。

すなわち、この検査では、FDG（フルオロデオキシグルコース）という検査薬を使いますが、これは放射性同位元素（フッ素 18）で標識されたブドウ糖によく似た薬剤で、体内に入った

FDG は活発な糖代謝を行っているがん細胞に多く取り込まれ（集積）、陽電子（ポジトロン）を放射します。この陽電子を検出し、FDG の体内分布を画像化することで、がんの診断を行います。

検査時間は約 30 分、苦痛はまったくない

検査当日は絶食です。午後の検査の場合は検査前 4 ～ 5 時間は絶食となります。水や茶などは可能ですが、糖分を含むジュース類は飲まないでください。

検査前に 1mL の採血を行って血糖値を調べます。前述したように FDG はブドウ糖製剤であるため、血糖値の影響を大きく受けます。そのため、血

糖値が高いと異常のある部位の画像が鮮明に描出されず、また、FDG の腫瘍細胞内への取り込みが正しく評価できなくなるなどのため、検査前に血糖値を測定し高血糖がないことを確認します（高血糖の場合、検査が中止になることもあります）。

検査着に着替え、ペットボトルの水を約 300mL 飲み、排尿をします。FDG を血管内に約 2 分で注射し、薬剤が全身で代謝される間の 1 時間ほど静かな部屋で椅子に座って安静にします。その後、検査台（CT 検査台テーブル）に横になり、検査が始まります。

まず最初に、検査台がガントリーという X 線が出る筒のほうへゆっくりと移動し、全身の CT 撮影（CT での体のプランニング）を行います。CT 撮影後、検査台が移動していったんガントリーから離れ　再びガントリー方向へ移動して全身 CT を撮影します。その後、検査台が再びガントリーから離れるように移動しながら、ガントリー内に組み込まれた検出器を用いて全身の PET 撮影を行います。

撮影は約 30 分で終了します。撮影中は静かに横になっているだけで、苦痛はまったくなく、呼吸も普通に行ってください。撮影終了後、FDG を尿から洗い流すため、もう一度ペットボトルの水を約 300mL 飲み、30 分ほど椅子に座って安静にし、採尿コップに排尿して終了となります。

FDG は放射性物質を含みますが、副作用の心配はありません。ただし、検査後の約 2 時間程度は少ない放射線が体内に残っているので、念のためトイレの後は手をよく洗い、妊婦や乳幼児との接触はなるべく控えます。

ほとんどのがんに保険が適用

PET-CT 検査は、妊娠している人、妊娠している可能性のある人、授乳中の人は、原則として検査を受けることができません。また、糖尿病の人、血糖値が高い人は事前に主治医に相談してください。

この検査は、ほとんどのがんの診断に有用ですが、早期胃がん、前立腺がん、肝臓がんなど種類によっては発見しにくいものもあります。

なお、早期胃がんを除く悪性腫瘍の診断には健康保険が適用されます。ただし、適用されるのは、他の検査、画像診断により病期診断、転移・再発の診断が確定できない場合、および悪性リンパ腫の治療効果判定に限られています（2020 年 1 月現在）。また、一部のてんかんや虚血性心疾患などの検査でも保険が適用されます。

▶ 医師が使う一般用語
・「ペット」 = positron emission tomography（陽電子放射断層撮影）の略 PET から
・「ペットシーティー」 = positron emission tomography（陽電子放射断層撮影）/computed tomography（コンピュータ断層撮影）の略 PET-CT から

おもな
検体検査

血液や尿など生体から採取した細胞や組織
（検体）を調べる検査について、どんな目的で、
どのように行われるのかなどを解説します。

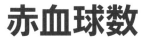

赤血球数

> **基準値**
> 男性：400 〜 550万 / μL
> 女性：350 〜 500万 / μL

赤血球とは

　血液の主要成分のひとつで、赤血球に含まれるヘモグロビン（次項）によって酸素を全身に運び、また不要になった二酸化炭素を運び出す働きなどをしている。

■血液成分と働き

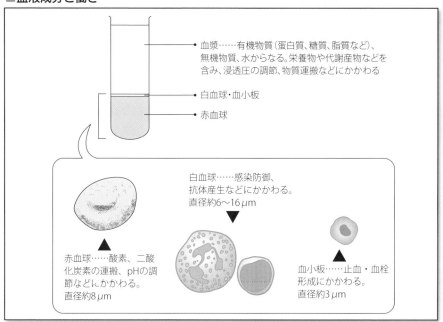

血漿……有機物質（蛋白質、糖質、脂質など）、無機物質、水からなる。栄養物や代謝産物などを含み、浸透圧の調節、物質運搬などにかかわる

白血球・血小板

赤血球

白血球……感染防御、抗体産生などにかかわる。
直径約6〜16μm

赤血球……酸素、二酸化炭素の運搬、pHの調節などにかかわる。
直径約8μm

血小板……止血・血栓形成にかかわる。
直径約3μm

 おもに貧血や全身状態を調べる検査です。急な貧血や著しい貧血の場合は、重い病気の可能性があります。

貧血で低値、多血症で高値に

　赤血球数の検査は、貧血あるいは多血症（赤血球増加症）の疑いがあるときに行います。貧血は赤血球数が少な

くなった状態で、多血症は反対に多くなった状態です。赤血球数が変化するケースとしては、そのほとんどが貧血で、多血症は稀です。

　また、赤血球数は全身状態を把握す

るうえでも有効な検査のため、血液一般検査の基本項目のひとつとして、まずは必ず調べる検査になっています。

女性は男性に比べて低値

赤血球数は、現在では自動血球計数器によって測定されます。採血後、抗凝固薬（EDTA塩）を加え、凝固を阻止してから単位容積（μL＝㎣）あたりの赤血球数を算定します。

女性は、男性と比較すると低値で、男性が490±60万/μLであるのに対して、女性は420±60万/μLと10～15％ほど低値です。とくに、思春期～成年期で生理がある時期は、この差が大きくなります。

赤血球数が、男性で400万/μL、女性で350万/μLより低値のとき、貧血と診断します。逆に、男性で650万/μL、女性で600万/μLより高値のとき、多血症と診断します。

検査当日の飲食は、普通でかまいません。

急に低値・高値になったら要注意

基準値からの多少の高低が、ふだんからわかっている場合は、とくに問題ありませんが、大きくずれている場合、あるいは急に低値・高値となった場合には注意が必要です。急の貧血は、胃や腸からの出血、また白血病や再生不良性貧血などの重篤な病気が原因であることがあるためです。

基準値以下、あるいは以上になった場合は、さらにくわしく検査をします。

基準値付近の低値の場合はMCVやMCHC（178頁）により、貧血の原因を推測します。そして、MCVが小さいときは血清鉄（252頁）や総鉄結合能、さらにはフェリチンを、MCVが大きいときはビタミンB_{12}や葉酸（179頁）を測定し、原因にあった治療を行います。

また、著しい貧血の場合は、白血病などの悪性の病気であることが多いため、後述する白血球数、血小板数、白血球分類などの検査を行います。

疑 われるおもな病気などは

◆ 高値→多血症、脱水など
◆ 低値→各種貧血（鉄欠乏性貧血、溶血性貧血、巨赤芽球性貧血、再生不良性
　　　　貧血など）、骨髄異形成症候群、白血病、脾機能亢進（肝硬変）、妊娠
　　　　など

▶ 医師が使う一般用語：「ローテ」＝ドイツ語で「赤い」の意味。あるいは「アールビーシー」＝ red blood cell（赤血球）の略 RBC から

ヘモグロビン濃度

基準値
男性：14 〜 18 g/dL
女性：12 〜 16 g/dL

ヘモグロビンとは

血色素ともいう。「ヘム＋グロビン」で、ヘムという鉄を含んだ色素とグロビンという蛋白質でできている。赤血球内の大部分はヘモグロビンで、酸素を末梢組織に運搬している。

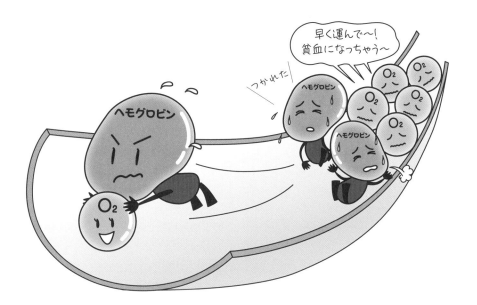

おもに貧血を調べる検査です。ヘモグロビンの濃度が低下すると、さまざまな貧血がおこります。基準値から大きくずれている場合や、急に低値・高値になった場合には注意が必要です。

貧血で低値に

ヘモグロビン（血色素）濃度も赤血球数と同様、おもに貧血を調べる検査です。

赤血球のおもな役割である酸素の末梢組織への運搬は、このヘモグロビンが行っています。このため、赤血球数が正常であっても、その中にヘモグロビンが十分に含まれていない場合には、酸素運搬能力は低下します。したがって、赤血球数よりヘモグロビンの

濃度を、貧血の指標としている医師も少なくありません。

例えば、貧血の中で最も多い鉄欠乏性貧血では、赤血球数はさほど低下しませんが、ヘモグロビンの濃度が低下するため、酸素を十分に運搬できずに、さまざまな貧血の症状が出現することになります。

輸血、献血の指標

輸血を行う指標は、赤血球数よりもヘモグロビン濃度が用いられており、男女とも 10g/dL 以下になると医師は輸血を考えます。1 単位（200mL）の輸血で、ヘモグロビンは 0.6 ～ 0.8g/dL 程度、補正されます。

献血するときに、その血液が輸血に適当な血液かどうかを調べる検査に、血液比重検査があります。これは、ヘモグロビンの簡易検査とも考えられる検査で、比重が 1.052 以上ないと 200mL の献血はできません。

女性は男性に比べて低値

測定のしかたは、赤血球数と同じです。女性は、男性に比べて低値になり

ます。

男性で 12g/dL、女性で 11g/dL より低値のとき、貧血と診断します。反対に、男女とも 18g/dL 以上のときは多血症と診断します。

検査当日の飲食は普通でかまいません。

臨床的に重要な 急性大量出血による貧血

赤血球数と同様、基準値からの多少の高低がふだんからわかっている場合は問題ありませんが、大きくずれている場合、あるいは急に低値・高値となった場合には、注意が必要です。

貧血の場合は、その原因を検索します。

また、臨床的に重要なのは急性の大量出血で、出血後 3 ～ 6 時間の間は代償的に血管が収縮して〈貧血〉は著しくありませんが、48 ～ 72 時間後には血管外液が血管内に流入し、出血以上に〈貧血〉が著しくなります。そのため、いつごろ出血したのかを正確に医師に伝えてください。

疑 われるおもな病気などは

◆ 高値→多血症、脱水など
◆ 低値→各種貧血（鉄欠乏性貧血、溶血性貧血、巨赤芽球性貧血（きょせきがきゅう）、再生不良性貧血など）、白血病、妊娠など

▶ 医師が使う一般用語：「ハーベー」＝ hemoglobin（血色素）の略 Hb のドイツ語読み。その他 「けっしきそ」

赤血球恒数

■ 表① 赤血球恒数の算出式

- MCV（mean corpuscular volume：平均赤血球容積）

$$\text{MCV（fL）} = \frac{\text{ヘマトクリット値（%）}}{\text{赤血球数（} \times 10^6 / \mu L \text{）}} \times 10$$

- MCH（mean corpuscular hemoglobin：平均赤血球血色素量）

$$\text{MCH（pg）} = \frac{\text{ヘモグロビン（g/dL）}}{\text{赤血球数（} \times 10^6 / \mu L \text{）}} \times 10$$

- MCHC（mean corpuscular hemoglobin concentration：平均赤血球血色素濃度）

$$\text{MCHC（%）} = \frac{\text{ヘモグロビン（g/dL）}}{\text{ヘマトクリット値（%）}} \times 100$$

おもにどのようなタイプの貧血なのかを調べる検査です。貧血の種類を推測したら、さらに精密検査を行います。

赤血球の大きさや ヘモグロビンの量・濃度を 調べる検査

　赤血球恒数とは、赤血球1個の平均的な大きさや、その中に含まれるヘモグロビン（血色素）の量や濃度を調べる検査で、赤血球数、ヘモグロビン量、ヘマトクリット値（血球容積）の3つの数値から、表①の式で算出します。

　ヘマトクリットとは、一定量の血液中に赤血球がどのくらい含まれているかを調べる検査で、赤血球やヘモグロビンと一緒に測定します。基準値は、男性36 〜 50%、女性34 〜 46%です。

貧血の種類の推測に有用

　貧血にはいろいろな種類がありますが、種類により赤血球の大きさや、その中に含まれるヘモグロビンの量や濃度が異なるため、この検査を行うと、貧血の種類や程度をおおよそ把握することができます（表②）。

● 赤血球が小さく、ヘモグロビン量が減少する貧血（小球性低色素性貧血）

　このタイプの代表的な病気が鉄欠乏性貧血で、とくに若い女性では生理での出血があるため、つねにこの病気の

	MCV（fL）	MCHC（%）	おもな貧血の種類
小球性低色素性貧血	79 以下	30 以下	鉄欠乏性貧血、慢性出血、鉄芽球性貧血、サラセミア
正球性正色素性貧血	80 〜 99	31 〜 35	溶血性貧血、急性出血、腎性貧血、再生不良性貧血
大球性貧血	100 以上	31 〜 35	巨赤芽球性貧血、肝機能障害による貧血

予備軍です。また、サラセミアはヘモグロビン異常症で、地中海沿岸地方に多いため地中海性貧血とも呼ばれています。

● 赤血球、ヘモグロビン量ともに正常な貧血（正球性正色素性貧血）

溶血性貧血、腎性貧血など。溶血とは赤血球が寿命（約 120 日）以前に壊れてしまうことで、それによっておこる貧血を総称して溶血性貧血といいます。

● 赤血球が大きく、ヘモグロビン量が増加または正常な貧血（大球性貧血）

血液（核酸）をつくる働きをするビタミン B12 または葉酸（右コラム）が欠乏しておこる巨赤芽球性貧血など。ビタミン B12 の欠乏による貧血を悪性貧血といいます。また、肝機能障害ではヘモグロビン量は正常ですが、赤血球は若干大きくなります。

この検査で貧血の種類を推測したら、さらにその原因を探るため、くわしく検査を行うことになります。

MCHC は正しい測定の指標

赤血球中に含まれるヘモグロビンの濃度は、どんな状態でもほぼ一定です。したがって、MCHC（平均赤血球血色素濃度）が極端に異常である場合は、赤血球数、ヘモグロビン量、ヘマトクリット値が正しく測定されていないことを意味します。再度、測定しなければなりません。

葉酸とビタミン B12

葉酸はビタミン B の一種。どちらも造血ビタミンといわれ、これらが欠乏すると巨赤芽球性貧血をおこします。通常の食生活であれば必要量は足ります。

葉酸は、鶏・牛・豚のレバー、モロヘイヤ、ブロッコリー、ほうれん草、春菊、大豆製品、うになどに多く含まれます。一方、ビタミン B12 はレバー、肉、魚、卵、貝など動物性食品に多く、植物性食品には一部を除いて含まれていないため、ベジタリアンは注意が必要です。

▶ 医師が使う一般用語：MCV ＝「エムシーブイ」 MCH ＝「エムシーエッチ」 MCHC ＝「エムシーエッチシー」

網赤血球数

基準値
0.2 ～ 2.0%

網赤血球（網状赤血球）とは

下図に示すように、赤血球というのは、まず骨髄で幹細胞から赤芽球になり、核が抜けた（脱核）のち血液中に入り、網赤血球を経て成熟した赤血球になる。網赤血球とは、成熟した赤血球のひとつ前の段階の未熟な赤血球のことで、特殊な染色を行うと核が抜けた（脱核した）跡が網状・塊状に見えるため、この名がついた。

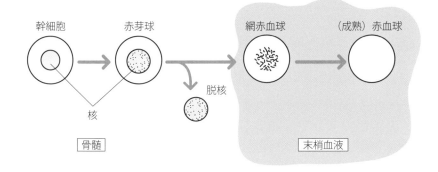

幹細胞　　赤芽球　　　　　　網赤血球　　（成熟）赤血球

核　　　　　脱核

骨髄　　　　　　　　　　　　末梢血液

おもに、どのようなタイプの貧血かを調べる検査です。タイプにより高値・低値を示します。
●溶血性貧血→骨髄での赤血球造血が亢進→網赤血球が増加
●再生不良性貧血→骨髄での造血能力が低下→網赤血球数が減少

増加は造血亢進、減少は造血低下

私たちが一般に赤血球というときは成熟赤血球を指し、網赤血球とはそのひとつ前のまだ未熟な段階、いうなればできたての赤血球のことです。

この数を調べれば、骨髄で赤血球がどのくらいつくられているかがわかります。増えていれば、赤血球の造血が盛ん（造血亢進）で、反対に減っていれば、あまり造血されていないこと（造血低下）を示しています。

網赤血球は、約2日で網状が消え、成熟した赤血球になります。

網状の構造物はリボソームやRNAで、これらが抜けて赤血球になります。

貧血の種類により高値、あるいは低値

　この検査も、おもに貧血の種類を調べるときに行います。溶血性貧血など、赤血球がつくられる段階の異常ではない貧血の場合は、それを代償する（補う）目的で、骨髄での赤血球造血は亢進します。このような場合は網赤血球は増加し、多くの若い赤血球がつくられます。

　一方、骨髄での造血能力が低下する再生不良性貧血では、赤血球がつくられないために網赤血球数は減少します。

比率と絶対数で判定

　検査は、網赤血球数を自動的に計測できる自動血球計数器、あるいは超生体染色と呼ばれる染色によって測定されます。測定値は、赤血球数（174頁）に対する比率（％）で現し、基準値は0.2〜2.0％です。

　また、骨髄での造血能力を知るためには、網赤血球の絶対数も把握する必要があります。すなわち、比率が同じ1.2％でも、赤血球数が500万/μLの場合では6万/μLですが、250万/μL

の貧血状態では3万/μLで、造血能力は半分になり、相対比率だけでは病態を正しく把握できないこともあるためです。

　絶対数の基準値は、8000〜11万/μLで、自動血球計数器では比率と絶対数が同時に測定できます。

　検査当日の朝、絶食する必要はありません。

1週間後に再検査

　溶血性貧血や出血では、骨髄での造血能力は、末梢血の網赤血球数に反映されるまでに1週間ほどかかるため、この時期に再検査する必要があります。

赤血球の一生

　赤血球は骨髄で生まれ、脾臓などで一生を終える。寿命は約120日。

　赤血球は円盤型をしており、表面積と比較して体積は小さく、変形能に富んでいる。

　血液中に出て時間がたつと、コレステロールが貯まり、変形能が低下してくるため、脾臓にある網目をくぐり抜けることができなくなってマクロファージに貪食され、壊れる。

疑われるおもな病気などは

- ◆高値→溶血性貧血、鉄欠乏性貧血、巨赤芽球性貧血（きょせきがきゅう）など
- ◆低値→再生不良性貧血、骨髄線維症、急性白血病など

▶ 医師が使う一般用語：「レチクロ」＝ reticulocyte（網赤血球）の略

白血球数

白血球とは

　血液中に含まれる好中球、好酸球、好塩基球、単球、リンパ球の総称（次項参照）。これら白血球は、生体内に侵入した細菌やウイルスなどの微生物を取り込んで破壊したり（食作用）、免疫抗体をつくってこれらを殺したりする（免疫反応）働きをしている。

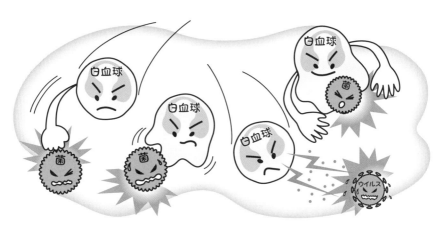

炎症の有無や免疫反応の異常などを調べる検査です。白血球数は生理的変動が大きいため、基準値外なら数日後に再検査をします。

炎症や免疫反応の異常で高値に

　細菌やウイルスなどによって体内のどこかに炎症がおこると、これらの外敵を排除しようとして、血管の辺縁にいた白血球がどんどん血液中に出てきます。すなわち、血液中の白血球数が増加しているということは、何らかの炎症や免疫反応の異常がおこっている

ことを意味します。ただし、炎症があまりに重症になると、かえって減少する場合もあります。

　右頁下段の〈疑われる病気〉に示した扁桃炎、肺炎、胆囊炎などの細菌感染症や白血病などが疑われるときは、まずこの検査を行います。

盲腸の手術の指標

　盲腸炎（急性虫垂炎）で、手術をす

■**白血球数の
生理的変動**

- 日内変動：夕方＞朝
- 食事　　：食後30分～1時間で上昇し、5～6時間持続
- 妊娠　　：増加
- 精神的　：感情的ストレスで上昇
- 新生児　：2万～2万5000／μL に上昇
- 筋肉運動：10～20％の上昇が認められる

るかしないかの指標となるのは白血球数で、1万／μL 以上だと手術を行います。また、2万／μL 以上になると、蜂窩織炎（蜂巣炎）という重症炎症の状態になったことがわかります。

低値になると防御機構が低下

白血球数が3000／μL を切ると、外界からの微生物の侵入に対する防御反応（免疫反応）が低下して、病気にかかりやすくなります。

白血球をつくる骨髄の障害（再生不良性貧血や放射線・薬剤による骨髄障害）や、白血球を壊す脾臓の機能の亢進が疑われるときも、白血球数を調べます。

生理的変動の大きい白血球

赤血球数と同様、自動血球計数器で測定されます。白血球数が1万／μL 以上を白血球増多症、3000／μL 以下を白血球減少症と診断します。

白血球数は、生理的に変動します（上表）。筋肉運動やストレスなどによって上昇し、食後は10～15％上昇、また喫煙でも上昇します。

基準値外なら数日後に再検査

白血球数は生理的変動が大きいので、3～7日後に再検査して増減を判定します。増加している場合は CRP（282頁）やシアル酸などの炎症マーカーを測定し、血清蛋白分画（224頁）も参考にします。

著しく増加している場合は、白血病などの悪性の病気が強く疑われるため、次の項で述べる白血球分類で未熟白血球（芽球）の出現を確認します。

疑 われるおもな病気などは

- ◆ 高値→細菌感染症（扁桃炎、肺炎、胆嚢炎、腎盂炎、急性虫垂炎、蜂窩織炎）、白血病、外傷など
- ◆ 低値→再生不良性貧血、悪性貧血、骨髄障害（放射線、薬剤、骨髄異形成症候群）、脾機能亢進症など

▶ 医師が使う一般用語：「ワイセ」＝「白い」を意味するドイツ語から。その他、「ダブリュビーシー」＝ white blood cell（白血球）の略 WBC から

白血球分類

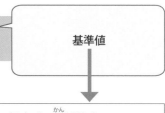

基準値

好中球	桿状核球	：2 ～ 10%
	分葉核球	：40 ～ 70%
好酸球		：2 ～ 5%
好塩基球		：0 ～ 2%
リンパ球		：15 ～ 60%
単球		：3 ～ 10%

■図1　白血球の生成過程

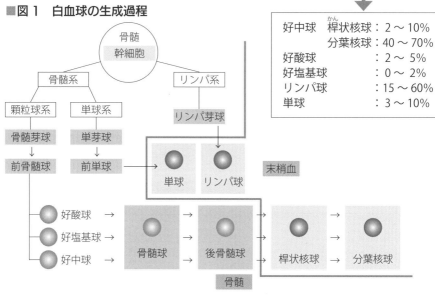

■表1　白血球の変動する病態

好中球	増加	感染症	細菌・真菌・ウイルス感染症
		血液疾患	急性出血、骨髄増殖性疾患（慢性骨髄性白血病など）
		炎症、組織破壊	心筋梗塞、悪性腫瘍、外傷、外科手術
	減少	感染症	チフス、多くのウイルス感染症、強度の感染症
		血液疾患	再生不良性貧血、悪性貧血、急性白血病
リンパ球	増加	感染症	ウイルス感染症、梅毒
		血液疾患	リンパ球性白血病（慢性リンパ性白血病）
		内分泌疾患	甲状腺疾患、副腎疾患
	減少	感染症	急性感染症の初期
		破壊亢進	副腎皮質ホルモンの増加、放射線療法
		遺伝性免疫不全	
好酸球	増加	アレルギー	気管支喘息、アトピー性皮膚炎、食物・薬物アレルギー
		感染症	寄生虫、クラミジア
		血液疾患	リンパ腫、ホジキン病、好酸球性白血病
	減少	ストレス	
		内分泌疾患	クッシング症候群
単球	増加	感染症	結核、梅毒、急性炎症からの回復期
		血液疾患	慢性骨髄性白血病、単球性白血病、ホジキンリンパ腫
	減少	薬剤	副腎皮質ホルモン
		感染症	重症感染症

5種類の白血球から、さまざまな病気を診断する検査

人の血液中には、5種類の白血球（好中球、好酸球、好塩基球、単球、リンパ球）が含まれています。これらは免疫反応において、生体に侵入する微生物に対する役割が異なるため、これらの増減を調べると病気の診断の有力な手がかりとなります。

この検査を白血球分類と呼び、白血球分類機構を備えた自動血球計数器で測定されます。

また、採血液を直接ガラス上に塗抹・染色して、顕微鏡下で白血球を観察・算定する方法もあります。検査当日の飲食は普通で大丈夫です。

いくつもの段階をへて、一人前になる白血球

5種類の白血球が生まれてくる過程のおおよそを、左の**図1**に示しました。白血球は骨髄の幹細胞からつくられ、大きく骨髄系とリンパ系に分けられ、骨髄系はさらに顆粒球系と単球系に分かれます。

幹細胞から生まれ出た最も未熟な細胞を芽球といい、顆粒球系の骨髄芽球、単球系の単芽球、リンパ系のリンパ芽球がこれにあたります。

それぞれが段階をへて、一人前になっていきます。例えば、顆粒球系は、まず前骨髄球で好酸性の顆粒、好塩基性の顆粒、この2つの顆粒をもつ顆粒の3つのタイプに分かれます。これらはそれぞれ好酸球、好塩基球、好中球と呼ばれます。そして、それぞれが骨髄球→後骨髄球へと分化してからやっと血液中に入り、さらに桿状核球→分葉核球に分化していきます。

血液中に存在する白血球を成熟白血球と呼び、それ以前のものを未熟白血球と呼びます。最も多い成熟白血球は好中球で、検査では好中球は、桿状核球と分葉核球に分類して測定します。

未熟白血球（芽球）が増加・出現したら重症

各種白血球は、左の**表1**に示したように、さまざまな病気で増減します。好塩基球については、その機能の詳細がまだ十分にわかっていません。

健康な人の血液中には成熟白血球が出現するだけで、これより前の未熟な白血球が出現している場合は感染症、組織の炎症・破壊などを考えます。

さらに、最も未熟な芽球が出現して増加する場合は重篤な病態で、その代表が白血病です。骨髄穿刺などの詳細な検査をする必要があります。

▶ 医師が使う一般用語：「ディッフ」＝ differentiation（分類）から

血小板数

基準値
15万〜35万/μL

血小板とは
赤血球中に含まれる有形成分のひとつで、おもに止血の働きをしている。

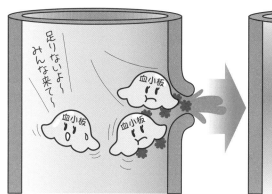
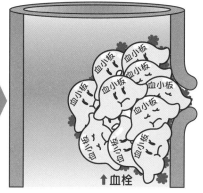

足りないよ〜
みんな来て〜

血小板

血小板

血小板

↑血栓

おもに出血傾向や貧血を調べる検査です。血小板は、減少すると出血しやすくなり、凝集能力が高まると血栓ができやすくなります。

減少すると出血しやすい、血が止まりにくくなる

血小板の中心的役割は止血です。血小板には粘着能力と凝集能力があり、血管が損傷する（破れる）と血管壁にくっつき（粘着）、活性化することでお互いがくっつき（凝集）、大きな塊をつくって損傷部を塞ぎ、出血を止めます。

したがって血小板数が減少すると出血しやすくなったり、出血が止まりにくくなります。血管や血小板、血液凝固因子の変化により出血しやすくなったり、止血しにくくなることを出血傾向（出血性素因）といいますが、何らかの原因により出血傾向や貧血がみられるとき、必ず行う検査のひとつが血小板数です。

増加すると血栓症に注意

骨髄増殖性疾患では血小板数が増加

しますが、この場合は血小板機能異常を伴うため、増加による血栓症とともに出血傾向に注意する必要があります。

5万以下になると50%の人が出血しやすくなる

血小板数は、自動血球計数器によって測定されます。15万〜35万/μLが基準値で、一般に10万以下が血小板減少症、40万以上が血小板増多症とされています。血小板数が5万以下になると50%の人が出血しやすくなり、1.5万〜2.0万以下になると必ず出血します。検査当日の飲食は普通にとってかまいません。

凝集能力の亢進は脳梗塞や急性心筋梗塞などの引き金に

血小板は、その数だけでなく凝集能力にも注意が必要です。血小板のくっつく能力が亢進する（高まる）と血栓がつくられ、これが脳血管や心臓の冠動脈につまって脳梗塞や急性心筋梗塞などを引きおこすことになります。

凝集能力を調べる検査（血小板機能検査）は、血小板数が基準値内でも出血傾向がみられる場合や、血小板減少症などのときに行います。

血小板減少症は脳出血などの大出血に注意

血小板減少症は出血傾向と直接関係するため、血小板機能検査を含めた精密検査が必要です。

また、減少症は、紫斑や粘膜出血、鼻出血、消化管出血だけでなく、脳出血などの生命を脅かす大出血をおこすこともあるので、食事をはじめとする生活改善が大切です。

逆に、血小板が極端に増加する場合には、血栓症予防のためにアスピリンやワーファリンなどの薬剤を投与します。

疑 われるおもな病気などは

◆ 高値（血小板増多症）
→ 骨髄増殖性疾患（本態性血小板血症、慢性骨髄性白血病など）、感染症、血栓症など
◆ 低値（血小板減少症）
・産生低下 → 再生不良性貧血、急性白血病、巨赤芽球性貧血など
・破壊亢進 → 脾機能亢進（肝硬変、バンチ症候群）、特発性血小板減少性紫斑病（ITP）、全身性エリテマトーデス（SLE）など
・分布異常 → 播種性血管内凝固症候群（DIC）など

▶ 医師が使う一般用語：「プレイトレット」＝ platelet（血小板）から。また、略語 pl から「ピーエル」

赤血球沈降速度

基準値
男性：12 mm／時
女性：15 mm／時

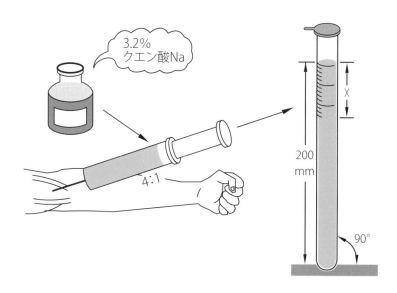

3.2%
クエン酸Na

4：1

200
mm

X

90°

赤血球の沈む速度を調べる検査です。病気によって亢進したり遅延します。
境界値は注意領域と考え、定期的な検査を受けましょう。

赤血球の沈む速度から、全体的な病態を把握する検査

　上の図のように血液を抗凝固薬と混ぜ、細長い棒に入れて放置しておくと、赤血球は棒中を下に沈んで（沈降して）いき、上層の液体部分（血漿という）と下層の赤血球部分に分かれます。

　この沈降する速度が一定時間内にどのくらいかを、血漿層の長さ（図のX

の部分）で測定するのが赤血球沈降速度（血液沈降速度）で、略して赤沈、血沈とも呼ばれます。

　赤沈は、たとえ異常値を示しても、それがすぐに特定の病気に結びつくものではありません。

　しかし、さまざまな病気で異常値を示すため、ほかの検査と組み合わせて、全体的な病態把握のために広く行われている検査です。

感染症や膠原病などで亢進、多血症やDICなどで遅延

赤沈は、赤血球数と血漿中に含まれる蛋白の成分によって亢進したり（速くなったり）、遅延したりします。亢進するのは、組織に炎症や破壊、壊死がある場合で、感染症や膠原病、悪性腫瘍などが疑われます

一方、多血症では遅延し、また播種性血管内凝固症候群（DIC）では血液中のフィブリノゲン（198頁）が減少するため遅延します。

女性は男性より高値

赤沈は、赤沈棒に血液を入れて放置してからの1時間値と2時間値を測定しますが、実用上は1時間値が重視されます。

女性は男性より高値で、また妊娠すると妊娠3カ月以降高値となり、分娩後1カ月でもとに戻ります。検査当日の飲食は普通にとってかまいません。

境界値は定期的に検査を

炎症や組織の破壊があったとき、赤沈が変動するのは30時間以上たってからです。このため、これらを迅速に知るには、赤沈は不適当です。

一方、慢性感染症では、赤沈は再燃の発見に鋭敏に反応するため重要な検査で、白血球数（182頁）や体温より鋭敏に変動することが多いといえます。関節リウマチでは、病勢の指標として赤沈が検査されています。

原因となる病気があった場合は、基準値に戻るまでは十分に生活に注意して、急いで従来の生活へ復帰しないようにします。境界値の人は、注意領域にあると考えて、定期的に検査する必要があります。

疑 われるおもな病気などは

◆ 亢進→悪性腫瘍、血液疾患（多発性骨髄腫、悪性リンパ腫、再生不良性貧血、急性白血病）、急性・慢性感染症、膠原病および類縁疾患、肝臓病など
◆ 遅延→多血症、播種性血管内凝固症候群（DIC）、低フィブリノゲン血症など

▶ 医師が使う一般用語：「せきちん」「けっちん」＝赤血球沈降速度、血液沈降速度の略

白血球表面マーカー

基準値
諸条件により
変動する

白血球数の増減や免疫異常などを調べる検査

白血球の表面には、さまざまな抗原（糖蛋白）が存在し、これを表面マーカー（指標）と総称しています。このマーカーを、モノクローナル抗体を使って分類したものを CD といいます。例えば、CD3 は T リンパ球の表面にあるマーカーで、その数を調べるのが白血球表面マーカー検査です。おもなマーカーは、**下表**のように CD 番号で分類されています。

この検査は、白血球数の増減が認められるときや、免疫異常が示唆される場合に行います。

エイズでは CD4 と CD8 の比が減少

免疫異常の代表的な病態のエイズでは、感染するとエイズウイルスがヘルパー T 細胞（免疫反応を促進するリンパ球）を障害し、一方、サプレッサー T 細胞（免疫反応を抑制するリンパ球）は障害されません。そのため、ヘルパー T 細胞は減少し、サプレッサー T 細胞は減少しないため、CD4 と CD8 の比が減少し、感染していることが疑われます。その他、末梢血液中のリンパ球マーカー検査と血液腫瘍細胞のマーカー検査が臨床上、大切です。

白血病、悪性リンパ腫では、その悪性細胞がどの細胞に由来するかを検索し、由来細胞を推定することで適切な治療・薬剤を選択できます。

なお、この検査の基準値は、モノクローナル抗体の種類や測定する機種、方法などにより微妙に変動するため、それぞれの施設ごとに設定しています。

■おもな白血球表面マーカー

CD 番号	抗原分布、反応細胞
CD2	T リンパ球、NK 細胞
CD3	T リンパ球
CD4	ヘルパー / インデューサー T リンパ球
CD8	サプレッサー / 細胞傷害性 T リンパ球、NK 細胞
CD19	B リンパ球
CD21	成熟 B リンパ球
CD13	骨髄球、単球、尿細管上皮
CD14	骨髄球、単球
CD34	造血幹細胞
CD56	NK 細胞、神経芽細胞腫

▶ 医師が使う一般用語：「ひょうめんマーカー」もしくは「シーディー」

血液ガス検査

基準値
pH：7.35 ～ 7.45
PaO₂：80 ～ 100 Torr
PaCO₂：35 ～ 45 Torr
HCO₃⁻：22 ～ 26 mEq/L

肺の機能などを調べる検査

血液中に存在する酸素や二酸化炭素などを総称して、血液ガスといいます。血液中の酸素と二酸化炭素の分圧は、肺によっていつもほぼ同じになるように調節されています。

血液ガス検査は動脈血液中の pH（ペーハー、ピーエイチ）、酸素分圧（PaO₂）、二酸化炭素分圧（PaCO₂）、重炭酸イオン（HCO₃⁻）などを測定して、肺の機能や生体の酸塩基平衡などを把握する検査です。

アシドーシスとアルカローシス

酸塩基平衡の「酸」とは水素イオンを与える物質で、「塩基」とは水素イオンを受け取る物質のことです。この溶液中の水素イオンの濃度を pH とい

い、7 が中性、0 ～ 7 が酸性、7 ～ 14 をアルカリ（溶液中の塩基の総称）性といいます。血液の pH は 7.35 ～ 7.45 の弱アルカリ性で、この基準値より低い場合をアシドーシス、高い場合をアルカローシスといいます。

これらは、呼吸性・代謝性の変化によっておこります。例えば、肺の呼吸機能に異常がおこって酸素のとり入れが不十分になると、酸素分圧が低下して二酸化炭素分圧が上昇します。二酸化炭素は体内では酸になるため、二酸化炭素分圧の上昇は体内に酸がたまることを意味し、その結果、アシドーシスになります。

このような pH の変化がみられたら、ほかの血液ガスの値や病態などから下記のような疾患を疑って、さらにくわしく調べていきます。

■アシドーシス、アルカローシスをおこすおもな病気など

- ●呼吸性アシドーシス→慢性閉塞性肺疾患、肺結核後遺症、神経筋疾患、睡眠時無呼吸症候群、肥満
- ●呼吸性アルカローシス→過換気症候群、間質性肺炎、肺線維症、肺水腫、肝不全、甲状腺機能亢進症、妊娠
- ●代謝性アシドーシス→腎不全、糖尿病性アシドーシス、尿細管性アシドーシス、下痢
- ●代謝性アルカローシス→ループ利尿薬投与、胃液の喪失、重炭酸投与による下痢、原発性アルドステロン症、クッシング症候群

▶ 医師が使う一般用語：「ケツガス」「ケツエキガス」

出血時間

基準値
デューク法：2〜5分
アイビー法：2〜6分

■出血時間の測定

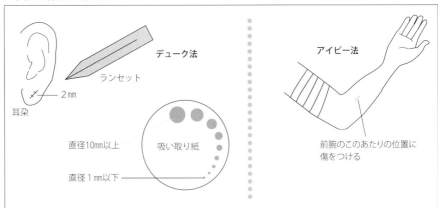

デューク法は、耳朶（じだ）をランセットもしくはメスで傷つけ、まず30秒後に出血液をろ紙で吸い取る。その後、30秒ごとに出血液を吸い取り、血痕の大きさが1mm以下になったところ（図では4分30秒）が出血時間となる。最初の血痕の直径が10mm以上でないと、正しく検査できていないとされている。

アイビー法では、前腕に傷をつけてデューク法と同様の方法を行う。

 血小板や血管系の異常などを調べる検査です。服用している薬剤によっては出血時間が延びるので、その旨を伝えましょう。

出血が止まりにくいか、止まりやすいかを調べる検査

出血時間は、一定の大きさと深さの傷を耳たぶや腕につけて、皮膚から出血した血液が自然に固まって止まるまでの時間を測る検査で、血小板、血液凝固と毛細血管の機能を反映します。とくに、血小板の粘着能力と凝集能力は大きく影響します。

この検査は、皮膚内の浅い部分に点状の出血斑や紫斑（しはん）、あるいは鼻出血などがあるときに、血小板系や血管系の異常を疑って行います。

また、血小板数が正常でも、出血がみられ、血小板機能異常が考えられるときは、第一にこの検査で調べます。

手術前の基本検査のひとつ

手術は体を傷つけるため、手術前に傷からの出血が止まるか否かの検査をしておく必要があります。このために、出血時間は大切な検査として行われています。

ただし、この検査では、いつも一定した測定値が得られるとは限らないため、最近では血小板数や血漿を用いた凝固検査（後述のプロトロンビン時間や活性化部分トロンボプラスチン時間）で、その能力を推定する方向にあります。

検査を受ける前は
アスピリンや消炎薬は休薬

デューク法、アイビー法などがあり、日本では普通、デューク法で測定しています。これは、耳たぶにランセットと呼ばれる刃物で傷をつける方法で基準値は2〜5分、一方のアイビー法は、前腕を傷つける方法で基準値は2〜6分です。

この検査を受けるときは服用している薬剤に注意します。解熱鎮痛薬のアスピリンや消炎薬のインドメタシンなどは、出血時間を延長させます。影響がなくなるまでに1週間程度の休薬が必要ですから、服用したときはその旨を医師に伝えてください。

延長・短縮しているときは
10〜14日後に再検査

基準値外であれば再検査をしますが、延長の場合は上で述べたような薬剤を休薬し、10〜14日後に測定します。

延長の場合は、血小板の減少か血小板の機能異常によるものかをまず究明し、血小板の減少が3万/μL以下ならば大出血の危険性が大きいため、血小板補充（血小板輸血）を行います。

疑 われるおもな病気などは

◆延長→血小板減少：再生不良性貧血、急性白血病、特発性血小板減少性紫斑病（ITP）、播種性血管内凝固症候群（DIC）、重症肝機能障害など

血小板機能異常：血小板無力症、ベルナール・スーリエ症候群、尿毒症、全身性エリテマトーデス（SLE）など

その他：薬剤（アスピリン、インドメタシン）、遺伝性出血性毛細管拡張症（オスラー病）など

◆短縮→血栓症（脳梗塞、心筋梗塞）、ネフローゼ症候群、動脈硬化症など

▶ 医師が使う一般用語：「しゅっけつじかん」

プロトロンビン時間

基準値
10 〜 12 秒
70 〜 130%
0.9 〜 1.1（INR）

■血液が凝固するまでの流れ

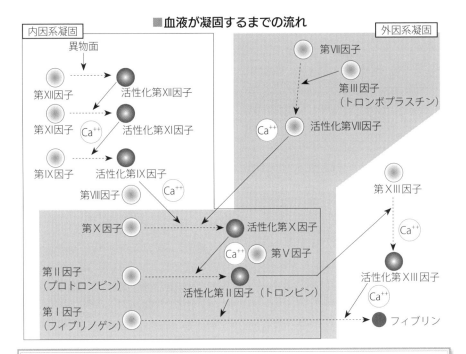

内因系凝固

外因系凝固

異物面

第XII因子 → 活性化第XII因子

第XI因子 Ca^{++} → 活性化第XI因子

第IX因子 → 活性化第IX因子

第VIII因子 Ca^{++}

第X因子 → 活性化第X因子

Ca^{++} 第V因子

第II因子（プロトロンビン）→ 活性化第II因子（トロンビン）

第I因子（フィブリノゲン）

第VII因子

第III因子（トロンボプラスチン）

Ca^{++} 活性化第VII因子

第XIII因子

Ca^{++}

活性化第XIII因子

Ca^{++}

フィブリン

> 　血液凝固因子にはIからXIIIまである（第VI因子は欠番）。Ca^{++}は、カルシウムイオンで第IV因子。
> 　血液凝固には内因系と外因系がともにかかわる。内因系でみてみると、まず出血がおこると第XII因子が動き出し、転化して活性化第XII因子になり、次にそれが第XI因子に作用して活性化第XI因子になり、というふうにどんどんと転化・作用を繰り返し、最後にフィブリノゲンがフィブリンになって血液を固める。

> プロトロンビンは血液凝固の第II因子です。血液が凝固しにくくなると、この時間が長くなります。

血管外の凝固因子（外因系）の異常を調べる検査

　血液の凝固には、上の**図**のように12の凝固因子がかかわって、最後にフィブリン（198頁）という物質になっ

て血を固めます。プロトロンビンはその第Ⅱ因子で、出血を止めるときの中心的な役割を果たしています。

血液が凝固するには、内因系（異物面接触と血漿中の凝固因子のみで動き出す系）と外因系（血漿中にない組織中の因子が混入することで動き出す系）の凝固因子がともに作用します。このうち、外因系凝固因子の異常を検査するのがプロトロンビン時間です。血液が凝固しにくくなると、この時間が長くなります。

手術前の検査として測定

前項で述べた出血時間の検査は、いつでも同じ測定値になることが少ない検査です。

そのため、手術前には出血時間にかわる検査として、最近はこのプロトロンビン時間、あるいは次項で述べる活性化部分プロトロンビン時間によって、血液の凝固能力を測定しています。

肝臓の機能検査としても重要

外因系の凝固因子は蛋白で、肝臓で合成されます。そのため、肝硬変や肝臓がんなどで肝臓の蛋白合成能力が低下すると、プロトロンビン時間は長く

なるので、肝機能検査のひとつとしても測定されています。

抗凝固薬療法の指標

急性心筋梗塞や心臓のバイパス手術、あるいは静脈血栓症の治療では血液が固まらないようにする薬（抗凝固薬）を投与します。このとき、抗凝固薬を投与しすぎると血液が固まらなくなり、かえって危険な状態（脳出血など）となります。

これを防ぐには、固まらない程度を決める必要があり、その指標としてもこの検査が用いられています。

延長していたら再検査

検査は、クエン酸ナトリウムを抗凝固薬として用い、血漿に組織トロンボプラスチンを加えた時点から凝固が完了するまでを測定します。

プロトロンビン時間は、採血方法や血漿の取り扱い方などによって測定値が変動するため、基準値より延長していたら採血方法をかえたり、同一検体で再検査します。播種性血管内凝固症候群（DIC）では短時間で変動するため、連日調べます。

疑 われるおもな病気などは

◆ 延長→血液凝固因子欠乏（Ⅱ、Ⅴ、Ⅶ、Ⅹ）、肝硬変、肝臓がん、薬剤（ワーファリン、ヘパリン）の影響、播種性血管内凝固症候群（DIC）など

▶ 医師が使う一般用語：「ピーティー」＝ prothrombin time（プロトロンビン時間）の略 PT から

活性化部分トロンボプラスチン時間

基準値
30 〜 40秒± 5 秒

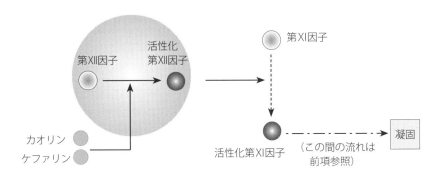

第XII因子 → 活性化第XII因子

第XI因子

カオリン
ケファリン

活性化第XI因子 （この間の流れは 前項参照） --→ 凝固

内因系凝固系は異物面との接触により動き出す凝固系で、血友病ではこの内因系凝固因子が異常のため、活性化部分トロンボプラスチン時間は長くなります。

内因系の凝固因子の異常を調べる検査

　トロンボプラスチンとは血液凝固の第Ⅲ因子（194頁）で、第Ⅶ因子とカルシウムイオンとで複合体をつくって第Ⅹ因子を活性化し、血液を凝固していきます。トロンボプラスチンには、完全トロンボプラスチンと部分トロンボプラスチンがあります。

　正常な血漿と血友病患者の血漿を同じ速さで凝固させるものを完全トロンボプラスチンといい、一方、正常な血漿に比べて血友病患者の血漿の凝固を遅延させるものを部分トロンボプラスチンといいます。

　前項のプロトロンビン時間（194頁）

が外因系（血管外因子を含めた凝固因子）の凝固異常を調べるのに対し、部分トロンボプラスチン時間は内因系（血漿中に存在する凝固因子）の凝固異常を調べる検査です。

血友病で延長

　内因系の異常がおこる病気として、第一にあげられるのが血友病です。血友病は、遺伝的に第Ⅷ因子あるいはⅨ因子が欠乏しているためにおこる病気で、そのため血液凝固の時間が延長することになります。

近年は、活性化部分トロンボプラスチン時間を測定

　内因系の凝固因子が働き出すために

■基本的な止血検査法

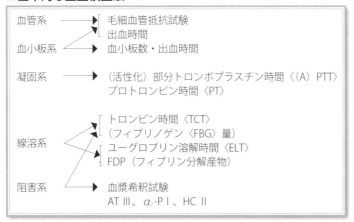

血管系 ── 毛細血管抵抗試験
　　　　　　出血時間
血小板系 ── 血小板数・出血時間

凝固系 ── （活性化）部分トロンボプラスチン時間〈（A）PTT〉
　　　　　プロトロンビン時間〈PT〉

線溶系 ── トロンビン時間〈TCT〉
　　　　　（フィブリノゲン〈FBG〉量）
　　　　　ユーグロブリン溶解時間〈ELT〉
　　　　　FDP（フィブリン分解産物）

阻害系 ── 血漿希釈試験
　　　　　AT III、a_2-P I、HC II

は、第XII因子が活性化することが必要で、これにはカオリン、ケファリンという物質が関与しています。

そこで近年では、部分トロンボプラスチン時間の測定には、これらの物質を加えた試薬で検査することが多くなりました。この測定法を、活性化部分トロンボプラスチン時間といい、この方法では部分トロンボプラスチン時間と比べて10〜20秒、速く凝固します。

延長していたら再検査

採血方法や血漿のとり扱い方などによって測定値が変動するため、基準値より延長していたら、採血方法をかえたり、同一検体で再検査します。播種性血管内凝固症候群（DIC）では短時間で変動するため、連日調べます。

活性化部分トロンボプラスチン時間が著しく延長するのは、圧倒的に血友病の場合が多く、筋肉・関節内を中心に多彩な出血症状をおこすため、過激な運動は避け、出血時には欠乏因子を補給します。

疑われるおもな病気などは

◆ 延長→血友病A（第VIII因子欠乏症）、血友病B（第IX因子欠乏症）、血液凝固因子欠乏（II、V、X、XI、XII）、肝細胞障害（肝硬変、肝臓がん）、薬剤（ワーファリン、ヘパリン）の影響、播種性血管内凝固症候群（DIC）、ループスアンチコアグラントなど

▶ 医師が使う一般用語：「エーピーティーティー」= activated partial thromboplastin time（活性化部分トロンボプラスチン時間）の略 APTT から

フィブリノゲン

フィブリノゲンとは

血液凝固因子のひとつ（第Ⅰ因子）で、血液凝固のメカニズムの最終段階でフィブリンという水に溶けない網状の線維素となり、血液を固める働きをする。

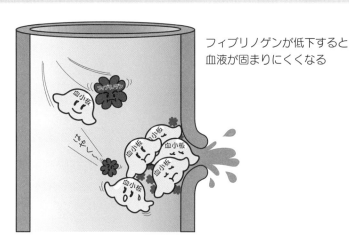

フィブリノゲンが低下すると
血液が固まりにくくなる

 フィブリノゲンは血液凝固の第Ⅰ因子で、急性相反応物質です。低値になると出血しやすくなり、高値になると血栓ができやすくなります。

出血傾向、DIC、肝機能障害で低値に

　フィブリノゲン（血液凝固第Ⅰ因子、194頁）も、血液の凝固の異常を調べる検査です。

　フィブリノゲンは、血液凝固の最終段階で網状の不溶性物質フィブリンとなり、血球や血小板が集まってできた塊（血栓）のすき間を埋めて、血液成分がそこから漏れ出ないようにしています。このため、フィブリノゲンが低下すると血液が固まりにくくなり、止血されにくくなります（出血傾向）。

　例えば、全身のいたるところで血液が凝固する病気として、播種性血管内凝固症候群（DIC）があります。これは、悪性腫瘍や重症細菌感染症、白血病などから、二次的に発症する病態です。全身で血液凝固がおこるため、凝固因子が消耗してフィブリノゲンも低下し、出血傾向が出現してきます。

フィブリノゲンはまた、肝機能検査としても用いられます。これは、フィブリノゲンが肝臓で合成されるためで、肝硬変や肝臓がんで肝臓の合成能力が低下すると、低値になります。

血栓症、感染症、急性心筋梗塞で高値に

この検査は、感染症や急性心筋梗塞（こうそく）などの疑いがあるときにも行います。フィブリノゲンは、体内に炎症や組織の変性が生じると、5〜6時間後に血液中に増加し、高値となるからです。

血液凝固因子であるフィブリノゲンが何らかの原因で増加すると、体のいろいろなところで血栓ができやすくなります。

検査法による誤差もある

検査は、フィブリノゲンをフィブリンとして重さを測定する方法と、トロンビンを加えてフィブリノゲンがフィブリンとなる時間を測定するトロンビン法とが用いられています。

前者は、採血に難渋した検体や古い

播種性血管内凝固症候群
・紫斑
・下血
・注射部位の止血困難
・乏尿
・ショック

悪性腫瘍、重症細菌感染症、白血病、膠原病など

検体では偽低値になることがあります。後者では、フィブリノゲンに分子異常があると、トロンビン時間が延長して偽低値になります。

症状が落ち着いたら再検査

フィブリノゲンは、急性の炎症や組織の破壊があるときに、血液中に出現する物質（急性相反応物質（そうはんのう）という）であるため、症状の落ち着いた時期に再検査する必要があります。また、100mg /dL 以下の場合は低フィブリノゲン血症として注意し、50mg /dL 以下では出血する危険があります。

疑われるおもな病気などは

◆高値→妊娠、感染症、急性心筋梗塞など

◆低値→肝機能障害（肝硬変、肝臓がん）、播種性血管内凝固症候群（DIC）、脳梗塞、急性心筋梗塞後、無（低）フィブリノゲン血症など

▶ 医師が使う一般用語：「フィブリノゲン」あるいは「フィブリノーゲン」

FDP、D ダイマー

基準値
FDP：2.0 ～ 8.0 μg/mL
D ダイマー：
　　　150 ng/mL 以下

FDP、D ダイマーとは

FDP とは、前項で述べたフィブリンがプラスミンという酵素で分解された産物（フィブリン分解産物）。D ダイマーは、FDP がさらにプラスミンに分解されてできる最終の分解産物。

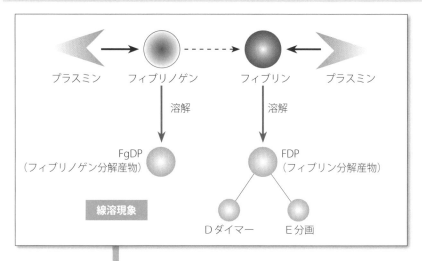

血栓があると線溶現象が高まって FDP、D ダイマーが増加する

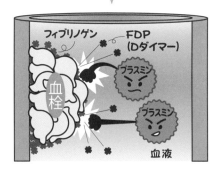

どちらも、血液の線溶現象を調べる検査です。高値のときは、体内のどこかに血栓があることを示します。

血栓症で高値に

私たちの体には、体内に血栓ができると、この血栓を溶かして（溶解して）除去しようとする機能があります。この機能は、プラスミンという酵素が行っています。

血栓によって傷口が止血されることは体にとって有効ですが、この血栓がずーっと傷口に居続けると、逆に体にとっては害になってしまいます。

そこで、そうならないためにプラスミンが働き出し、血液凝固因子であるフィブリノゲンやフィブリンを溶解していきます。この現象を線溶現象（正確には線維素〈＝フィブリン〉溶解現象）といい、そのとき分解されてできる物質がFDP（フィブリン分解産物）です。そして、FDPはプラスミンによりさらに分解されて、最終的にはDダイマーとE分画とになります。FDPはフィブリノゲン分解（一次線溶）とフィブリン分解（二次線溶）を総合的に反映しますが、Dダイマーは二次線溶だけを反映します。

FDP、Dダイマーともに、この線溶現象を調べる検査です。体の中のどこかに血栓ができていれば線溶現象が亢進し、FDP、Dダイマーが高い値を示します。

DICで高値に

フィブリノゲンと同様に、FDP、Dダイマーも播種性血管内凝固症候群（DIC）が疑われるときに検査します。

播種性血管内凝固症候群は、必ず悪性腫瘍や重症細菌感染症、あるいは白血病などの基礎となる病気があって二次的に発症する病気で、全身のいたるところで血液凝固がおこるため、それを溶かそうとして線溶現象が亢進し、FDP、Dダイマーが高値になります。

FDPは血清で検査

FDPを検査するときは抗線溶薬を添加して採血します。FDPはフィブリノゲンと類似して（交差反応を示す）いるため血漿では検査できません。一方、Dダイマーは交差反応性がないため血漿でも測定可能です。普通は両方一緒に測定しますが、最初にFDPを測定し、高値ならDダイマーを測定する場合もあります。これはFDPだけが高い場合はフィブリノゲンが分解される一次線溶と考えられ、両方が高い場合には二次線溶と考えられるためです。

疑 われるおもな病気などは

◆ 高値→播種性血管内凝固症候群（DIC）、悪性腫瘍、薬剤（ウロキナーゼ、蛇毒）の影響など

◆ 低値→低フィブリノゲン血症など

▶ 医師が使う一般用語：「エフディーピー」＝ fibrin degradation product（フィブリン分解産物）の略 FDPから。「ディーダイマー」

AST (GOT)

AST（GOT）とは
体の重要な構成要素であるアミノ酸の代謝にかかわっている酵素。ほとんどすべての細胞に含まれているが、とくに肝臓、心筋、骨格筋の細胞に多い。

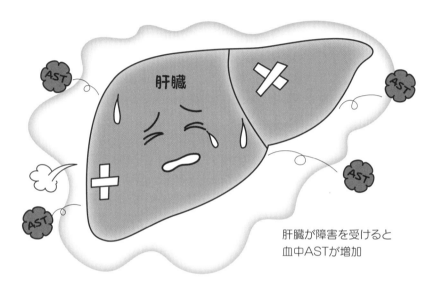

肝臓が障害を受けると
血中ASTが増加

とくに肝機能の指標として知られている検査です。高値のときは、肝臓をはじめ、心臓や筋肉の病気を疑います。急性肝炎や急性心筋梗塞などは、繰り返し測定をする場合があります。

肝臓が障害を受けると高値に

肝臓の機能を調べる指標として、最も重要な検査のひとつです。

細胞は絶えずつくられ、破壊されています。細胞が破壊されると、細胞の中に含まれている AST は細胞から外に出て血液の中に入りますが、健康な人ではその量はある一定量に保たれています。

AST は肝細胞に多く含まれているため、肝細胞の破壊（障害）が進むと、血液中の AST の値が異常に上昇してきます。肝臓病の種類や障害の程度に

よって AST の上昇度に差があり、細胞の障害が強いほど数値が高くなります。

　急性肝炎の極期（発病 1 〜 2 週）では 2000 〜 3000U/L に上昇し、慢性肝炎、脂肪肝、肝硬変では 100 〜 300U/L となります。

急性心筋梗塞、筋ジストロフィー症でも高値に

　AST は肝細胞のほか、心筋（心臓の筋肉）や骨格筋の細胞にも多く含まれているため、これらの病気の指標にもなります。

　急性心筋梗塞がおこって、心筋細胞が障害されると基準値の数倍から 10 数倍、筋ジストロフィー症などの筋肉の病気でも同様に 10 数倍までの高値になります。

検査前日・当日の激しい運動は控える

　血清を用いて、自動分析器で測定します。AST は、赤血球の中にも含まれているため、採血、分離するときに赤血球が壊れること（溶血）があると、AST が外に出て軽度上昇します。

　AST は、骨格筋細胞にも多く含まれているため、激しい運動をすると翌日くらいまで軽度の上昇があります。検査前日・当日の運動は控えてください。

　検査当日の飲食は普通にとってかまいません。

急性肝炎や急性心筋梗塞などの急性期では連日検査

　AST が基準値を超えているなら、症状とほかの血液検査の結果をみながら、肝臓、心臓、筋肉の病気を疑い、さらに必要な検査を行って調べます。

　これらの病気があるときは、AST だけが高値になることはほとんどありません。

　急性肝炎や劇症肝炎、急性心筋梗塞などでは、急性期の発症 1 〜 2 週以内の経過が重要となるので、連日繰り返して AST を測定することがあります。

疑 われるおもな病気などは

◆ 高値→肝疾患：急性肝炎、慢性肝炎、肝硬変、肝臓がん、脂肪肝、アルコール性肝炎など
　　　　　心疾患：急性心筋梗塞など
　　　　　筋疾患：筋ジストロフィー症、筋炎など
　　　　　その他：激しい運動、溶血など
◆ 低値→人工透析を行っているときなど

▶ 医師が使う一般用語：「エイエスティー」= aspartate aminotransferase（アスパラギン酸アミノ基転移酵素）の略 AST から。または「ジーオーティー」（GOT）とも

ALT(GPT)

基準値
5 〜 30 U/L
（JSCC 勧告法）

ALT（GPT）とは

　AST と同様、体の重要な構成要素であるアミノ酸の代謝にかかわっている酵素。おもに肝臓に含まれている。

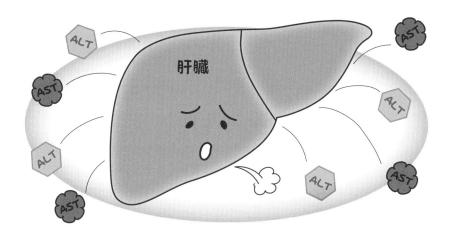

肝臓

・ALT、AST が高度に上昇　　　　　→急性肝炎
・ALT、AST が100前後かそれ以下　→肥満、アルコールの飲み過ぎ、慢性肝炎
・ALT が AST より高値　　　　　　→急性・慢性肝炎、脂肪肝、胆石

 AST とともに、肝障害の指標として重要な検査です。両者が高値ならば肝臓の病気を、AST の高値が優位ならば心臓や骨格筋の病気を疑います。

肝臓が障害を受けると高値に

　前項で述べた AST と同様、これも肝臓の障害を疑うときに行う最もポピュラーな検査のひとつです。

　ALT は、おもに肝細胞に含まれてい

るため、肝細胞の破壊が強いと、血液中の ALT 値が異常に上昇してきます。

　ALT は、AST とほとんど同様に変動し、急性肝炎では発症 1 〜 2 週後に2000 〜 3000U/L に上昇します。

　ALT は、AST より血液中から消失す

るのに時間がかかるため、しばらく高値が続くという特徴があります。そのため、急性肝炎の極期ではASTよりALTが高値となり、またこの時期に黄疸も強くなります。

さらに、慢性肝炎や脂肪肝でも、ASTよりALTが高値（100～300U/L）になります。

急性心筋梗塞では軽度の上昇

ALTもASTと同様、肝細胞のほかに心筋（心臓の筋肉）や骨格筋の細胞にも含まれているため、これらの病気の指標にもなります。ただし、ASTに比べて含まれている量が少なく、上昇の程度は軽くなります。

急性心筋梗塞では、ASTが高値、ALTは軽度上昇と、両者の差が大きいことが特徴です。筋肉の病気でのALTの上昇もごく軽度です。

ALTはASTと異なり、運動の影響はない

血清を用いて、自動分析器で測定し

ます。基準値は5～30U/Lで、上限値の50は病態識別値（病気の診断を目的として設定する値）で、この場合は肝障害を疑います。

ALTは、日内変動がなく、ASTと異なって運動の影響もありません。

検査当日の飲食は普通にとってかまいません。

急性肝炎などの急性期では連日の検査

ALTは、ASTと似た変動を示すため、両者に異常値がみられたら肝障害を疑い、精密検査を行います。

急性肝炎や劇症肝炎などでは、急性期の発症1～2週以内の経過が重要となるので、連日、繰り返してALTを測定することがあります。

ASTの上昇が強く、ALTの上昇が軽度（2～3倍）のときは、心筋や骨格筋の障害を考えます。

疑われるおもな病気などは

◆ 高値→肝疾患：急性肝炎、慢性肝炎、肝硬変、肝臓がん、脂肪肝、アルコール性肝炎など

　　　　心疾患：急性心筋梗塞など

　　　　筋疾患：筋ジストロフィー症など

◆ 低値→人工透析を行っているときなど

▶ 医師が使う一般用語：「エイエルティー」＝ alanine aminotransferase（アラニンアミノ基転移酵素）の略 ALT から。または「ジーピーティー」（GPT）とも

LD(LDH)

基準値
120 〜 220 U/L
（JSCC 勧告法）

LD（LDH）とは

細胞内で糖がエネルギーに変わるときに働く酵素のひとつ（乳酸脱水素酵素）。
全身のあらゆる細胞に存在している。

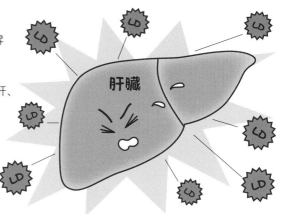

・LDが一時的に4〜5倍に上昇
　→ウイルス性急性肝炎
・LDが2倍以下
　→アルコール性肝炎、脂肪肝、
　　慢性肝炎、肝硬変
・LDがAST、ALTより上昇
　→肝臓がん（とくに転移性）

肝臓

 LD は、AST・ALT とともに肝機能検査の３本柱です。この３つが高値なら
肝臓病が強く疑われます。

肝臓が障害を受けると高値に

　LD も、前述した AST、ALT と同様に、肝機能を調べる検査のひとつです。

　LD も、肝細胞の中に含まれているため、肝細胞が障害（破壊）を受けると細胞の外に出てきて、血液中の LD の値が上昇します。

　肝障害でLDが最も高値になるのは、ウイルスが原因でおこる急性肝炎で、急性期には基準値の４〜５倍に上昇します。アルコール性肝炎、脂肪肝、慢性肝炎、肝硬変では、２倍以内の上昇が一般的です。

　また、肝臓がんでも上昇しますが、とくに転移性肝臓がんでは、AST、ALT の上昇に比べ、LD がより上昇するのが特徴です。

急性心筋梗塞でも上昇

　LD は、肝細胞のほか心筋（心臓の筋肉）、骨格筋、血球など全身のあらゆる細胞に含まれており、それぞれの細胞の障害（破壊）で値が上昇します。

急性心筋梗塞では、LD は発症 6 ～ 10 時間で上昇し始め、24 ～ 60 時間で極値、正常の 4 ～ 5 倍の値になります。この病気は、発症 1 週間が重要な時期のため、症状が安定するまで LD をはじめとする血液検査を繰り返し行います。

また、LD だけが異常に高値の場合には、悪性腫瘍の存在が疑われます。がん細胞は多くのエネルギーを必要としますので、LD が多量に出てくるためです。

検査前日・当日の激しい運動は控える

血清を用いて、自動分析器で測定します。AST、ALT と同様に LD は赤血球の中にも含まれているために、採血、分離するとき赤血球が壊れる（溶血）と、LD は外に出て軽度上昇します。

LD は、骨格筋細胞にも含まれているため、激しい運動後では翌日くらいまでは軽度上昇することがあるので、検査前日・当日の運動は控えます。

検査当日の飲食は普通にとってかまいません。

高値のときはアイソザイムを測定

肝臓の病気では、LD に加えて AST、ALT も上昇しますが、心臓や筋肉の病気では、LD と AST が上昇し、ALT はごく軽度の上昇のみです。

LD は、急性肝炎や急性心筋梗塞では一時的な数倍の上昇であり、筋肉や血液の病気では 2 ～ 3 倍の持続した上昇を示します。

LD が高値のときは、くわえて LD のアイソザイムを測定し、原因となる病気の診断に役立てます。

アイソザイムとは、同じ働きをするが分子構造が異なる酵素群のことで、LD の場合は、さらに分析すると LD_1 ～ LD_5 の 5 つに分けられます。1 は心筋や腎臓、赤血球に、2 は心筋や肺、3 は肺、4 と 5 は肝臓に多く含まれているため、どのアイソザイムが多いかで、異常のある臓器などを探す手がかりになります。

疑 われるおもな病気などは

◆高値→肝疾患：急性肝炎、肝臓がん、転移性肝臓がん、肝硬変、慢性肝炎など
　　　　心疾患：急性心筋梗塞、心不全など
　　　　筋疾患：多発性筋炎（皮膚筋炎）、筋ジストロフィー症など
　　　　その他：肺梗塞、白血病、悪性貧血、溶血、悪性腫瘍など

▶ 医師が使う一般用語：「エルディー」＝ lactate dehydrogenase（乳酸脱水素酵素）の略 LD（H）から。または「エルディーエッチ」「にゅうさんだっすいそこうそ」

γ-GT

基準値
男性：5 〜 50 U/L
女性：5 〜 30 U/L
（JSCC 勧告法）

γ-GT とは

　肝臓での薬物代謝にかかわる物質（グルタチオン）の合成に関係する酵素で、腎臓、膵臓、肝臓、脾臓、小腸などに含まれている。γ-GTP ともいう。

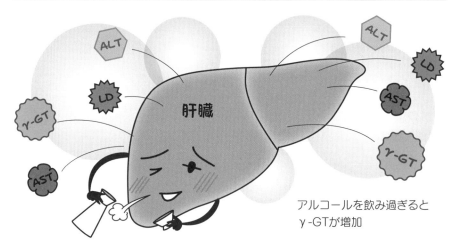

アルコールを飲み過ぎると
γ-GTが増加

 アルコール性肝障害の指標として知られている検査です。高値のときは禁酒です。検査前日に過度の飲酒をすると、値が上昇する場合もあるので注意。

アルコールの影響に比例して高値に

　γ-GT も、肝臓の障害を調べる重要な検査です。なかでも、アルコールが原因で障害がおこると、肝細胞に存在するγ-GT が血液中に出てきて特異的に上昇し、基準値の数倍から 10 数倍の高値になります。これは、アルコールが肝細胞のγ-GT 合成を刺激するためと考えられています。

　アルコール性脂肪肝では、γ-GT のほかに AST、ALT、LD、さらにコレステロール（228 頁）やトリグリセリド（234 頁）も高値になりますが、アルコールが関係しない脂肪肝（食事性や糖尿病性）ではγ-GT の上昇はごく軽度です。

　飲酒する人では、AST、ALT が正常で、γ-GT のみが 2 〜 3 倍に上昇することもあります。これは、アルコール性肝障害はおこしていないが、アル

コールの量が体に負担になっている状態と考えられます。

γ-GTはアルコールを飲まない人の肝機能障害（肝炎や肝硬変）でも上昇しますが、アルコールが原因の場合に比べ、その程度は高くなく、基準値の2～3倍程度の上昇にとどまります。

胆道系内圧の上昇でも高値に

γ-GTは胆道系の病気を疑うときも検査します。胆道炎や総胆管結石、腫瘍などで胆道の内圧が上昇するときや胆汁うっ滞などでは2～3倍の高値になります。

検査前日の飲み過ぎに注意

血清を用いて、自動分析器で測定します。男性は、女性よりやや高値です。

検査当日の飲食は普通にとってかまいません。ただし、前日にお酒を飲み過ぎると、一時的に軽度に上昇（2～3倍）することがあるので、検査前日の飲酒は控えめにしてください。

アルコールが原因で高値のときは禁酒

基準値を超えていたら、その原因になる肝臓病の判定のため、種々の血液検査（肝炎ウイルス、286～289頁）や腹部超音波（116頁）などで精密検査を行います。

アルコールが原因で高値のときは禁酒が必要で、禁酒2週間で数値は半分くらいに低下しますが、アルコール性肝炎やアルコール性脂肪肝になっている場合は、2～3カ月禁酒しないと、γ-GTは正常になりません。

●アルコール性肝障害

過度の飲酒でおこる肝臓病の総称。脂肪肝、肝炎、肝硬変などがあり、飲酒量や飲酒期間に比例し発症しやすくなる。1日平均、日本酒3合以上、ビール中瓶3本以上、ウイスキーならダブル3杯以上を、5年以上飲んでいる人を常習飲酒家といい、アルコール性肝障害を起こす可能性が高くなる。女性は、男性より少量かつ短期間で発症しやすいことが知られている。アルコール性脂肪肝は禁酒すれば治る。

疑 われるおもな病気などは

◆高値→肝疾患：アルコール性肝炎、アルコール性脂肪肝、胆汁うっ滞性肝炎、急性肝炎、慢性肝炎、肝硬変、肝臓がんなど

　　　　胆道疾患：胆道炎、総胆管結石、胆道がん、膵頭部がんなど

▶ 医師が使う一般用語：「ガンマジーティー（ピー）」＝γ-glutamyl transpeptidase（ガンマ-グルタミルトランスペプチダーゼ）の略γ-GT(P)から

アルカリホスファターゼ(ALP)

基準値
100 〜 350 U/L
（JSCC 勧告法）

アルカリホスファターゼ（ALP）とは
エネルギー代謝にかかわる酵素のひとつで、ほとんどすべての臓器や組織に含まれている。

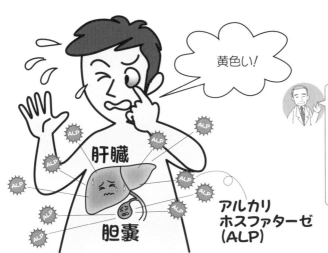

黄色い！

肝臓

胆囊

アルカリ
ホスファターゼ
(ALP)

肝臓や胆道系の異常、骨肉腫などを調べる検査です。黄疸がおこると高値となり、かなり肝臓や胆道系が弱っています。

肝臓・胆道系の病気で黄疸がおこると高値に

アルカリホスファターゼ（ALP）は、胆道系（胆囊・胆管）の上皮細胞（毛細胆管）の細胞膜に多く含まれています。

この上皮細胞が炎症や胆汁の流出低下などで破壊されると、血液中にたくさん出てきて高値になるため、肝臓や胆道の変化（結石や腫瘍）を調べる検査のひとつとして利用されています。

胆汁うっ滞性肝炎や総胆管結石や腫瘍で黄疸がおこると、アルカリホスファターゼは基準値の数倍に上昇します。抗菌薬などの薬剤を飲んでおこる薬剤性肝炎でも、黄疸とともに数倍に上昇します。これは、胆汁うっ滞により胆管内圧が上昇することで、アルカリホスファターゼの合成が亢進するためです。逆流と合成亢進のために、異常に高値となるのです。

骨折、骨肉腫などでも高値に

アルカリホスファターゼは、骨の病気でも高値になります。骨の成長にか

かわる骨芽細胞にも多く含まれているため、骨折や骨肉腫などで骨が破壊されたときや骨が新生されるとき（成長期）には2〜3倍に上昇します。骨の病気では、黄疸がなく、肝障害を示す酵素（AST、ALT、LDなど）の上昇もないことなどから、肝臓・胆道系の病気との区別ができます。

悪性腫瘍が骨に転移した場合、転移したところの骨の持続性の強い痛みと、アルカリホスファターゼの上昇を認めます。成人の胃の切除などでおこる吸収不良症候群による骨軟化症でも、2〜3倍の上昇になるため、悪性腫瘍や肝障害がないときは骨のX線撮影などのチェックも参考になります。

小児、妊娠時は2〜3倍の高値に

血清を用いて、自動分析器で測定します。基準値は、測定法により異なります。アルカリホスファターゼは、骨の成長でも上昇するため、小児では成人の2〜4倍の値になります。また、胎盤でもつくられるので、妊娠時には2〜3倍の高値になることがあります。検査当日の飲食は普通にとってかまいません。

高値のときはアイソザイムを測定

基準値を超えていたら、血液検査、腹部超音波（116頁）、腹部CT（124頁）などを行って原因を追究し、またアイソザイムも測定します。

アイソザイムとは、同じ働きをするが分子構造が異なる酵素群のことで、アルカリホスファターゼはさらに分析すると ALP_1 〜 ALP_6 の6つに分けられます。1と2は肝機能障害、3は骨疾患、4は妊娠によって増加し、5は小腸に多く含まれているため、アイソザイムを調べると、その上昇が骨によるものか肝臓、胆道によるものかなどが区別できます。

疑 われるおもな病気などは

◆高値→肝疾患：急性肝炎、胆汁うっ滞性肝炎、慢性肝炎、肝硬変、肝臓がんなど

　　胆道疾患：結石、腫瘍など

　　骨疾患　：骨折、骨肉腫、転移性骨腫瘍、骨軟化症など

　　その他　：小児期、妊娠末期、甲状腺機能亢進症など

▶ 医師が使う一般用語：「エイエルピー」＝ alkali-phosphatase（アルカリホスファターゼ）の略 ALP から。その他、「アルカリピー」「アルホス」

コリンエステラーゼ(ChE)

基準値
200 ～ 450 U/L
（JSCC 勧告法）

コリンエステラーゼ（ChE）とは
コリンエステルと呼ばれる物質を加水分解する酵素で、肝細胞で合成される。

コリンエステラーゼ（ChE）

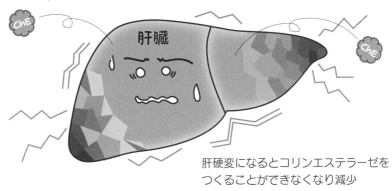

肝硬変になるとコリンエステラーゼを
つくることができなくなり減少

肝臓や腎臓、甲状腺などの異常を調べる検査です。低値のときは肝臓病の終末像、肝硬変が強く疑われます。

肝硬変で低値に

コリンエステラーゼ（ChE）は、肝細胞で合成されて血液中に分泌される酵素で、肝硬変を調べる検査のひとつです。

肝硬変は、肝臓全体の変化の終末期で、肝細胞が破壊されつくして肝臓が硬くなり（線維化）、肝細胞が働かなくなってコリンエステラーゼがつくられなくなり、血液中の値は低くなってしまいます。

コリンエステラーゼをはじめとして蛋白質、アルブミン（224 頁）、コレステロール、血液凝固因子（194 頁）など、肝細胞でつくられている物質を調べて、これらが低値になっていれば肝臓の働き（合成能力）がかなり低下している状態（肝硬変の状態）の証しになります。

その他、劇症肝炎でも低下し、日ごとに低下が強くなる特徴があります。

慢性肝炎では、軽度の低下となります。

ネフローゼ症候群では高値に

コリンエステラーゼは脂質代謝と関連しているため、栄養のとり過ぎや肥満で高値になります。

ネフローゼ症候群では、血液中のアルブミンが低下し、尿蛋白（308頁）が陽性になり、脂質代謝の異常のためにコリンエステラーゼは上昇します。

また、甲状腺ホルモン（320頁）は、コリンエステラーゼの合成を亢進させる働きがあるため、血液中のこのホルモンが高値になる甲状腺機能亢進症ではコリンエステラーゼも上昇します。

有機リン剤中毒では異常に低下

コリンエステラーゼは有機リン剤中毒では異常に低下します。この代表である農薬やサリンは、コリンエステラーゼに作用して活性を阻害するためです。

また、先天的にコリンエステラーゼ活性が低値、あるいは欠損している人がいます。このような人は、手術時に使用する筋弛緩薬であるスキサメトニウム（サクシニルコリン）が分解されず、無呼吸状態が持続しますので注意が必要です。

診断上は低値のときが重要

血清を用いて、自動分析器で測定します。測定法により基準値が異なります。日内変動や運動の影響はありません。検査当日の飲食は普通にとってかまいません。

コリンエステラーゼの異常としては、低値のときが重要で、肝細胞での合成能力が低下していることを反映しています。

肝臓病であれば、肝硬変が進行している状態で、肝硬変に関する種々の血液検査や腹部超音波（116頁）、腹部CT（124頁）などの精密検査が必要です。肝硬変では、コリンエステラーゼが正常に回復する望みはありません。また、消耗性疾患（悪性腫瘍末期、低栄養）でも低値になるため、これらの鑑別、確定診断のための検査も重要になります。

疑われるおもな病気などは

- ◆高値→脂肪肝（過栄養性、アルコール性）、ネフローゼ症候群、甲状腺機能亢進症など
- ◆低値→肝疾患：肝硬変、劇症肝炎、慢性肝炎、肝臓がんなど
  - その他：有機リン剤中毒（農薬、サリンなど）、悪性腫瘍による悪液質、低栄養、先天性 ChE 異常症など

▶ 医師が使う一般用語：「コリンエステラーゼ」「シーエッチイー」= cholinesterase（コリンエステラーゼ）およびその略 ChE から

アミラーゼ

基準値
40 ～ 130 U/L
（JSCC 勧告法）

アミラーゼとは
　膵臓から十二指腸に分泌され、栄養素のひとつである澱粉（糖質）を分解する消化酵素。

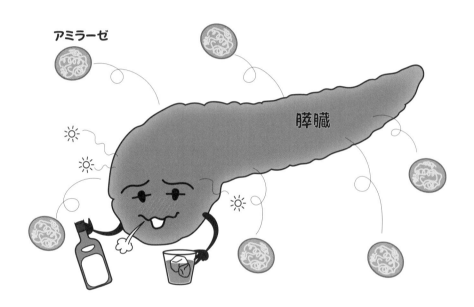

アミラーゼ

膵臓

 とくに膵臓の異常を調べるための検査です。アルコールの飲み過ぎや脂肪のとりすぎなどで、膵細胞が破壊されると血液中に増加します。

膵炎で高値に

　アミラーゼは、おもに膵臓の細胞に存在し、膵細胞が破壊されると血液中に出てくる（逸脱）ため、これが高値を示していれば、膵臓の障害が疑われます。

　急性膵炎は激しい腹痛を伴い、血液中のアミラーゼをはじめとする膵酵素が基準値の10数倍の高値になります。

　アルコールが原因の 60 ～ 80％を占める慢性膵炎では、持続した腹痛（軽

度の鈍痛）と、アミラーゼが2〜3倍の高値になります。

　膵臓がんでは、2〜3倍の軽度の上昇が一般的ですが、がんに急性膵炎を合併すると、10数倍の高値になります。

　アミラーゼは、血液中から尿中へ排泄されるため、血液中と同時に尿中アミラーゼを測定することも重要で、上昇の程度は血液中アミラーゼに比例し、急性膵炎では10数倍に、慢性膵炎や膵臓がんでは数倍になります。

流行性耳下腺炎（おたふくかぜ）でも上昇

　アミラーゼは、唾液腺にも多く含まれているため、唾液腺の病気の疑いがあるときも調べます。

　このアミラーゼ（S型）は、膵臓のアミラーゼ（P型）とは区別できます。ウイルスが耳下腺に感染して発症するおたふくかぜは、耳下腺のはれと痛みに加えてアミラーゼ（S型）が2〜3倍の高値になります。

重症急性膵炎では
2〜3週間、繰り返し測定

　血清を用いて、自動分析器で測定します。検査当日の飲食は普通にとってかまいません。

　急性膵炎では、発病1〜2日でアミラーゼの値が最高になり（10数倍の値）、その後、急激に低下して約1週間でほぼ基準値に戻ります。激しい腹痛があるので判別することができますが、ほかの血液中膵酵素の判定や腹部超音波（116頁）、腹部CT（124頁）で確定診断します。

　重症急性膵炎や膵嚢胞を合併しているときは改善が遅れるため、2〜3週間は繰り返し測定して、改善の確認が重要です。

　持続する軽度の高値のときは、慢性膵炎や膵臓がんなどを考え、上記の検査のほかに逆行性膵胆管造影（126頁）、MRI（MRCP、166頁）、腫瘍マーカー（330頁）、PET-CT（170頁）の検査が行われます。

疑われるおもな病気などは

◆高値→膵疾患：急性膵炎、慢性膵炎、膵臓がん、膵嚢胞など
　　　　その他：流行性耳下腺炎、イレウス（腸閉塞）、卵巣腫瘍、肝炎、腎不全など
◆低値→慢性膵炎（膵機能荒廃期）など

▶医師が使う一般用語：「アミラーゼ」

リパーゼ

基準値
45 ～ 50 U/L
（比色法）

リパーゼとは

　膵臓に含まれる消化酵素のひとつで、十二指腸に分泌されて食物中の脂肪を分解する働きをする。

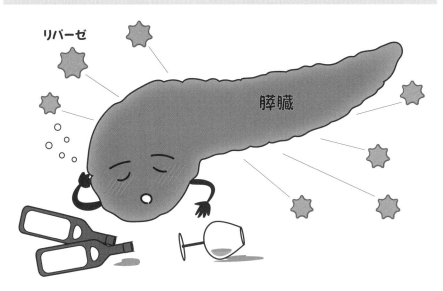

リパーゼ

膵臓

とくに膵臓の異常を調べる検査です。アルコールの飲み過ぎなどで、膵細胞が破壊されると血液中に増加します。

┃ 急性膵炎で高値に

　リパーゼも、前項のアミラーゼと同じように、膵臓の病気を調べるための重要な検査です。膵炎などで膵細胞が破壊されると、リパーゼは血液の中へたくさん出てきて高値になります。

　この変化は、ほとんどアミラーゼと同じ変動を示しますが、リパーゼのほ

うがより膵臓に特異的に変動します。「特異的」とは、ほかの病気の影響が少ないということです。急性膵炎では、激しい腹痛とともに、リパーゼの値が基準値の数倍になります。

　慢性膵炎や膵臓がん、膵嚢胞でも上昇しますが、その程度は２～３倍にとどまります。しかし、急性膵炎のように１～２週間の上昇ではなくて、異常

値が持続することが特徴です。

腎不全でも高値に

血液中のリパーゼは、尿へ排泄されます。そのため、腎臓の働きが低下する腎不全ではリパーゼの排泄が悪くなり、膵炎をおこしていなくても、血液中で持続的な軽度の上昇がみられます。

また、肝疾患でも軽度の上昇をみることがあります。

重症急性膵炎では
繰り返し測定

血清を用いて、自動分析器で測定します。測定法により基準値が異なります。検査当日の飲食は普通にとってかまいません。

膵炎では、リパーゼはアミラーゼとほとんど同様に変動しますが、基準値に戻るのに、アミラーゼより1～2週遅れる特徴があり、急性膵炎の回復の指標として重要です。

激しい腹痛を示す急性膵炎の重症例では、厳重な経過観察が必要で、基準値になるまで繰り返し測定します。

腹痛があり、リパーゼが上昇したときは膵臓の病気を考え、膵酵素や腹部超音波（116頁）、腹部CT（124頁）、逆行性膵胆管造影（126頁）などで精密検査を行います。

膵臓の病気では、腹部症状（腹痛）があるため病気が推測できますが、腹部症状がなくリパーゼが上昇しているときは、腎臓からの排泄低下と考え、尿検査、尿素窒素（244頁）やクレアチニン（246頁）などの血液検査、腎盂造影（136頁）などが必要になります。

トリプシン

トリプシンも消化酵素のひとつで、膵臓以外には存在しないため、アミラーゼ、リパーゼよりも膵特異性の高い酵素です。トリプシノゲン（トリプシンの酵素前駆体）として膵液中に分泌され、十二指腸で活性化されてトリプシンとなります。血液中のトリプシンは蛋白と結合しているので蛋白量として測定されます。

トリプシンは膵炎では血液中での異常値が長時間持続するので、特に回復期の膵炎の経過観察に有用な検査項目です。

・基準値：100～500ng/mL

疑われるおもな病気などは

◆ 高値→膵疾患：急性膵炎、慢性膵炎、膵臓がん、膵嚢胞など

　　　　その他：腎不全、肝障害など

◆ 低値→慢性膵炎（膵機能荒廃期）など

▶ 医師が使う一般用語：「リパーゼ」

クレアチンキナーゼ

基準値
50 ～ 200 U/L
（JSCC 勧告法）

クレアチンキナーゼとは
とくに筋肉に多量に存在する酵素で、細胞の代謝に重要な役割を果たしている。

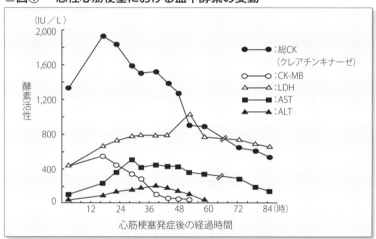

■図①　急性心筋梗塞における血中酵素の変動

（IU／L）

酵素活性

：総CK
（クレアチンキナーゼ）
：CK-MB
：LDH
：AST
：ALT

心筋梗塞発症後の経過時間

筋肉の病気を調べる検査です。検査を受けるときは、4日前頃から激しい運動は控えてください。筋肉の病気が特定できない場合は、甲状腺疾患を疑います。

急性心筋梗塞、筋ジストロフィー症などで高値に

　クレアチンキナーゼは、筋肉にたくさん含まれているため、筋肉の病気を疑うとき、この検査を行います。

　筋肉に傷害があると、クレアチンキナーゼが血液中に出現して高値となり、なかでも代表的な筋肉の病気である急性心筋梗塞、筋ジストロフィー症では著しく上昇します。

　急性心筋梗塞では図①のように発作後 4 ～ 5 時間から上昇し始め、20 ～ 24 時間後にピークとなったのち、4 ～ 5 日で基準値に戻ります。一方、筋ジストロフィー症では筋肉が持続的に傷害されているため高値が続きます。

CK-MB アイソザイムは急性心筋梗塞の特異的指標

　アイソザイムとは、同じ働きをするが分子構造が異なる酵素群のことで、

クレアチンキナーゼの場合、さ
らに分析すると、おもに CK-BB、
CK-MB、CK-MM の３つに分けら
れます。これらのどのアイソザイ
ムが上昇しているかで異常のある
臓器などがある程度わかります。

　クレアチンキナーゼのアイソザ
イム（**図②**）のうち CK-MB は、
とくに心臓の筋肉に多く含まれる
ため、CK-MB が上昇していると
きは急性心筋梗塞や心筋炎など心
筋傷害によるクレアチンキナーゼ
の上昇と考えます。

原因不明の場合は
甲状腺疾患を疑う

　筋肉の病気が特定できない場合に
は、甲状腺の病気も考えられます。甲
状腺機能低下症では高値、甲状腺機能
亢進症では低値になります。

男性は女性より高値

　基質（クレアチンリン酸）と酵素の
入った試薬と比色計を用いて測定し、
アイソザイムも同時に分析します。ク
レアチンキナーゼは筋肉の量と関係す
るため、男性は女性と比較して 10 〜

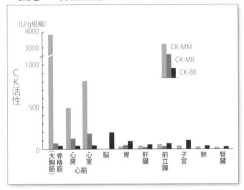

■ **図②**　各種臓器の CK アイソザイムの局在

15％高値になります。

　また、筋肉運動をすると筋肉からク
レアチンキナーゼが血液中に漏れ出て
上昇し、24 時間前後でピークとなり、
3 〜 4 日後にもとに戻ります。検査を
受けるときは、4 日前頃から激しい運
動は控えてください。検査当日の飲食
は普通にとってかまいません。

高値のときは再検査

　基準値を超えていたら、検査前の筋
肉運動の有無を確認して、7 〜 10 日
後に再検査する必要があります。また、
アイソザイム分析によって CK-MB の
上昇が認められたときは、心筋障害を
中心とした精密検査が必要です。

疑 われるおもな病気などは

　◆ 高値 → 急性心筋梗塞、心筋炎、筋ジストロフィー症、多発性筋炎（皮膚筋炎）、
　　　　　甲状腺機能低下症、悪性高熱症など
　◆ 低値 → 甲状腺機能亢進症、長期臥床（がしょう）、妊娠など

▶ 医師が使う一般用語：「シーケイ」= creatine kinase の略 CK から。その他、旧名の creatine
　phosphokinase（クレアチンフォスフォキナーゼ）の略 CPK から「シーピーケイ」

酸性ホスファターゼ

基準値
0.1 ～ 0.7 U
（ベッシー・ローリー法）
1.0 ～ 4.0 U
（キング・アームストロング法）

酸性ホスファターゼとは
　リン酸を分解する酵素のひとつ。ほとんど全身の組織や細胞に存在するが、なかでも前立腺に多く含まれている。

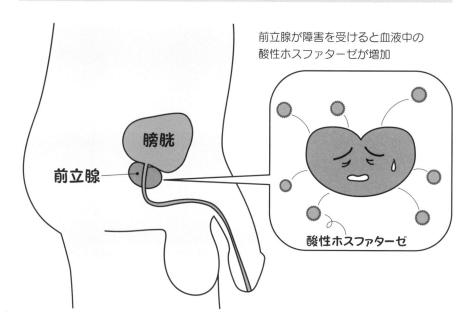

前立腺が障害を受けると血液中の
酸性ホスファターゼが増加

膀胱

前立腺

酸性ホスファターゼ

前立腺や血液の異常を調べる検査です。高値のときは、男性の場合、まず前立腺がんや前立腺肥大症を疑います。

前立腺がんで高値に

　酸性ホスファターゼは、前立腺にたくさん含まれている酵素のため、前立腺がんの疑いがあるときは、まずは血液中のこの酵素の値をチェックします。

　ただし、この酵素は、前立腺肥大症でも上昇するため、高値だからといってすぐに前立腺がんに結びつくわけではありません。この検査での前立腺がんの正診率は、30％以下とされています。

血小板増多症や白血病などでも高値に

この酵素は、血小板や白血球中にもたくさん存在します。そのため、血小板増多症や白血病、とくに慢性骨髄性白血病で高値になります。

検査法により基準値が異なる

検査法には各種あり、本書ではそのうちの2つの方法の基準値を示しました。

酸性ホスファターゼは赤血球中にも存在するため、検査で採血・分離するとき、赤血球が壊れる（溶血）ことがあり、その場合は酸性ホスファターゼが外へ出て軽度上昇します。

検査当日の飲食は普通にとってかまいません。

境界値のときは再検査

境界値の場合は、採血した血液に溶血がなかったか、あるいは血小板数をチェックして偽の高値ではないかを確認し、いずれにしても再検査します。

基準値より高いときは、男性ではまず前立腺の病気を考えます。前立腺がんは、前立腺肥大症に比べて高値になり、がんの骨への転移が認められるときには、さらに高値になります。この場合は、病的骨折に注意する必要があります。

臨床的意義がより高いPAP

酸性ホスファターゼは、組織や細胞に存在するものが、血液中に漏れ出たすべてをあわせたものを指します。そのうちの前立腺に由来するものを、とくにPAP（prostatic acid phosphatase：前立腺酸性ホスファターゼ）と呼びます。PAPは前立腺がんの指標として、当然ながら酸性ホスファターゼより臨床的意義が高く、重要です。PAPの基準値は3.0ng/mL（RIA法）で、10ng/mLを超えると前立腺がんの疑いが強くなります。

現在では、より特異性の強い前立腺特異抗原（PSA、335頁）が検査されています。

疑われるおもな病気などは

- ◆ 高値→前立腺疾患：前立腺肥大症、前立腺がんなど
     悪性腫瘍　：骨・肝転移を伴う乳がん・胃がんなど
     血液疾患　：ゴーシェ病、白血病、血小板増多症など
- ◆ 低値→低栄養

▶ 医師が使う一般用語：「さんホス」＝酸性ホスファターゼの略。その他、acid phosphatase から「アシッドピー」

血清総蛋白

基準値
6.5 ～ 8.0 g/dL

血清総蛋白とは
　血清中に含まれている蛋白の総称。現在、100 種以上の蛋白が知られており、そのうち最も多いのがアルブミン、ついで抗体活性をもつγ - グロブリン、ほかは微量。蛋白のほとんどは肝臓で合成され、人の健康を維持するためにさまざまな働きをしている。

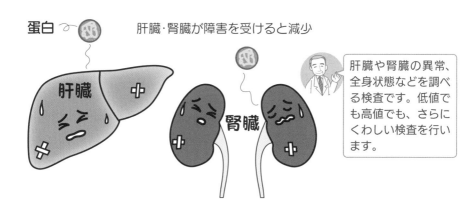

蛋白　　　　　肝臓・腎臓が障害を受けると減少

肝臓

腎臓

肝臓や腎臓の異常、全身状態などを調べる検査です。低値でも高値でも、さらにくわしい検査を行います。

肝機能・腎機能障害で低値に

　血清蛋白の中で、最も多く存在するアルブミンは肝臓で合成されるため、肝機能障害の疑いがあるときは、まずこの検査を行います。肝臓の合成能力が低下するとアルブミンが減少し、血清中の総蛋白量は低下します。とくに慢性の肝臓病（慢性肝炎や肝硬変、肝臓がん）では、著しく低下します。

　また、この検査は腎機能の障害を調べるときにも有用です。腎臓が障害されると、アルブミンをはじめとする蛋白が尿中に漏れ出てしまい、やはり血清中の総蛋白量は低下します。その代表的な病気がネフローゼ症候群です。

栄養状態、全身状態を把握する指標

　血清蛋白の多くは肝臓でつくられて、その際にはアミノ酸をはじめとする種々の材料が必要になります。したがって、栄養状態の悪いときは、材料が不足して蛋白を合成することができなくなり、血清総蛋白は低下します。

　また、何かの病気で口から食事がと

■おもな血清蛋白の種類と働き

おもな蛋白	機　能
アルブミン	浸透圧維持、蛋白供給、各種物質の運搬
$α_1$- リポ蛋白	コレステロールの運搬
$α_1$- 抗トリプミン	蛋白分解酵素（トリプシン、キモトリプシン）の阻害
セルロプラスミン	銅の運搬
ハプトグロビン	ヘモグロビンと結合して尿中への排泄を阻止
$α_2$- マクログロビル	蛋白分解酵素の阻害
トランスフェリン	鉄の運搬
$β$ - リポ蛋白	脂質の運搬
フィブリノゲン	血液凝固
$γ$ - グロブリン	抗体活性

れないと、1週間で2〜4g/dL低下してしまいます。この検査をすると、栄養状態、全身状態が簡単にわかるため、とても重要な検査のひとつです。

検査当日の飲食は普通でよい

血清総蛋白は、蛋白に親和性のある（くっつきやすい）色素を用いた分析法によって測定されます。また、屈折計を用いて、大ざっぱな濃度を得ることも可能です。

基準値は6.5〜8.0g/dLです。6.0g/dL以下なら低蛋白血症、8.5g/dL以上なら高蛋白血症とみなします。

検査当日の飲食は普通にとってかまいません。

低値でも高値でも再検査を

総蛋白は、低値でも高値でも何らかの異常を考え、さらにくわしい検査を行います。生理的要因（例えば、横になっての採血では座っての採血より10％程度低値になる）による低値の場合でも、再検査が必要です。

また、栄養不良による低値の場合は、急激な改善はみられないために1週間に1回程度の検査で十分です。

低蛋白の人は、高蛋白食を摂取して、蛋白源を十分補給する必要があります。

疑われるおもな病気などは

◆高値→慢性感染症、膠原病および類縁疾患、多発性骨髄腫、原発性マクログロブリン血症など

◆低値→肝機能障害、栄養不良、蛋白漏出（ネフローゼ症候群）など

▶医師が使う一般用語：「ティーピー」＝ total protein（総蛋白）の略 TP から

血清蛋白分画

前項の血清総蛋白の内容を種類分けする検査です。病気によって、特徴的なカーブを描きます。

基準値

アルブミン	：60 ～ 70%
α_1- グロブリン	：2 ～ 3%
α_2- グロブリン	：5 ～ 10%
β - グロブリン	：7 ～ 11%
γ - グロブリン	：10 ～ 20%

病気の種類や重症度を判定する検査

前項の血清総蛋白の検査で異常がみられたときや肝機能障害、ネフローゼ症候群、骨髄腫などが疑われるとき行う検査で、電気泳動法という方法で、血清総蛋白の内容をさらにくわしく種類分け（分画）して分析します。

下の図①は、電気泳動法による血清蛋白分画の正常な状態です。

■図①→正常な状態

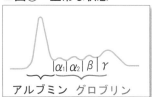

血清中の蛋白は、アルブミンとグロブリンです。血清蛋白に電気を通すと、アルブミンはグロブリンより陽極（＋）側に移動し、グロブリンは陽極側から

α_1、α_2、β、γ の4つに、あわせて5つのグループに分画されます。

これらの蛋白は、それぞれ特有の役割を果たし、病気によって数値が特徴的に変動するため、病気の種類や重症度を判定できます。

肝機能障害、ネフローゼ症候群、骨髄腫では特徴的な分画

■図②→肝硬変

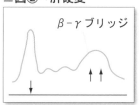

β-γ ブリッジ

図②の慢性の肝機能障害（肝硬変、慢性肝炎）になると、肝臓の蛋白合成能力が低下するため、アルブミンの比率が低くなり、免疫グロブリン（Ig）のAとMが増加します。

免疫グロブリンとは、抗体活性をも

つγ-グロブリンのことで、現在Ａ、Ｍ、Ｇ、Ｅ、Ｄの５つが知られていますが（256頁）、慢性の肝機能障害があると、そのうちのIgAとIgMが増加するため、特徴的なβ-γブリッジが形成されます（大きなピークをつくる）。

図③のネフローゼ症候群では、腎臓からアルブミンが漏れ出て減少し、これを補うために分子量の大きなα_2とβ-グロブリンが上昇した分画比になります。

■図③→ネフローゼ症候群

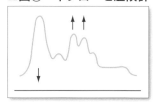

図④の骨髄腫では、Mピーク（モノクロナルピーク）と呼ばれる鋭いピークが特徴的です。

骨髄腫は、骨髄中に存在する免疫グロブリンをつくる形質細胞が腫瘍化したもので、この腫瘍化した形質細胞は、ある特定の免疫グロブリンしかつくりません。そのため、鋭いピークを形成するのです。

■図④→骨髄腫

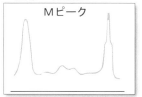

Mピーク

病気に応じて生活指導、治療を

この検査で異常分画となった場合には、血清総蛋白量を追跡するほうがよく、頻繁に蛋白分画を測定する必要はありません。

異常分画で推測された病態・病気に応じた生活指導、治療を行います。

アルブミンが異常に低下すると浮腫になる

血清蛋白は、浸透圧を調節しています。とくに、アルブミンは大きな役割を果たしているため、アルブミンが2g/dL以下となると血液中の浸透圧が低下して、調節のために水分が組織に移行します。このように、組織に水分が貯留すると浮腫（むくみ）となり、腹腔内にたまると腹水になります。肝硬変などで腹水がたまる要因のひとつは血清蛋白の低下のためです。

疑われるおもな病気などは

◆分画の変化→急性炎症、慢性炎症、骨髄腫、ネフローゼ症候群、慢性肝機能障害など

▶医師が使う一般用語：「たんぱくぶんかく」もしくは「ぶんかく」

ビリルビン

基準値
総ビリルビン：0.2 〜 1.2 mg /dL
直接ビリルビン：0.1 〜 0.5 mg /dL

ビリルビンとは

　赤血球中のヘモグロビンが壊れてできる色素。肝臓で処理（抱合）されて、胆汁を介して十二指腸に排泄される。ビリルビンには3つあり、肝臓で処理される前のビリルビンを間接ビリルビン、処理されたあとのビリルビンを直接ビリルビン、両方をあわせたものを総ビリルビンと呼ぶ。

●間接ビリルビン
赤血球中のヘモグロビンが
壊れると増加

●黄疸
白目や皮膚が黄色くなる

赤血球

肝臓

胆管

●直接ビリルビン
肝臓や胆管が障害を
受けると増加

肝臓、胆管、血液などの異常を調べる検査です。ビリルビンの高値は、肝機能障害を示していることが多いため、種々の肝機能検査を行い病態を把握します。

| 黄疸で高値に…総ビリルビン

　間接と直接の両方をあわせた総ビリルビンは、おもに黄疸を確認する検査です。肌や眼が黄色くなるのは、ビリルビンが増加するためで、血液中の総ビリルビン濃度が 2.0mg /dL 以上になると、眼球の白い部分が黄色になり始め、さらに増えると皮膚も黄色になってきます。

溶血性の病気で高値に… 間接ビリルビン

何らかの原因で、赤血球が異常に壊れることを溶血といいます。溶血性の病気があると、肝臓でまだ処理（抱合）されていない状態の間接ビリルビンが血液中に増加してきます。

肝機能障害、胆管結石・腫瘍で高値に…直接ビリルビン

肝臓が障害されると、肝臓で処理された直接ビリルビンが血液中に増加します。また、胆管が胆石や腫瘍により閉塞すると、胆汁中に排泄された直接ビリルビンが増加します。

間接ビリルビンは〈総ビリルビン − 直接ビリルビン〉

ビリルビンは、特殊な色素との結合による色調の変化を測定する方法で定量されています。検査では、総ビリルビンと直接ビリルビンを測定し、総ビリルビンから直接ビリルビンを引いて、間接ビリルビンを求めます。基準値は、総ビリルビンが 0.2 〜 1.2mg / dL、直接ビリルビンが 0.1 〜 0.5mg / dL です。総ビリルビンの上限値は病態識別値（体質性黄疸）になります。

ビリルビンは空腹時に増加し、食後に低下します。運動によっても増加するので、検査前日・当日の激しい運動は控えてください。

どのビリルビンが増加しているかを見極めて原因を究明

ビリルビンは、総ビリルビンだけでなく、間接・直接ビリルビンのいずれが増加しているかも、病態解析の重要な指標となります。境界値の場合は、長時間の空腹や常用薬の影響も考えられるため、食事後もしくは薬剤を中止してから1週間後に再検査します。

ビリルビンの高値は、肝機能障害に由来することが多いため、種々の肝機能検査を行って、病態を把握します。

直接ビリルビンと間接ビリルビン

直接ビリルビンは肝臓で抱合された後のビリルビンで、測定試薬と直接反応するためにこの名前がつき、間接ビリルビンはカフェインやアルコールを加えて初めて測定試薬に反応するのでこの名前がつきました。

疑 われるおもな病気などは

◆ 高値→溶血性黄疸、肝細胞性黄疸（急性肝炎、肝硬変）、肝内胆汁うっ滞（薬剤性肝炎、原発性胆汁うっ滞性肝硬変）、新生児黄疸、体質性黄疸、肝外胆汁うっ滞（総胆管結石、総胆管腫瘍）など

◆ 低値→鉄欠乏性貧血など

▶ 医師が使う一般用語：「ビリルビン」

総コレステロール

基準値
130 〜 220 mg /dL
（酵素法）

コレステロールとは

脂質の一種で、細胞膜や血管壁の構成、副腎皮質ホルモンや性ホルモンの原料、脂肪の吸収に必要な胆汁酸の材料になるなど重要な役割をしている。総コレステロールとは、血液中に含まれるコレステロールのすべての量をさす。

コレステロールやトリグリセリド（234頁）などの脂質は不溶性のため血液には溶けない。そのため、コレステロールは血液中では脂肪酸と結びついたコレステロール・エステル、結びついていない遊離コレステロールの形でアポ蛋白という蛋白と結合し、血液に溶ける形になって全身に流れていく。これをリポ蛋白と呼び、比重の違いからカイロミクロン、VLDL、LDL（低比重リポ蛋白、230頁）、HDL（高比重リポ蛋白、232頁）の4つに大別される。

■リポ蛋白の構造

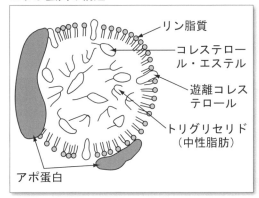

リン脂質
コレステロール・エステル
遊離コレステロール
トリグリセリド（中性脂肪）
アポ蛋白

血液中の脂質の量を調べる検査です。高値が続くと、急性心筋梗塞や脳梗塞などの動脈硬化性の病気がおこりやすくなります。

高値が続くと動脈硬化に

コレステロールは、細胞膜や血管壁を構成して、形状を保つ役割をしています。

しかし、異常に高値になると血管壁に取り込まれ、内腔に向かって血管壁が隆起して内腔を狭くします。これが動脈硬化で、冠動脈疾患（狭心症、急性心筋梗塞）や脳梗塞などの動脈硬化性の病気の原因になります。

糖尿病、甲状腺疾患などで高値に

糖尿病では、糖代謝異常と関連して脂質代謝も異常となり、血液中の総コレステロールが増加します。

甲状腺機能低下症では代謝が低下するため、ネフローゼ症候群などの腎疾患では腎機能が低下して血液中のアルブミン（222頁）が少なくなるため、それを代償するためにコレステロール

を含むリポ蛋白が増加します。

また、血液中に余分となったコレステロールは、肝臓から胆汁中へ排泄されるため、胆管が閉塞すると逆流して増加します。

減少すると生体の機能が低下

コレステロールは、副腎皮質ホルモンや性ホルモンの原料であり、また脂肪の吸収に必要な胆汁酸の材料でもあります。このため、コレステロールが減少すると、生体の機能は低下します。

検査前10時間以上は絶食

酵素を用いた簡単な方法で測定できます。コレステロールは食事の影響が大きいため、検査前10時間以上は絶食、禁酒・禁煙です。

高値のときは
LDLコレステロールを調べる

2007年、日本動脈硬化学会は、それまで使われてきた「高脂血症」という名称を「脂質異常症」に変更しました。これは、脂質異常の重要な指標である低HDLコレステロール血症が、高脂血症という名称のくくりで

は、「低」が「高」という矛盾があって、不適切だったためです。

また、さまざまな研究により、動脈硬化・冠動脈疾患を予防するためには、次項で述べるLDLコレステロール（LDL-C）の値が最も重要だということが判明し、このLDL-Cを中心とした脂質異常症の診断基準が新たにつくられ、総コレステロール（TC）は診断基準から外されました。しかし、病院や健康診断では現在もTCは調べられているため、日本動脈硬化学会ではTCが高値のときは以下の方法でLDL-Cも調べることを推奨しています。

TCが220〜400mg/dL未満のときは、TCと一緒に調べるHDLコレステロール（HDL-C）とトリグリセリド（TG）の3つをもとに、LDL-Cの値を〈LDL-C＝TC－HDL-C－TG/5〉の式で算出します。TCが400mg/dL以上のときは、直接測定法でLDL-Cの値を検査することをすすめています。そして、TCが220mg/dL以上、LDL-Cが140mg/dL以上の場合に高コレステロール血症と診断されます。

疑 われるおもな病気などは

- ◆高値→家族性高コレステロール血症、糖尿病、甲状腺機能低下症、閉塞性黄疸、胆汁性肝硬変、ネフローゼ症候群など
- ◆低値→タンジア病、肝実質障害（肝硬変、肝臓がん）、甲状腺機能亢進症、アジソン病など

▶ 医師が使う一般用語：「そうコレステロール」「そうコレ」あるいは単に「コレステロール」

LDLコレステロール

基準値
（下表参照）

LDL コレステロールとは

　コレステロールやトリグリセリド（234頁）などの脂質は血液には溶けない。このため、アポ蛋白という蛋白と結合し、血液に溶ける形になって全身に流れていく。これをリポ蛋白と呼び、比重の違いからカイロミクロン、VLDL、LDL（低比重リポ蛋白）、HDL（高比重リポ蛋白、232頁）の4つに大別できる。このうちのLDLに含まれるコレステロールをLDLコレステロール（LDL-C）という。

　228頁で述べたように、コレステロールやトリグリセリド（TG）などの脂質が、単独あるいは複合して異常値を示している状態を総称して脂質異常症（高脂血症）という。
　脂質異常症の状態が続くと、とくに心臓に酸素や栄養を与えている冠動脈の動脈硬化を促進し、冠動脈疾患（狭心症、心筋梗塞）が発症しやすくなるため、日本動脈硬化学会では、以下のような診断基準を定めている。

■脂質異常症診断基準（空腹時採血 *）

『動脈硬化性疾患予防ガイドライン 2017 年版』より改変

LDL コレステロール （LDL-C）	140 mg /dL 以上	高 LDL コレステロール血症
	120 〜 139 mg /dL	境界域高 LDL コレステロール血症 **
HDL コレステロール （HDL-C）	40 mg /dL 未満	低 HDL コレステロール血症
トリグリセリド （TG；中性脂肪）	150 mg /dL 以上	高トリグリセリド血症
non-HDL コレステロール （non-HDL-C）	170 mg /dL 以上	高 non-HDL コレステロール血症
	150 〜 169 mg /dL	境界域高 non-HDL コレステロール血症 **

　＊：10 時間以上の絶食を「空腹時」とする。ただし水やお茶などカロリーのない水分の摂取は可とする。
＊＊：スクリーニングで境界域高 LDL-C 血症、境界域 non-HDL-C 血症を示した場合は、高リスク病態がないか検討し、治療の必要性を考慮する。

● LDL-C は Friedewald 式（TC−HDL-C−TG/5）、または直接法で求める。
● TG が 400mg /dL や食後採血の場合は non-HDL（TC−HDL-C）か、LDL-C 直接法を使用する。ただしスクリーニング時に高 TG 血症を伴わない場合は、LDL-C との差が +30mg /dL より小さくなる可能性を念頭において リスクを評価する。

血液中の脂肪の量を調べる検査です。LDL コレステロールは動脈硬化の最大の危険因子です。検査前 10 時間以上は絶食、禁酒・禁煙の必要があります。

高値が続くと動脈硬化に

コレステロールはリポ蛋白（228頁）の中で、HDLとLDLに多く存在します。LDLは末梢組織にコレステロールを運搬する役割を、HDLは末梢組織の余ったコレステロールを肝臓に運搬する役割をもっています。一般に、HDL中のコレステロールは「善玉」コレステロール、LDL中のコレステロールは「悪玉」コレステロールとも呼ばれています。

このLDLコレステロールは動脈硬化の重要な危険因子で、高値が続くと冠動脈疾患（狭心症、急性心筋梗塞）や脳梗塞などの動脈硬化性の病気の原因になります。

厚生労働省により平成20年から導入された「特定健診・特定保健指導」でも、LDLコレステロールは総コレステロール（228頁）にかわって、測定項目の1つとなっています。これは日本動脈硬化学会が、LDLコレステロールこそが動脈硬化の危険因子であることを確認した結果で、また、日本でLDLコレステロールを直接測定する試薬が開発されたことも大きな要因となっています。

検査前10時間以上は絶食

LDLコレステロールは食事や飲酒の影響を受けるため、検査前10時間以上は絶食、禁酒・禁煙します。また、検査前日の夕食は、高脂肪食や高カロリー食を控えめにしてください。

生活習慣の改善と薬物治療

LDLコレステロール値が140mg/dL以上を高LDLコレステロール血症、120～139mg/dLを境界域高LDLコレステロール血症といいます。

LDL-Cが120mg/dL以上で冠動脈疾患（狭心症、心筋梗塞）の既往がある場合は、100mg/dL未満を管理目標値として、生活習慣の是正とともに薬物治療を検討します（家族性高コレステロール血症、急性冠症候群、糖尿病のある人は70mg/dL未満）。

冠動脈疾患の既往がない場合は、糖尿病・慢性腎臓病などの持病や喫煙などの有無により、120、140、160mg/dL未満を管理目標値として、まず生活習慣の改善を行い、目標値に達しない場合は薬物療法を考慮します。

疑われるおもな病気などは

- ◆高値→家族性高コレステロール血症、糖尿病、甲状腺機能低下症、ネフローゼ症候群など
- ◆低値→肝硬変、甲状腺機能亢進症、無（低）βリポ蛋白血症、低栄養など

▶ 医師が使う一般用語：「エルディーエル」もしくは「エルディーエルコレステロール」

HDLコレステロール

基準値
40 ～ 100 mg /dL

HDL コレステロールとは

　コレステロールやトリグリセリド（次項）などの脂質は血液には溶けない。このため、アポ蛋白という蛋白と結合し、血液に溶ける形になって全身に流れていく。これをリポ蛋白と呼び、比重の違いからカイロミクロン、VLDL、LDL（低比重リポ蛋白）、HDL（高比重リポ蛋白）の 4 つに大別できる。このうちの HDL に含まれるコレステロールを HDL コレステロールという。

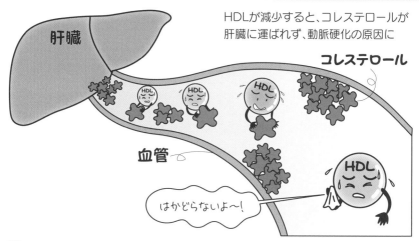

HDLが減少すると、コレステロールが
肝臓に運ばれず、動脈硬化の原因に

肝臓

コレステロール

血管

はかどらないよ～！

血液中の脂質の量を調べる検査です。ほかの脂質と異なり、低値の場合が要注意です。女性は男性に比べて高値です。

▎低値が続くと動脈硬化に

　前項の LDL コレステロールと同様、HDL コレステロールも動脈硬化をチェックする重要な検査です。

　HDL は末梢組織にあるコレステロールを肝臓に運搬する働きをしているため、HDL 中のコレステロールが多い場合は末梢組織のコレステロールが少なくなり、逆に少ない場合はコレ

ステロールが十分に肝臓に運ばれず末梢組織に残り、動脈硬化をおこします。

　HDL 中のコレステロールが 40mg /dL 未満になると動脈硬化になりやすくなり、冠動脈疾患（狭心症、急性心筋梗塞）、脳梗塞などの脳血管障害をおこしやすくなります。一方、高値の場合は動脈硬化になりにくく、長生きの人には 80mg /dL 以上が多いといわれ、これを長寿症候群といいます。

検査は直接法で行います。女性は男性に比べて高値で、これは女性ホルモンが HDL コレステロールを上昇させるためと考えられています。

HDL コレステロールは、喫煙や肥満、運動不足などでも低下します。また食事や飲酒の影響を受けるため、検査前 10 時間以上は絶食、禁酒・禁煙します。検査前日の夕食は高脂肪食や高カロリー食は控えめにします。

低値でも総コレステロールが低値なら問題ない

HDL コレステロールの基準値は 40 ～ 100mg/dL で、40mg/dL 未満を低 HDL コレステロール血症といいます。

HDL コレステロールは総コレステロール（228 頁）と関係しており、HDL コレステロールが低値でも総コレステロールが低値であれば、とくに問題になりません。逆に、HDL コレステロールが高値でも総コレステロールが極めて高値の場合は運動や食事で改善することが必要です。

また、総コレステロールを下げる目的で服用する薬剤の中には HDL コレステロールも低くするものがあります。これでは動脈硬化の予防には十分

ではないため、医師に薬剤の効用を確かめることが肝要です。

non-HDL コレステロールも重要な指標

HDL コレステロールは「善玉」、LDL コレステロールは「悪玉」と呼ばれますが、LDL 以外にも「悪玉」があり、non-HDL コレステロール（230 頁）といいます。これには、動脈硬化を促進するトリグリセリドが豊富なリポ蛋白、脂質代謝異常により出現するレムナントなどが含まれます。

non-HDL コレステロールの数値は、総コレステロール値から HDL コレステロール値を引いたもので、基準値は 90 ～ 149mg/dL、動脈硬化のリスクを総合的に管理する指標となります。

■ HDL コレステロール値と冠動脈疾患合併率

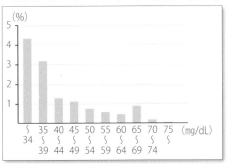

（NIPPON DATA80 より）

疑 われるおもな病気などは

◆ 高値→長寿症候群、薬剤（クロフィブレート、HMG-CoA 還元酵素阻害薬）の影響、CETP 欠損症など

◆ 低値→動脈硬化、LCAT 欠損症、糖尿病、肝硬変、腎透析など

▶ 医師が使う一般用語：「エッチディーエル」もしくは「エッチディーエルコレステロール」

トリグリセリド

基準値
30 〜 150 mg /dL
（酵素法）

トリグリセリドとは

　コレステロールと同じように脂質の一種で、いわゆる中性脂肪のこと。食事に含まれる脂肪分が腸管から吸収されるほか、脂肪や糖分を材料として肝臓でつくられる。

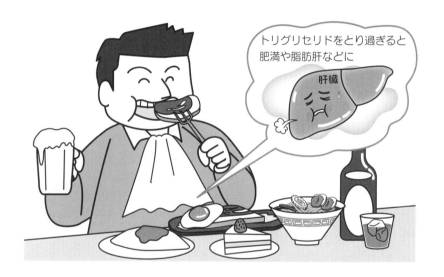

トリグリセリドをとり過ぎると肥満や脂肪肝などに

肝臓

　血液中の脂質の量を調べる検査で、動脈硬化性の病気を調べるために重要です。高値が続くと動脈硬化に、また肥満や脂肪肝になると高値になります。

高値が続くと動脈硬化に

　トリグリセリド（中性脂肪）も、LDL・HDL コレステロールと同様、動脈硬化性の病気を調べるうえで重要な検査です。

　トリグリセリドは皮下や肝臓などに貯蔵されて、必要に応じて血液中に送り出され、生命活動を行ううえで必要なエネルギーになりますが、コレステロールの代謝とも相互に関係し、高値になると LDL コレステロールを上昇させ、動脈硬化の原因になります。

とり過ぎると肥満、脂肪肝などに

トリグリセリドは食物にたくさん含まれており、食物の種類やカロリー摂取量によっても変動します。

一般に、脂肪や炭水化物・糖分、アルコールなどをとり過ぎると皮下や肝臓などに沈着して高値になり、肥満や脂肪肝などになります。

とくにアルコールは、1gあたり7kcalという高カロリーのため、また高栄養のつまみを食べることが多いため、長期にわたっての飲み過ぎは脂質異常症（230頁）の大きな原因になります。

検査前10時間以上は絶食

検査は、酵素を用いた試薬によって測定します。トリグリセリドは食後に上昇し、1〜2時間後に最大値になったのち徐々に減少し、食事前の濃度に戻るのに10〜14時間かかります。アルコール摂取でも8時間後に最大値になって約30％も増加、さらに脂肪と一緒にとると12時間後でも高値が続きます。

したがって、トリグリセリドの正確な値を知るためには、検査前最低でも10時間以上は絶食、禁酒します。

アルコールや食事が原因の高値は経過観察

トリグリセリドの基準値は30〜150mg/dLで、上限値は病態識別値（動脈硬化性疾患）です。トリグリセリドが150mg/dL以上の場合を高トリグリセリド血症といいます。基準値を超えていたら、2週間後くらいに再検査します。

トリグリセリドは、そのほとんどがアルコールや食事の影響、糖尿病や甲状腺機能低下症などの病気によって高値になります。アルコールや食事で高値の場合は、300mg/dLくらいまでは運動や食事などライフスタイルの改善が必要で、半年に1回ほどのチェックで経過を観察します。

トリグリセリドが400mg/dL以上で、HDLコレステロールが40mg/dL以下の場合は、薬剤による治療を行うのが一般的です。

疑 われるおもな病気などは

◆ 高値→家族性脂質異常症（Ⅲ・Ⅳ・Ⅴ型）、糖尿病、ネフローゼ症候群、甲状腺機能低下症、脂肪肝、腎不全など
◆ 低値→栄養不良、吸収不良症候群、慢性肝機能障害（肝硬変、肝臓がん）など

▶ 医師が使う一般用語：「トリグリ」＝トリグリセリドの略

血糖

> **基準値**
> 空腹時血糖：80 〜 99 ㎎/dL
> 随時血糖：80 〜 139 ㎎/dL
> OGTT2 時間：上記 2 つの値を満たす場合

血糖とは

血液中に含まれているブドウ糖（グルコース）のこと。血糖は膵臓から分泌されるインスリンやグルカゴンと呼ばれるホルモン、甲状腺ホルモン、副腎皮質ホルモンなどによって調節され、一定の量に保たれている。

■糖尿病の診断

糖尿病型：血糖値（空腹時≧126 mg/dL、OGTT2 時間≧200 mg/dL、随時≧200 mg/dL のいずれか） ※HbA1c≧6.5％（HbA1c（JDS）≧6.1％）

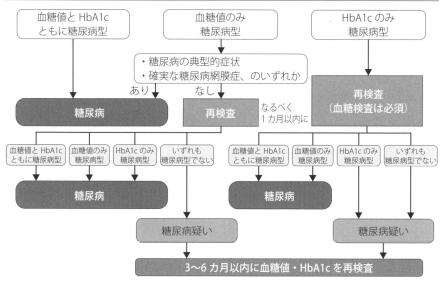

（「糖尿病の分類と診断基準に関する委員会報告」より引用）

> とくに糖尿病を調べる検査です。糖尿病が続くと、急性心筋梗塞や脳梗塞などをおこしやすくなるので、十分に注意してください。

| 糖尿病で上昇

血糖の検査は、糖尿病の疑いがあるとき、まず第一に行う検査です。

血糖を調節しているホルモンはいくつもありますが、とくに重要なのがインスリン（322 頁）です。これは、食事によって血液中に増加したブドウ糖をグリコーゲン（血糖の補給、エネルギー源に使われる糖類）として組織

に貯蔵し、血糖値を下げて一定に保つ働きをしています。

健康な人では、食後でも血糖値が約170mg/dL を超えることはありませんが、何らかの原因でインスリンが減少したり、インスリンが作用できなくなると血糖値が上昇します。これが糖尿病です。

血糖値は、糖尿病をはじめとする下に示した病気のほか、肥満、暴飲暴食、運動不足、ストレスなどの環境によっても上昇します。すなわち、これらが糖尿病の危険因子で、なかでも肥満が最も強い危険因子です。

早朝空腹時血糖または随時血糖を測定

血糖値は食事により変動するため、①早朝空腹時血糖検査、②随時血糖検査、③経口ブドウ糖負荷試験（OGTT）の３つがあります。③は空腹状態でブドウ糖液を飲み、30分・1時間・2時間後に採血して測ります。定期健診などで最初に行うのは①または②で、①は前日の夜9時以降絶食し、朝一番に空腹の状態で測定、②は食事に関係なく随時に測ります。

血糖値と HbA1c によって判定

糖尿病の診断（**左図**参照）は、血糖値と HbA1c（238頁）で行います。血糖値では、空腹時血糖値が126mg/dL 以上、OGTT2時間値と随時血糖値は200mg/dL 以上の場合、まず〈糖尿病型〉と判定されます。

どちらか一方が糖尿病型の場合は再検査します。ただし、血糖値のみ糖尿病型の場合は、糖尿病の典型的症状（口渇，多飲，多尿，体重減少）、確実な糖尿病網膜症のいずれかがあると糖尿病と診断されます。再検査によりどちらも糖尿病型ではない、あるいはHbA1cのみ糖尿病型の場合は「糖尿病疑い」となり、生活習慣の改善を行って糖尿病への進展を予防し、3～6カ月以内に再々検査を行います。

採血する血液で異なる血糖値

血糖値は、採血する血液で異なります。動脈や毛細血管での血糖値は静脈の場合よりも10～20mg/dL 程度高値になります。このため、糖尿病の人が簡易血糖測定器で血糖値をモニタリングする場合は、病院で測るときより高値になることを知っておく必要があります。

疑 われるおもな病気などは

◆ 高値→糖尿病、膵疾患（膵炎、膵臓がん）、内分泌疾患（クッシング症候群、褐色細胞腫、甲状腺機能亢進症、グルカゴノーマなど）、肝疾患（肝硬変、慢性肝炎）、その他（妊娠、ストレス、過剰栄養、肥満など）

◆ 低値→膵疾患（インスリノーマ）、肝疾患（肝硬変、肝がん）、機能性低血糖（絶食、激しい運動、腎性糖尿など）、先天性代謝異常（糖原病など）

▶ 医師が使う一般用語：「けっとう」

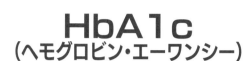

HbA1c
（ヘモグロビン・エーワンシー）

基準値
4.7 ～ 6.2%
（NGSP）

HbA1c（ヘモグロビン・エーワンシー）とは

赤血球中のヘモグロビン（血色素：Hb）と血液中のブドウ糖（グルコース）が結合したものをグリコヘモグロビン（糖化ヘモグロビン）という。グリコヘモグロビンには何種類かあり、そのうちの1つが HbA1c でヘモグロビン・エーワンシーと呼ぶ。

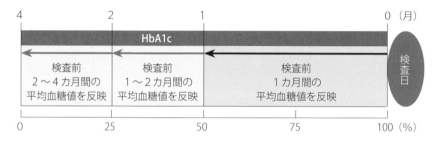

 おもに糖尿病のコントロールの善し悪しを判断する検査です。コントロールが悪いと、いずれさまざまな合併症や動脈硬化がおこります。

糖尿病のコントロールに有用

HbA1c（ヘモグロビン・エーワンシー）は、糖尿病の人が血糖値（236頁）を上手にコントロールしているかどうかをみる検査です。

HbA1c は、血糖値の高い状態が続いているとき、血液中でヘモグロビン（176頁）とブドウ糖が結合してできるものですが、赤血球の寿命（約120日）とともに存在するため、過去1～3カ月の平均血糖値を知る指標になりえます。例えば、**上図**に示すように HbA1c の約50％は検査前1カ月間の平均血糖値を反映し、血糖のコントロールが上手にできていないと高値になります。

糖尿病推測の重要な指標

糖尿病の第一次検査では、血糖値、尿糖値（310頁）を調べています。しかし、これらは測定前の影響（食事、精神状態など）を反映して変動が大きいため、じつは糖尿病を発見する検査として良好な指標とはいえません。

一方、HbA1c は食事などの影響が少なく、過去の平均血糖値を反映するため、糖尿病推測の重要な指標として、

■血糖コントロールの目標

①血糖の正常化を目指す際の目標 → 6.0%未満
適切な食事療法や運動療法だけで達成可能な場合、または薬物療法中でも低血糖などの副作用がなく、この数値を達成できればより理想的なコントロールといえる目標値。
②合併症予防のための目標 → 7.0%未満
合併症予防の観点からの目標値。対応する血糖値としては、空腹時血糖値130mg /dL未満、食後2時間血糖値180mg /dL 未満をおおよその目安とする。
③治療強化が困難な際の目標 → 8.0%未満
低血糖などの副作用、血管合併症の既往などの理由で治療の強化が難しい場合においても最低限達成が望ましい目標値。

※治療目標は年齢、罹病期間、臓器障害、低血糖の危険性、サポート体制などを考慮して個別に設定する。いずれも成人（65歳未満）に対しての目標値であり、また妊娠期および65歳以上の高齢者は除くものとする。
（日本糖尿病学会『科学的根拠に基づく糖尿病診療ガイドライン2013』より一部改変）

定期健診などでも医師が必要と認めた場合は、血糖値と同時に測定することになっています。

通常、食事制限はなし

測定法には各種ありますが、ほぼ同じ値となります。HbA1cは食事などの影響が少ないため、一般に検査当日の食事制限はありませんが、測定法によっては前日の夕食後から絶食して測定する場合があります。また、早朝空腹時血糖と一緒に調べることも多いので、その場合は絶食になります。

個別に血糖コントロール目標値を設定

236頁の「糖尿病の診断」にあるように、HbA1cのみが高値の〈糖尿病型〉の場合は再検査をしますが、HbA1cと血糖値の両方が高値の場合は再検査することなく糖尿病と診断されます。

HbA1cの血糖コントロールの目標（上図）は、①血糖の正常化、②合併症の予防、③治療の強化が困難な場合、の3段階に分けられ、患者さんごとに目標値が設定されます。

疑 われるおもな病気などは

- ◆ 高値→糖尿病、糖尿病性ケトアシドーシス、腎不全
- ◆ 低値→長期の低血糖、各種貧血、異常ヘモグロビン血症

▶ 医師が使う一般用語：「ヘモグロビン・エーワンシー」＝ HbA1cから。単に「エーワンシー」とも

血糖コントロール
（グリコアルブミン、1,5-AG）

基準値
グリコアルブミン：11 〜 16%
1,5-AG：14 μg/mL 未満

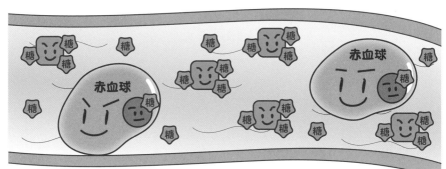

 グリコアルブミンも HbA1cも 血中の 糖 とちょっとずつ結びついたものです。

 おもに糖尿病のコントロールの善し悪しを判断する検査です。コントロールが悪いと、いずれさまざまな合併症や動脈硬化がおこります。

■検査項目としての違いは…

血糖	採血時の血糖の状態	採血前の食事が影響する
HbA1c	採血の前の約1〜2カ月間の血糖コントロール状況を把握	
グリコアルブミン	採血の前の約2週間の血糖コントロール状況を把握	採血前の食事は影響しない
1,5-AG	採血の前数日間の血糖コントロール状況を把握	

●グリコアルブミン

HbA1cより直近の平均血糖値を反映

　グリコアルブミンは、アルブミン（224頁）にグルコース（ブドウ糖）が結合したものです。血糖が高値であれば、グリコアルブミンも高値になります。アルブミンの血中の半減期は約

3週間なので、検査（採血）前の約2週間の血糖レベルを反映しています。

　HbA1c（238頁）より直近の血糖レベルを反映するので、食事療法や運動療法の効果、飲み薬やインスリン注射の効果を判断することができます。妊娠中の厳格な血糖コントロールにも有効ですし、食後の高血糖を反映しやすい利点もあります。

■糖尿病コントロール（1,5-AG、グリコアルブミン）

指標	優	良	可		不可
			不十分	不良	
1,5-AG	10.0〜13.9 未満	6.0〜9.9 未満	2.0〜5.9		1.9 以下
グリコアルブミン	17.0 未満	17.0〜20.0 未満	20.0〜21.0 未満	21.0〜24.0 未満	24.0 以上

● 1,5-AG（1,5-アンヒドログルシトール）

数値が低いほどよくない状態

1,5-AG は食品中に含まれる物質で、摂取して吸収されるとそのまま尿中に排泄されます。この排泄される 1,5-AG 量は、尿糖（310 頁）レベルと相関関係があり、尿糖排泄が多いほど 1,5-AG もたくさん排泄されます。糖尿病では尿糖排泄量が多いため、血中 1,5-AG 濃度は低くなります。HbA1c やグリコアルブミンとは反対に「数値が低いほどよくない状態」です。

採血時から直近数日間の血糖レベルを反映

1,5-AG は、直近数日間の血糖レベルを反映するので（左表）、治療法の変更を行った場合にはいち早くその効果を確認できます。また、尿糖の排泄量が増えると数値が下がるので、食後だけ高血糖になっている場合などでは病状が比較的軽度の時点から、より鋭敏に（早期に低下する）反応が現れます。

一方、直近の血糖レベルを反映するので、こまめに検査をしなければ血糖コントロール状態を把握できません。また、血糖コントロールが非常に悪い場合には結果の差が少なくなって、病状を評価しにくい欠点もあります。

疑 われるおもな病気などは

〈グリコアルブミン〉
- ◆高値→糖尿病、肝硬変、甲状腺機能低下症（橋本病など）
- ◆低値→ネフローゼ症候群、甲状腺機能亢進症（バセドー病など）

〈1,5-AG〉
- ◆高値→ 1,5-AG を含むサプリメントを服用
- ◆低値→糖尿病、腎臓病（腎性糖尿、腎不全など）、妊娠後期

▶ 医師が使う一般用語：「グリコアルブミン」／「イチゴエージー」または「エージー」＝ 1,5-anhydroglucitol の略 1,5-AG から

尿酸

基準値
男性：3.5 ～ 7.0 mg /dL
女性：2.5 ～ 6.0 mg /dL
（酵素法）

尿酸とは

細胞の核に含まれる核酸の成分のひとつであるプリン体という物質が、体内で分解してできる最終産物。

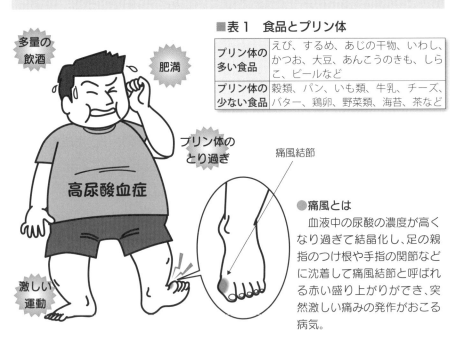

■表1　食品とプリン体

プリン体の多い食品	えび、するめ、あじの干物、いわし、かつお、大豆、あんこうのきも、しらこ、ビールなど
プリン体の少ない食品	穀類、パン、いも類、牛乳、チーズ、バター、鶏卵、野菜類、海苔、茶など

痛風結節

●痛風とは

血液中の尿酸の濃度が高くなり過ぎて結晶化し、足の親指のつけ根や手指の関節などに沈着して痛風結節と呼ばれる赤い盛り上がりができ、突然激しい痛みの発作がおこる病気。

おもに痛風を調べる検査です。痛風の人の99％は高尿酸血症で、肥満やプリン体のとりすぎ、過度の飲酒などによっておこります。

痛風で高値に

この検査は、痛風の疑いがあるとき行います。

尿酸値が 10mg /dL を超えると痛風になりやすくなり、痛風の人 100 人のうち 99 人は尿酸値が 10mg /dL 以上です。ただし、痛風発作時には、尿酸が痛風結節で結晶化するため、尿酸値は低くなります。

そのため、発作時に尿酸値が低いからといって、その発作が痛風によるも

のではないとはいいきれず、さらにくわしく検査する必要があります。

高値は急性心筋梗塞、脳血管障害、腎機能低下の原因に

血液中の尿酸は血管を障害しやすく、血管が多く存在している心臓や脳、腎臓に沈着し、組織を破壊したり、結石をつくったりします。痛風の発作はとても痛くつらいものですが、痛風自体が命にかかわることはありません。

本当に怖いのは、高尿酸血症（後述）の状態が続くと、急性心筋梗塞、脳出血や脳硬塞などの脳血管障害、腎機能障害などが発生しやすくなることです。

男性は女性より高値、また加齢により高値に

尿酸は、血清を用いて酵素が入った試薬と比色計で測定されます。

血液中に溶ける尿酸の量は 6.5 〜 7.0mg /dL ですから、これ以下の濃度であることが望まれます。男性の上限値の 7.0mg /dL は高尿酸血症の定義値で、7.0mg /dL を超える場合を高尿酸血症と呼びます。男性のほうが女性より高く、また年齢が増すに従って高値になっていきます。

検査当日の飲食は普通にとってかまいません。

高値の場合は再検査

高値の場合は再検査しますが、尿酸値に影響を与える薬剤や食生活の影響を考え、１〜２週間後の再検査が望まれます。

高尿酸血症になる原因は、肥満、プリン体（**表 1**）のとり過ぎ、多量の飲酒、激しい運動などです。したがって高尿酸血症の場合は、食事は極端にプリン体の多い食品は禁止し、脂肪、アルコールの過剰摂取は避けます。糖質、蛋白質は体重を増加させない範囲なら制限しません。

なお、痛風の症状がない場合でも尿酸値が 8.0mg /dL、尿中尿酸排泄量が１日 800mg以上の場合は、薬剤による治療が必要です。

疑 われるおもな病気などは

◆ 高値→痛風、レッシュ・ナイハン症候群、腎機能障害、薬剤性（利尿薬、降圧利尿薬など）、過激な運動、アルコール摂取など

▶ 医師が使う一般用語：「にょうさん」

尿素窒素

尿素、尿素窒素とは

　尿素とは、蛋白質が体の中で分解されたあとの最終産物。尿素窒素とは、尿素の中に含まれる窒素分。尿素は肝臓でアンモニアから合成され、血液によって腎臓に運ばれ、糸球体で濾過されて尿中に排泄される。

腎機能が低下すると尿素窒素が増加する

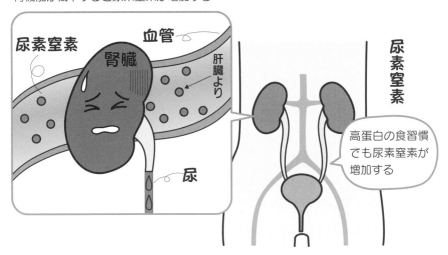

尿素窒素　血管　腎臓　肝臓より　尿素窒素　尿

高蛋白の食習慣でも尿素窒素が増加する

腎臓や消化器などの異常を調べる検査です。尿素窒素は生理的にも変動するため、基準値外なら病気との鑑別を行います。

腎機能が低下すると高値に

　血液中の尿素は腎臓に運ばれ、糸球体で濾過されて尿中に排泄されます。したがってこの検査は、第一に腎臓の病気の疑いがあるとき行います。

　基準値は 8 〜 20mg /dL ですが、腎機能が悪くなると尿素を尿中へ排泄できなくなり、血液中の尿素窒素の値が上昇します。機能がほとんどなくなる腎不全では、100mg /dL 以上になることも稀ではありません。

ただし、腎機能（糸球体濾過率、248頁）が正常の50〜75％以下になるまでは、尿素窒素の上昇は軽微なため、軽度の腎機能障害の判定には適当ではありません。軽度の腎機能障害をみつけるためには、クレアチニン・クリアランスの検査（248頁）が必要です。

消化器出血は中等度の上昇、重症肝機能障害では低下

　尿素窒素は、消化器や肝臓の病気を調べるときにも検査されます。

　胃潰瘍やがんなどで小腸や大腸に出血があると、血液とともに消化管に出た蛋白質が分解されてアンモニアになり、これが肝臓に運ばれて尿素が余分に合成され上昇します。ただし、その程度は腎機能障害に比べると小さく、50mg/dL以上にはなりません。

　一方、尿素は肝臓で合成されるため、劇症肝炎などの重症肝機能障害があるときには合成能力が低下し、低値になります。

高蛋白食で上昇、妊娠で低下

　尿素窒素は、血清を用いて、酵素（ウレアーゼ）が入った試薬と比色計を用いて測定されます。

　尿素窒素の値は、病気以外でも変動します。食習慣の影響を受け、高蛋白食を多く摂取する人では上昇します。

　一方、妊娠している人では、循環血液量が増えるために尿素窒素が薄められたり、胎児の発育に利用されるために低下します。

　検査当日の飲食は普通にとってかまいません。

境界値では継続して月1回の診察と検査

　生理的変動が考えられる場合は、数日以内に再検査します。

　境界値（20〜25mg/dL）の場合は、継続して月1回の診察と検査が必要で、激しい運動は行わず、浮腫（むくみ）がないかぎりは脱水状態にならないよう十分に水分をとってください。

　また、腎機能障害などが急性憎悪した病態では毎日でも測定し、慢性の病態でも月1〜2回測定して状態を把握します。

疑われるおもな病気などは

- ◆ 高値→腎機能障害、消化管出血など
- ◆ 低値→肝機能障害（肝硬変、肝臓がんなどの広汎な障害）など

▶ 医師が使う一般用語：「ビーユーエヌ」「バン」＝ blood urea nitrogen（尿素窒素）の略 BUN から

クレアチニン

基準値
男性：0.5 〜 1.0 mg /dL
女性：0.4 〜 0.8 mg /dL
（酵素法）

クレアチニンとは

尿素窒素と同様、体内の蛋白質が分解されたあとの最終産物。筋肉内でクレアチンという物質からつくられて血液中に出現し、腎臓から尿中へ排泄される。

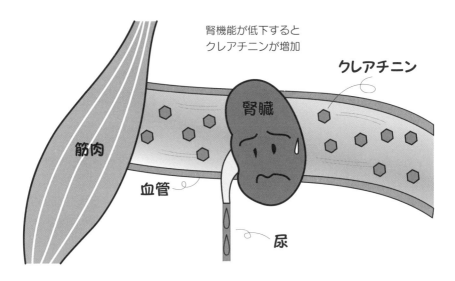

腎機能が低下すると
クレアチニンが増加

クレアチニン

腎臓

筋肉

血管

尿

腎臓や筋肉の病気などを調べる検査です。高値のときは、腎機能がかなり悪化している可能性があります。筋肉の萎縮する病気の場合は、低値になります。

腎機能が低下すると高値に

尿素窒素（244 頁）と同様に、腎臓病の疑いがあるときに行う検査です。

ただし、尿素窒素は腎臓では糸球体で濾過されて、尿細管から再吸収されますが、クレアチニンは糸球体から濾過されるだけで、尿細管から再吸収はされません。さらに、クレアチニンは、

腎臓以外の影響を受けにくいという性質があります。

そのため、腎臓の排泄能力の指標としてより有効で、クレアチニンの上昇は、腎機能が低下した状態をよりよく反映しています。

しかし、クレアチニンは、腎機能（糸球体濾過率、248 頁）が正常の 50 〜 75％以下になるまでは上昇しないた

め、軽度の腎機能障害の判定には適当とはいえず、そのためには次の項で述べるクレアチニン・クリアランスの検査が必要です。

筋肉の萎縮する病気では低値に

クレアチニンは、筋肉の病気を調べるときにも検査されます。

筋肉内で合成されるクレアチニンの量は筋肉の量に比例するため、筋ジストロフィー症などの筋肉の萎縮する病気があるときは、低値になります。

男性は女性より高値

測定法にはいくつかあり、それぞれで基準値が若干異なります。本書で提示している酵素法では、酵素の入った試薬と比色計を用いて測定します。

筋肉量の多い男性は、女性と比べると10〜20％高値になり、体格のよい人は当然、高値になります。

また、年齢が増すごとに糸球体濾過率が低下するため、高値になります。しかし、同時に筋肉量も低下するため、高齢者では腎機能の指標としての血清クレアチニンは、わずかしか上昇しないので、注意が必要です。

検査当日の飲食は普通にとってかまいません。前日・当日の激しい運動は控えます。

基準値以上のときは繰り返し検査を

基準値以上のときは繰り返し検査を行い、いつも基準値を超えるような場合は糸球体濾過率はすでに3分の1〜2分の1に低下していると考えられます。運動や食事などに気をつけて、脱水・感染・妊娠などの憎悪因子を避ける日常生活を送る必要があります。

また、慢性腎疾患では月1〜2回測定し、さらに糸球体濾過率を推定するために、クレアチニン・クリアランスを半年ごとに調べるとよいでしょう。

eGFRについて

推算糸球体濾過量（eGFR）は、血清クレアチニン値（Cr）、年齢、性別から、おおよその糸球体濾過量を推測するもので、この値が低いほど腎臓の機能が悪いことを示します。慢性腎臓病（CKD）の腎障害の存在・診断に利用されています。

eGFR（mL/分/1.73㎡）
$$= 194 \times Cr^{-1.094} \times 年齢（歳）^{-0.287}$$

女性は「算出したeGFR値×0.739」です。

疑われるおもな病気などは

◆ 高値→腎機能障害（腎不全）、肝硬変、降圧薬服用など

◆ 低値→筋疾患（筋ジストロフィー症）、長期臥床、妊娠など

▶ 医師が使う一般用語：「ニン」＝クレアチニンから

クレアチニン・クリアランス

基準値
90 〜 110 mL/ 分

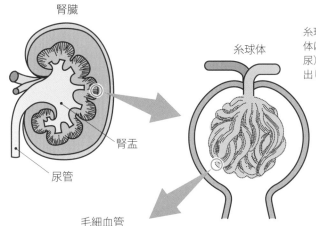

腎臓

糸球体

腎盂

尿管

糸球体の役割は「濾過」。体に不要な物質を尿（原尿）として血管の外に排出している。

毛細血管

内皮細胞
基底膜
外皮細胞

クレアチニン

糸球体の機能が低下すると老廃物を濾過できにくくなり、老廃物は体に残り、さまざまな障害をおこす。

クレアチニンは、筋肉中のクレアチンの最終産物。この物質をとおして、糸球体の濾過機能を調べるのがクレアチニン・クリアランス。

 腎臓の異常をくわしく調べる検査です。腎機能の程度を正確に判断でき、低値になるほど腎機能の悪化を示しています。

腎機能障害の程度を正確に知る検査

尿素窒素（244 頁）もクレアチニン（246 頁）も、腎機能のスクリーニン

グ検査（一次検査）として有用です。

しかし、これらが高値を示すようになるには、腎機能（糸球体濾過率）が正常の 50 〜 75 ％以下になってからで、軽い腎機能障害の場合は発見する

ことができません。そこで、正確な腎機能の状態を知るための検査が必要で、それがクレアチニン・クリアランスです。

クリアランスとは、腎臓の糸球体が血液中の老廃物などを濾過して尿中へ排出する機能のことです。

クレアチニン・クリアランスとは、老廃物のひとつクレアチニンを腎臓の糸球体が1分間に何mL濾過しているかを調べる検査で、糸球体の濾過率をよく反映しています。

検査では尿を完全に出し切るように

この検査には、短時間で行う方法と、1日の尿量を蓄尿して行う方法があり、普通は前者で検査します。

短時間法は、まず最初に尿を採取します。このとき、尿を完全に出し切ることが、検査の正確さを保つうえで大切です。

その30分後に、今度は血液を採取し、さらにその30分後にもう一度、尿を採取して終了です。

採取した血液からは血漿（血清）ク

レアチニン濃度（P）を測定し、尿からは尿中のクレアチニン濃度（U）と1分間あたりの尿量（V）を測定して、〈Ccr（クレアチニン・クリアランス）＝（U×V）÷P〉の式にあてはめて値を求めます。

検査当日の飲食は普通にとってかまいません。前日・当日の激しい運動は控えます。

腎機能が低下するに従い、低値に

クレアチニン・クリアランスの基準値は90〜110mL/分ですが、腎機能が低下するに従って数値も低くなります。

障害の程度は50〜70mL/分で軽度、30〜50mL/分で中等度、30mL/分以下では高度の腎機能障害と判定され、尿毒症になる恐れがあります。

また、クレアチニン・クリアランスによって推測される糸球体濾過率は、加齢によって低下します。40歳代を100％とすると、10歳年をとるごとに10％程度低下していきます。

疑 われるおもな病気などは

◆ 低値→腎機能障害

▶ 医師が使う一般用語：「シーシーアール」＝ creatinine clearance の略 Ccr から

アンモニア

基準値
15 ～ 70 µg /dL
（酵素法）

アンモニアとは

おもに大腸の腸内細菌によってつくられる蛋白質の分解産物。血液を介して、おもに肝臓で尿素を合成する材料となり、腎臓から尿中に排出される。

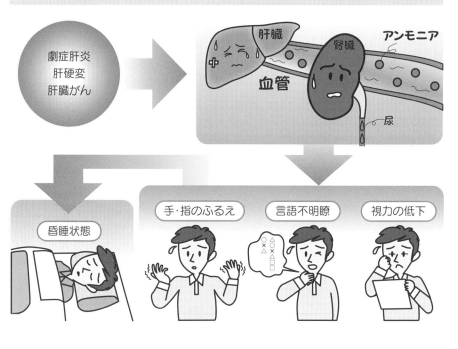

劇症肝炎
肝硬変
肝臓がん

肝臓

腎臓

アンモニア

血管

尿

昏睡状態

手・指のふるえ

言語不明瞭

視力の低下

肝臓病の進んだ人が、肝性昏睡になる可能性の有無をみる検査です。肝性昏睡は命にかかわるので、その前兆を見逃さないように！

肝性昏睡の病態把握に重要な指標

　肝性昏睡（こんすい）とは、重症の肝臓病によっておこる昏睡で、死にいたることもしばしばあるため、肝性昏睡がおこる可能性のあるときには、この検査を行います。

　アンモニアは、生体にとっては毒性（神経毒）があるため、通常は肝臓で尿素の材料となって無毒化されます。しかし、劇症肝炎や肝硬変、肝臓がん

などで肝臓の機能が低下すると、尿素が合成できずに血液中に増加します。

その結果、中枢神経が障害され、手・指のふるえ、言語不明確、視力減退などの脳症状を引きおこし、ついには昏睡に陥ります。

意識障害、知能障害、けいれんなどでも高値に

アンモニアの検査は、ほとんどが重い肝臓病の病態を把握するときに行うものですが、その他、小児では意識障害、知能障害、繰り返す嘔吐（おうと）、成人では、意識障害、けいれん、アンモニア臭などの症状がみられたとき、高アンモニア血症を疑って検査し、高値の場合はさらにその原因を究明することになります。

激しい運動後や高蛋白食では高値に

酵素を用いた試薬によって測定されます。基準値は 15 〜 70μg /dL で、成人より小児のほうが高値です。

アンモニアは、激しい運動をしたあとや高蛋白質の食事をとったあとでは高値になります。

肝性昏睡の予防は蛋白の過剰摂取、便秘・下痢などを避ける

肝性昏睡の治療対策は、アンモニアを中心とした中毒物質がつくられないようにすることと、血液中に存在する遊離型のアミノ酸の質的・量的な異常を是正するための薬物療法が基本になります。

また、予防対策としては、誘因となる食事蛋白の過剰摂取を避け、便秘・下痢にならないように注意し、利尿薬の投与は行わないようにします。肝硬変などの場合は、筋肉が落ちるのを防ぐ目的で、適切な筋肉トレーニングなどを行います。

なお、アンモニアの低値は、低栄養状態や貧血で認められますが、病的意義は少ないため、放置することがほとんどです。

疑われるおもな病気などは

- ◆ 高値→重症肝機能障害（劇症肝炎、肝性昏睡）、腎不全（尿毒症の一部）、高蛋白食、消化管出血など
- ◆ 低値→低栄養、貧血など

▶ 医師が使う一般用語：「アンモニア」

血清鉄(Fe)

基準値
男性：60 〜 200 μg /dL
女性：40 〜 160 μg /dL
（比色法）

血清鉄とは
体の中の酸素を組織へ運搬するヘモグロビン（176 頁）の構成因子のひとつ。

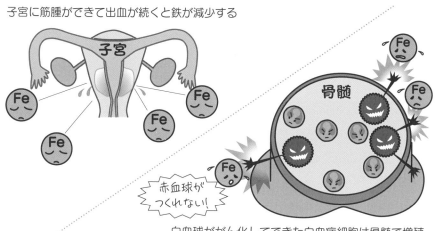

子宮に筋腫ができて出血が続くと鉄が減少する

子宮

Fe Fe Fe Fe

骨髄

Fe Fe Fe

赤血球が
つくれない！

白血球ががん化してできた白血病細胞は骨髄で増殖、
赤血球造血を障害するため、鉄が利用されずに高値に

貧血の原因や白血病などを調べる検査です。高値でも低値でも異常が考えられるので、さらに検体検査や画像検査などを行います。

出血性貧血などで低値に

貧血の原因を調べるときに行う重要な検査です。

胃や腸の潰瘍やがん、子宮筋腫などで、体内から多くの血液が失われる（吐血、下血、不正性器出血）と強い貧血（出血性貧血）となり、同時に鉄分も失われて血液中の鉄は低値になります。

食物からとった鉄分は十二指腸で吸収され、血液中では蛋白（トランスフェリン）と結合し、骨髄へ運ばれてヘモグロビン（176 頁）をつくるもとになり、さらに、これをもとに赤血球が

つくられます。

　十二指腸での鉄分の吸収が悪いときや食事の内容が偏っていると（偏食）、血液中の鉄が不足し、その結果、ヘモグロビンの合成が低下して貧血がおきてしまいます。若い女性に多くみられる鉄欠乏性貧血になるわけです。

溶血性貧血、白血病などで高値に

　赤血球（174頁）の寿命は約120日で、骨髄でつくられて、肝臓や脾臓などで壊されます。

　赤血球が何らかの原因で、寿命以前に壊されることを溶血といいますが、溶血性貧血がおこると血球の破壊がおきて、ヘモグロビンが血液中に出てきて、鉄は高値になります。

　肝硬変では、肝臓が硬くなって肝臓への血液の流れが悪くなり、かわりに脾臓への血液の流れが増え、脾臓で異常に血球が破壊され、血液中の鉄が高値を示します。

　また、骨髄で赤血球がつくられなくなる白血病や再生不良性貧血の場合は、原料としての鉄が利用されないため、血液中で高値になります。

女性のほうがやや低い傾向に

　血清を用いて、自動分析器で測定します。女性のほうが、男性よりやや低い傾向にあります。生理後は低値になります。

　検査当日の飲食は普通にとってかまいませんが、鉄は日内変動があり、午前中は高く、午後は低くなります。その差は20〜50μg/dLです。このため、午後の採血の解釈には注意が必要です。

高値でも低値でもくわしく検査

　高値でも低値でも異常です。鉄の代謝に関係する血液中蛋白（総鉄結合蛋白やフェリチン、トランスフェリン）をはじめ、種々の血液検査や便潜血反応（316頁）、上部消化管内視鏡（114頁）、下部消化管内視鏡（122頁）、腹部超音波（116頁）、腹部CT（124頁）、また、婦人科のチェックなども必要なことがあります。

　さらに、骨髄の一部を採取して造血能力を調べる検査（骨髄穿刺）が必要なこともあります。

疑 **われるおもな病気などは**

◆ 高値→溶血性貧血、再生不良性貧血、白血病、肝硬変、サラセミアなど

◆ 低値→鉄欠乏性貧血、出血性貧血、慢性感染症、悪性腫瘍など

▶ 医師が使う一般用語：「てつ」＝血清鉄の略

銅(Cu)

基準値
男性：80 ～ 135 μg /dL
女性：100 ～ 160 μg /dL

生体に必須のミネラル

銅は、生体にとって必須のミネラル（微量金属）の１つであり、酵素や蛋白質を構成しています。銅は小腸上部から吸収され、約95％はセルロプラスミンという糖蛋白となり、残りはアルブミン（224頁）と結合しています。

銅の生理作用は、貯蔵鉄動員作用、血漿鉄交替率の促進、鉄酸化触媒酵素としての作用、酸化酵素の補酵素的な働き、成長の促進などに関与しています。

血清中の銅の値は、女性の場合、妊娠中は月を追って上昇し、後期には基準値の２～３倍になりますが、分娩後１～２週間後には元に戻ります。また、ストレスや激しい運動などによっても高値を示すことがあります。

ウィルソン病の診断に重要

血清中の銅は、先天性の銅代謝異常、銅欠乏症、胆道疾患などの診断や悪性腫瘍のスクリーニング（ふるい分け）などのときに検査をします。高値より低値のときのほうがむしろ問題で、なかでもウィルソン病の診断に重要です。

ウィルソン病は、先天性の銅代謝異常により組織に銅が沈着する病気で、肝臓におけるセルロプラスミンの生成障害が原因でおこります。ウィルソン病は、脳のレンズ核変性による神経症状、肝硬変、角膜周辺に沈着するカイザー・フライシャー輪の３つを主症状とする病気で、小児から高齢者まで幅広く発症します。

その他には、血清中の銅の値がとくに重要な鍵となる病気や症状はありません。

疑 われるおもな病気などは

◆高値→感染症、胆道疾患（閉塞性黄疸、細胆管性肝炎、胆汁性胆管炎）、鉄欠乏性貧血、悪性腫瘍、胆道閉鎖症など

◆低値→ウィルソン病、メンケス病、ネフローゼ症候群、多発性硬化症、栄養不良など

▶ 医師が使う一般用語：「どう」または「シーユー」

亜鉛(Zn)

基準値
80 ~ 160 μg /dL

生体に必須のミネラル

亜鉛は生体にとって必須のミネラル（微量金属）です。70種以上の酵素（金属酵素）の構成要素として、さまざまな代謝系の調整に関与しています。近年、腫瘍の増殖や免疫機能に作用する因子であることもわかり、注目されています。亜鉛の生理作用は、生殖機能、成長の促進、骨格の発達、皮膚などの新陳代謝、味覚や嗅覚の維持、精神や行動への影響などです。

血清中の亜鉛の値は、採血するときの患者さんの状態によって左右します。高値になる要因は空腹、海産物の摂取（カキなど）、ストレス、薬剤の服用などで、低値になる要因は、食事摂取後2～3時間、妊娠、薬剤の服用などです。

低値になると味覚・嗅覚異常がおこる

亜鉛は、低値の場合に臨床的意義が大きく、成長発育の障害、性腺機能不全などをおこしますが、注目すべきは味覚・嗅覚の異常や皮膚病変です。味覚・嗅覚の異常は、人が生きていくうえで極めて重要で、火事や食物の腐敗などが理解できずに、大惨事になることがあります。

また、皮膚病変は褥瘡の修復に関連して検査されています。

亜鉛欠乏症の要因としては、摂取不足が多いのですが、低亜鉛食（菜食主義者）を除けば、多くの場合は医原性（医療行為が原因となるもの）です。とくに、長期静脈栄養や経腸栄養に伴う欠乏症が重視されています。

疑 われるおもな病気などは

- ◆高値→内分泌疾患（成長ホルモン欠損症、甲状腺機能亢進症、副腎不全、アジソン病）、血液疾患（溶血性貧血、赤血球増多症、好酸球増多症）など
- ◆低値→摂取不足（菜食、静脈栄養、経腸栄養、低栄養）、吸収障害（腸性肢端皮膚炎、肝障害、炎症性腸疾患）、過剰喪失（下痢、肝硬変、糖尿病など）、需要増大（妊娠、新生児）など

▶ 医師が使う一般用語：「あえん」

心筋トロポニン

基準値　陰性
カットオフ値：cTnT：0.1 ng/mL、
cTnI：0.1 〜 0.4 ng/mL
（測定装置により異なる）

心筋トロポニンとは

心筋（心臓の筋肉）の構成成分（蛋白）で、トロポニンT、トロポニンI、トロポニンCからなる。

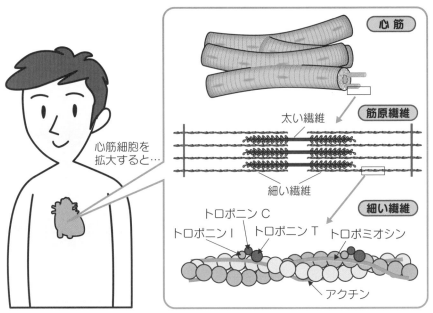

心筋細胞を拡大すると…

心筋

筋原繊維

太い繊維

細い繊維

細い繊維

トロポニンC

トロポニンI　トロポニンT　トロポミオシン

アクチン

心筋梗塞とは、動脈硬化などによって心臓をとり巻く血管（冠動脈）が完全に塞がり、血液の流れが途絶える状態。

 急性心筋梗塞などを調べる検査です。心筋の異常を判定するバイオマーカー（指標）のひとつで、陽性ならただちに異常があることを意味します。

心筋の傷害で陽性に

トロポニンは、心筋（心臓の筋肉）の細いフィラメント（細い線）を形成する収縮蛋白で、トロポニンT、IとCからなります（**上図**）。これらのうち、

臨床的に測定されているのは、トロポニンTとIです。トロポニンは心筋の構成成分であるため、これが血液中に出現する場合には、急性心筋梗塞などによって、心筋が傷害されていることを意味します。

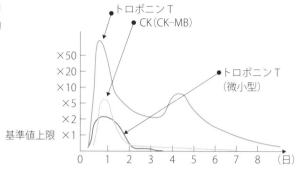

■急性心筋梗塞後の血中
　バイオマーカーの変動

トロポニンT
CK(CK-MB)

トロポニンT
（微小型）

×50
×20
×10
×5
×2
基準値上限　×1

0　1　2　3　4　5　6　7　8　（日）

極めて特異性が高い

　従来から測定されているクレアチン
キナーゼ（218頁）やLD（206頁）
などの酵素やミオグロビン（筋肉ヘモ
グロビン）は、心筋のほかに骨格筋に
も多量に存在するため、これらが血中
に認められた場合には、心筋の傷害ば
かりでなく、骨格筋の傷害かを鑑別す
る必要があります。
　一方、トロポニンが認められた場合
には、ただちに心筋が傷害されたと判
定でき、特異性が極めて高い検査とい
えます。

目的をもって行う検査

　この検査は、スクリーニング（ふる
い分け）検査ではなく、心筋の傷害を
調べるという目的をもって行うことが
ほとんどです。トロポニンが陽性なら、
心電図（78頁）、心臓超音波（84頁）、

心筋シンチグラフィ（92頁）などを
行い、くわしくチェックしていきます。

急性心筋梗塞発症後、数時間で出現

　トロポニンは分子量が小さいため、
上図に示すように、急性心筋梗塞発症
後、数時間で血液中に出現し、しかも
10～14日間は異常高値が持続します。
このため、症状がはっきりしなくて検
査が遅れた場合にも陽性となり、心筋
の傷害を診断することができます。
　ちなみに、上図にあるCK-MBはCK
（クレアチンキナーゼ）のアイソザイ
ムのひとつで、219頁の図に示すよう
に、これも心筋バイオマーカー（指
標）のひとつです。
　なお、筋ジストロフィー症や甲状腺
機能低下症で骨格筋が変性した場合に
は、心筋の傷害と間違われて高値にな
ることもあります。

疑われるおもな病気などは

◆陽性→急性心筋梗塞、心筋炎、狭心症、心臓手術後など（進行性筋ジストロ
　　　フィー症、甲状腺機能低下症では偽陽性となることあり）

▶医師が使う一般用語：「トロポニン」

ナトリウム利尿ペプチド
（ANP、BNP）

> **基準値**
> ANP：40 pg/mL 以下
> BNP：20 pg/mL 以下

心不全などを調べる検査

● ANP

ANPは心房性ナトリウム利尿ペプチドといい、主として心房で合成・貯蔵され、血液中に分泌されるホルモンです。水・ナトリウムの利尿、血管の拡張、レニン・アルドステロンの分泌抑制、循環血漿量の減少など多彩な生理作用を介して、生体の体液バランスならびに血圧調整に関与しています。

ANPの分泌は、心房圧による心房筋の伸展によって刺激されるため、ANPが高値の場合は、心房負荷や循環血漿量の増加をおこす病態が存在することを示唆しています。ANPは、心不全や腎不全などの重症度や治療効果を判定するとき検査します。その他、高血圧の病態把握、内分泌疾患のスクリーニング（ふるい分け）などにも行われています。

● BNP

BNPは脳性ナトリウム利尿ペプチドといい、主として心室から血液中に分泌されるホルモンです。

強力な水・ナトリウム利尿作用、血管拡張作用を有しており、心室に負荷がかかると分泌され、交感神経系およびレニン・アンジオテンシン系を抑制して、それらのホルモンと拮抗的に働いて心不全などの病態を改善させます。

BNPは、心室機能の把握、心不全の重症度の把握、心不全や心肥大の治療効果の確認などを行うとき検査します。BNPは、ANPに比較して変化率が大きいのが特徴です。例えば、重症の心不全ではANPよりはるかに上昇するため、心不全の指標としてはANPより優れています。

疑 われるおもな病気などは

◆ 高値→本態性高血圧、うっ血性心不全、慢性腎不全、ネフローゼ症候群、肝硬変、妊娠高血圧症候群、原発性アルドステロン症・クッシング症候群、ADH不適合分泌症候群（SIADH）、甲状腺機能亢進症など

◆ 低値→脱水、利尿薬の影響など

▶ 医師が使う一般用語：ANP＝「エーエヌピー」。BNP＝「ビーエヌピー」

栄養アセスメント蛋白
(プレアルブミン、レチノール結合蛋白)

基準値
プレアルブミン：
20 〜 40 mg/dL
レチノール結合蛋白：
2.2 〜 7.4 mg /dL

栄養状態の把握に有用な栄養ア セスメント蛋白

　栄養アセスメント蛋白とは、生体の栄養状態を評価する蛋白のことです。従来は、アルブミン（224頁）、コレステロール（228頁）、ヘモグロビン（176頁）などが用いられていましたが、これらは半減期が長く（例えばアルブミンは約20日）、現在あるいは直近の栄養状態を正確に反映していません。

　そこで近年では、半減期の短い蛋白であるプレアルブミンやレチノール結合蛋白（RBP）が適切な指標として用いられるようになっています。プレアルブミンの半減期は約2日、レチノール結合蛋白は約0.5日です。

　プレアルブミンとは、血清蛋白分画の電気泳動法（224頁）で、アルブミンよりも少し陽極側に泳動されるところからついた名前ですが、近年ではトランスサイレチン（TTR）とも呼ばれています。

術後の感染症の発症予防 などに重要

　栄養アセスメント蛋白は、現在あるいは直近の栄養状態を鋭敏に反映しています。外科的手術での栄養状態の把握は、術後の感染症の発症予防、退院時期の判定に重要です。したがって、これからはこれらの栄養アセスメント蛋白による栄養管理が日常的になると思われます。

　ただし、これらの栄養アセスメント蛋白は、組織の炎症や破壊でも低下するため、炎症のマーカーであるCRP（282頁）を同時に測定し、これが基準値である場合には、栄養アセスメント蛋白が正確に栄養状態を反映していると考えられます。

疑 われるおもな病気などは

- ◆ 高値→腎疾患など
- ◆ 低値→低栄養状態、炎症性疾患、肝障害、甲状腺機能亢進症など

▶ 医師が使う一般用語：「プレアルブミン」「アールビーピーもしくはレチノールけつごうたんぱく」

ナトリウム(Na)

基準値
135 〜 145 mEq/L
（mmol/L）

腎不全などで低下

　ナトリウムは、体の水分の保持、浸透圧の調節（酸－塩基平衡の調節）などにたずさわっている電解質（陽イオン）です。ナトリウムは、腎機能の異常を疑うときや、浮腫（むくみ）などの体液過剰症状、尿量異常などがみられるときに検査します。

　体の中のナトリウムの97％は細胞外液にあるため、体内の水分の増加とナトリウムの体外への出が多くなると低値になります。

　体内の水分とナトリウムの調節は、腎臓（＋尿細管）で行われています。腎臓の機能が低下する腎不全になると、尿量が減少して体内の水分が外へ出ていかなくなるため浮腫（顔や手足のむくみ）になり、体内のナトリウムが水分で薄まって血液中のナトリウムは低値になります。

　その他、肝硬変や心不全でも尿量が減少し、同じようにナトリウム値が低下します。

過剰の発汗、脱水などで高値に

　ナトリウムは、過剰な発汗、激しい下痢や嘔吐がみられるときにも調べます。これらの症状によって、体の中の水分が異常になくなると、体内のナトリウム濃度が上昇し、血液中のナトリウムが高値になります。

　ナトリウムが高値になる原因のほとんどは水分の欠乏で、塩分を多くとり過ぎたためにナトリウム値が上昇することはそんなに多くありません。塩分を多くとった場合は、体は口の渇きを感じ、水分をたくさんとるようになり、ナトリウム濃度が上昇し過ぎないように調節しています。

異常値が出たら、さらに細かく検査を

　血清を用いて、自動分析器で測定します。検査前に異常発汗があったり、過剰に塩分をとり過ぎると、一時的に軽度の高値になることがあります。検査当日の飲食は普通にとってかまいま

腎臓の異常やむくみ、過剰な発汗などがあるときに行う検査です。高値になる原因のほとんどは、水分の欠乏です。

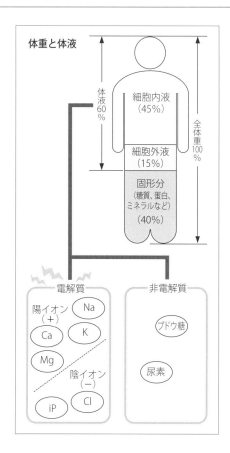

体重と体液

体液
60％

細胞内液
（45％）

細胞外液
（15％）

固形分
（糖質、蛋白、
ミネラルなど）
（40％）

全体重
100
％

電解質

陽イオン
（＋）

Na

Ca

K

Mg

陰イオン
（－）

iP

Cl

非電解質

ブドウ糖

尿素

せん。

　ナトリウムは低値の異常が多いのですが、高過ぎても低過ぎても体にとってはよくありません。ナトリウム値の異常は病気の原因でもあり、結果でも

あります。脱水でも浮腫でも、それがおこれば循環不全となり、体にとっては大きなマイナスになります。

　異常値の場合には、その理由をはっきりさせるため、さらに細かな血液検査や心電図（78頁）、胸部単純X線撮影（96頁）などを行います。

　なお、ナトリウムは、クロールと同様の変動を示すので、両者はつねに同時に測定します。クロールの基準値は98～108mEq/L（mmol/L）です。

疑われるおもな病気などは

◆ 高値→発汗過多、熱傷、高度の下痢、尿崩症、食塩過剰摂取など

◆ 低値→腎不全、ネフローゼ症候群、うっ血性心不全、肝硬変、利尿薬の過剰
　　　　内服、嘔吐、下痢など

▶ 医師が使う一般用語：「ナトリウム」ときに「ナト」

カリウム (K)

強い嘔吐や下痢が続くと
カリウムが減少

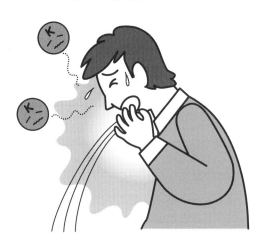

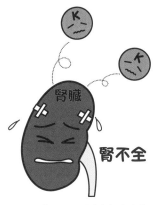

腎臓

腎不全

腎不全で尿量が減少すると、
カリウムが増加

 強い嘔吐・下痢があるときや、内分泌や腎機能の異常が疑われるときに行う検査です。異常値は命にかかわることがあるため、早急な対処が必要です。

嘔吐や下痢、内分泌の病気などで低値に

　カリウムは、神経の興奮や心筋の働き（収縮）を助ける、生命活動の維持調節に重要な電解質（陽イオン）です。カリウムは、強い嘔吐や下痢があるときや、内分泌の異常などが疑われるときに検査します。

　体内のカリウムは、嘔吐や下痢が強いと、吐物や便とともに体の外に出て
しまい、低値になります。また、腎臓からカリウムが異常に失われるとき（腎血管性高血圧、クッシング症候群、利尿薬を多飲したときなど）に低値になります。

　体内のカリウムのほとんど（98％）は細胞内に存在し、細胞外液（血液中）には２％ほどしかありません。糖尿病でインスリン（322 頁）を過剰に注射すると、カリウムは血液中の糖分とともに細胞の外から細胞内に移動し

てしまい、血液中では低値になってしまいます。

腎不全で高値に

カリウムは、腎機能障害が考えられるときにも調べます。体内のカリウムの90％は、尿から体外へ出ていきます。そのため、腎機能が低下する腎不全で尿量が減少すると、血液中のカリウムは高値になります。

また、何らかの原因で細胞内に多く存在するカリウムが、細胞外液中へ移動してしまうと、血液中のカリウムは高値になります。これは、強心薬のジギタリス薬を内服したり、降圧薬のひとつβ遮断薬を内服したり、またインスリン欠乏でもみられます。

その他、カリウムの多い食物を食べ過ぎたり、輸血やカリウムを多く含んだ輸液の点滴などで高値になります。

異常値が認められたら、ただちに再検査

血清を用いて、自動分析器で測定します。検査当日の飲食は普通にとってかまいません。

カリウムは、神経や心臓の働きを助ける因子で、体にとっては大変重要な物質です。高過ぎても低過ぎても心臓や神経、筋肉の働きが変化してしまいます。

高値（6.5mmol/L以上）では心電図（78頁）に異常が現れ、反対に低値（3.0mmol/L以下）では全身のけいれんや筋力低下、意識障害などをおこしてしまいます。

異常値が認められたら、ただちに再検査し、さらに原因となる病気を確定するための血液検査などの追加検査を行います。異常なカリウム値は早急に正常に戻さないと、生命にとって大変危険です。

疑われるおもな病気などは

- ◆高値→腎臓での排泄低下：腎不全、アジソン病など
　　　　　過剰摂取：食事、輸血、輸液、薬剤など
　　　　細胞内からの移動：インスリン欠乏、降圧薬・ジギタリス薬の影響、
　　　　　　　　　　　　　アシドーシスなど
　　　　　　その他：溶血、白血球増多、血小板増多など
- ◆低値→喪失　　：嘔吐、下痢、吸収不良症候群、利尿薬の影響、クッシング
　　　　　　　　　症候群など
　　　　摂取不足：絶食、食欲低下など

▶ 医師が使う一般用語：「カリウム」ときに「カリ」

263

カルシウム(Ca)

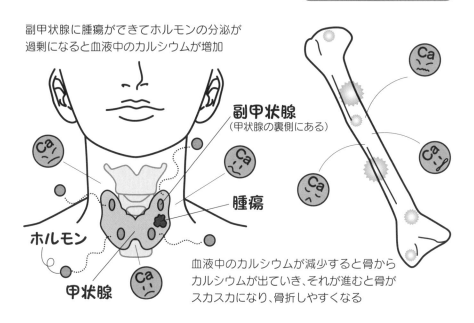

副甲状腺に腫瘍ができてホルモンの分泌が
過剰になると血液中のカルシウムが増加

副甲状腺
（甲状腺の裏側にある）

腫瘍

ホルモン

甲状腺

血液中のカルシウムが減少すると骨から
カルシウムが出ていき、それが進むと骨が
スカスカになり、骨折しやすくなる

 副甲状腺や骨などの病気を調べるための重要な検査です。異常値は命にかか
わることがあるため、早急な対処が必要です。

副甲状腺機能亢進症、
骨の病気などで高値に

カルシウムは、骨や歯の形成、神経・筋の興奮、血液の凝固などにかかわっている電解質（陽イオン）です。カルシウムは、原因不明の体重減少、食欲不振、口渇、多尿などのさまざまな症状があるとき、また、副甲状腺や骨の病気を疑うときに検査します。

体内のカルシウムの99％は骨や歯の細胞にあり、残りの１％が体液中に存在します。

血液中のカルシウムは、副甲状腺ホルモンとビタミンＤによって、一定に調節されています。副甲状腺ホルモンは、骨からカルシウムを吸収して血液中へ出す働き、また、腎臓でのカルシウムの排泄を抑える働きをしています。

しかし、副甲状腺に腫瘍ができてホ

ルモンの分泌が過剰になると、これらの働きが強くなって、血液中のカルシウムは高値になります。これが副甲状腺機能亢進症です。

その他、骨折やがんの骨への転移、多発性骨髄腫など骨の病気でも、カルシウムが高値になります。

副甲状腺機能低下症などで低値に

ビタミンDは、腸からのカルシウムの吸収を亢進させる働きをしています。ビタミンDが欠乏すると吸収力が低下して、血液中のカルシウムが低値になります。これを補うために骨からカルシウムが出ていき、血液中のカルシウム値を保とうとするため、それが進むと骨がスカスカになってしまい、骨粗鬆症になります。

副甲状腺機能低下症では、副甲状腺ホルモンが減少するために血液中のカルシウムは低値になります。また、血液中のカルシウムの半分はアルブミン（222頁、224頁）と結合しているので、アルブミンが低下する病態（肝機能障害や腎機能障害など）では低値になります。

異常値が出たら、早急に対応

血清を用いて、自動分析器で測定します。検査当日の飲食は普通にとってかまいません。異常値が出たら、原因を明らかにするために、ホルモン（318頁）や腫瘍マーカー（330頁）の血液検査、心電図（78頁）、骨などのX線撮影を行います。

カルシウム値は、病気を診断するために重要であるとともに、カルシウムイオンが異常なためにおこる体の変化は、生体にとって大変重要なため、早急に対応する必要があります。カルシウムは、骨の形成にかかわるほか、神経や心臓の筋肉の働きにも関係しています。基準値の2倍以上の高値になると筋力低下、不整脈（期外収縮）、意識障害などをおこしてしまいます。一方、低カルシウム血症では、神経や筋肉の異常興奮が生じ、けいれんや心ブロックをおこして危険です。

疑 われるおもな病気などは

- ◆高値→副甲状腺機能亢進症、悪性腫瘍（食道・卵巣・乳・胃など副甲状腺刺激ホルモン産生腫瘍）、骨へのがん転移、多発性骨髄腫、ビタミンD過剰など
- ◆低値→副甲状腺機能低下症、ビタミンD欠乏症、アルブミン低下症、くる病、慢性腎不全、栄養障害など

▶ 医師が使う一般用語：「カルシウム」ときに「カル」

電解質の検査

無機リン(iP)

> **基準値**
> 成人：2.5 ～ 4.5 mg /dL
> 小児：4.0 ～ 7.0 mg /dL

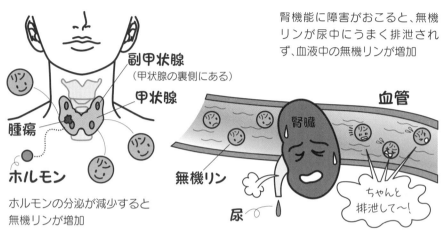

腎機能に障害がおこると、無機リンが尿中にうまく排泄されず、血液中の無機リンが増加

副甲状腺
（甲状腺の裏側にある）

甲状腺

腫瘍

ホルモン

ホルモンの分泌が減少すると無機リンが増加

血管

腎臓

無機リン

尿

ちゃんと排泄して〜！

腎臓や副甲状腺などの病気を調べる検査です。腎機能障害では低値に、副甲状腺の機能障害では高値・低値になります。

腎機能、副甲状腺機能などを反映

　無機リンは、生体中ではカルシウムに次いで多い電解質（陰イオン）です。生体中の無機リンの量は体重の約1％（500 ～ 800g）で、そのうちの80 ～ 90％は骨に、約15％が軟部組織に存在しています。骨や歯では、その大部分がカルシウムと結合してリン酸カルシウム（ヒドロキシアパタイト）として沈着しています。血液中の無機リンは全体のわずか0.1％で、リン酸化合物として存在しています。

　血液中の無機リン濃度は、活性型ビタミンD_3が腸管での吸収を促進し、副甲状腺ホルモンが尿細管での再吸収を抑制して、調整されています。その他、骨からの血液中への移行なども無機リン濃度に影響します。

　無機リンは、約60％が腎臓から尿の中に、残りは腸から便として排泄されます。そのため、腎不全などの腎機能障害があると尿中への排泄がうまくいかずに血液中の無機リンが高値になります。

　また、副甲状腺ホルモンは尿細管での再吸収を抑えて、尿中への排泄量を増加させますが、副甲状腺の機能が低下してホルモンの分泌が不足すると排

泄されにくくなって、血液中の無機リンは高値になります。反対に、副甲状腺の機能が亢進して過剰にホルモンが分泌されると、無機リンは低値になります。

横紋筋融解症で高値に

脂質異常症（高脂血症）の治療薬（スタチン系）を服用していると、しばしば横紋筋融解（全身の骨格筋が傷害される病気）を合併します。この病気がおこると無機リンが高値になり、同時に筋肉中に存在するカリウム（262頁）や、クレアチンキナーゼ（酵素、218頁）も高値となります。

成人と小児では濃度に違いが

無機リン濃度は、成長期の小児では成人より 1.5 ～ 2.5mg/dL 程度高値であり、また、2 mg/dL 程度の日内変動（早朝低く午後高い）が認められます。異常値となったときは原因を明らかにするために、さらにホルモン（318 頁）などの血液検査などを行います。

近年、慢性腎不全によって人工透析を受けている人が年々増えています。人工透析の合併症のひとつに、二次性副甲状腺機能亢進症があります。これは、慢性腎不全による高リン血症、低カルシウム血症などのため副甲状腺ホルモンがたくさん分泌され続ける病気です。この状態が長く続くと、骨や関節の痛み、骨折、筋力の低下、皮膚のかゆみ、イライラ感などの症状がおこったり、骨が溶け出してもろくなる線維性骨炎になったりします。

そうならないためには、食事（リンを多く含む食品のとり過ぎに注意すること）や薬物療法とともに、定期的にリンやカルシウムなどの検査をすることが重要です。日本透析医学会の「慢性腎臓病に伴う骨ミネラル代謝異常（CKD-MBD）の診療ガイドライン」（2012 年）では、透析している人は、リンとカルシウム濃度は、ひと月に最低 1 ～ 2 回は測定すること、ただし、これらの濃度が管理目標値から著しく逸脱した場合、あるいはその危険性が高い場合は、その値が安定するまで、より頻回の測定が望ましいとしています。管理目標値は、リンが 3.5 ～ 6.0mg/dL、カルシウムが 8.4 ～ 10.0mg/dL です。

疑 われるおもな病気などは

- ◆ 高値→副甲状腺機能低下症、腎不全、甲状腺機能亢進症、横紋筋融解症、ビタミンＤ中毒
- ◆ 低値→副甲状腺機能亢進症、くる病・骨軟化症、ファンコニー症候群、水酸化アルミニウムを含有する制酸薬、全身倦怠・脱力感

▶ 医師が使う一般用語：「ムキリン」もしくは「リン」

マグネシウム(Mg)

基準値
1.2 〜 4.8 mg/dL

慢性下痢や嘔吐、アルコールの多飲などで低値に

マグネシウムは、細胞内の酵素的反応（とくに ATP 産生に関わる経路）や、アミノ酸の活性化・蛋白合成に関与し、リボゾームの保全、RNA や DNA の合成反応、神経・筋における情報伝達、酵素の活性化などの働きをする電解質（陽イオン）です。

食物中のマグネシウムの約50％は腸で吸収され、血液中にあるマグネシウムはおもに腎臓を通って尿中へ排泄されています。嘔吐や下痢を繰り返したりして腎臓からのマグネシウムの排泄が増加すると、低値になります。

また、アルコールをたくさん飲むと、下痢をおこしやすくなって便中へのマグネシウムの排泄が増加し、血液中の

アルコール濃度が高くなると、尿中へのマグネシウムの排泄が多くなり、低値になります。

一方、腎不全や尿毒症では、腎臓からの排泄が低下してマグネシウム値は高くなります。

とくに低値に注意

マグネシウムは、低くても高くても異常ですが、とくに低値（欠乏症）が問題になります。疲れやすい、脱力感、しびれなどを感じ、さらに低くなると筋肉のつれや収縮、ふるえなどが、また頻脈や不整脈、妄想、不安感などが出現したりします。

筋肉や心臓、神経症状などを認め、マグネシウムが低値ならマグネシウム入りの点滴をし、その原因を明らかにするため血液検査などを追加します。

疑 われるおもな病気などは

◆ 高値→各種腎疾患、脱水、ケトアシドーシス、アジソン病、ビタミンDやリチウム投与など
◆ 低値→小腸切除手術後、慢性下痢、アルコール依存、各種薬物（ゲンタマイイシン、アムホテリシンB、シスプラチン、シクロスポリンなど）

▶ 医師が使う一般用語：「マグネシウム」

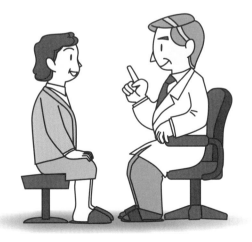

血液型

<ABO 式血液型>
A 型、B 型、O 型、AB 型
<Rh 式血液型>
Rh 陽性（＋）、Rh 陰性（－）

■献血時の検査

型	血球抗原	血清抗体	本邦割合
A	A	抗 B	40%
B	B	抗 A	20%
AB	A、B	なし	10%
O	なし	抗 A、抗 B	30%

　赤血球表面に抗原 A のある人を A 型、抗原 B のある人を B 型、両方ある人を AB 型、両方ない人を O 型と呼ぶ。一方、A 型の人の血清中には抗 B 抗体、B 型の人には抗 A 抗体、AB 型の人には両方なく、O 型の人には両方ある。

■ ABO 式血液型判定試験の手順 （オモテ試験）

■献血血液の検査

・血液型：ABO 式、Rh 式
・肝炎ウイルス検査：抗 HBs 抗体、抗 HBc 抗体、抗 HCV 抗体
・梅毒検査：梅毒抗体
・その他の感染症：抗 HIV-1,2 抗体、抗 HTLV-1 抗体、パルボウイルス抗体
・生化学検査：AST、ALT、γ-GT、総蛋白、アルブミン、総コレステロール、グリコアルブミン
・血球計数検査：赤血球数、ヘモグロビン量、ヘマトクリット値、平均赤血球容積（MCV）、平均赤血球ヘモグロビン量（MCH）、平均赤血球ヘモグロビン濃度（MCHC）、白血球数、血小板数

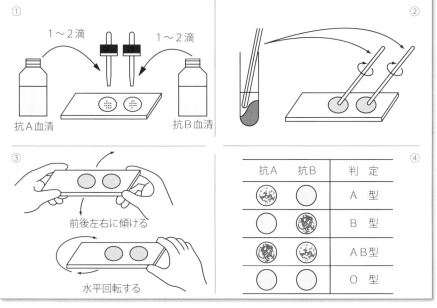

	抗 A	抗 B	判 定
	●	○	A 型
	○	●	B 型
	●	●	AB 型
	○	○	O 型

血液型を調べる方法はいろいろありますが、輸血で測定されるのは ABO 式と Rh 式です。同じ血液型でも、輸血前には必ず交差適合試験を行います。

輸血、献血のときに必要

輸血を行うときは、血液型が同じであることが必要です。そのために輸血をする前には、患者（受血者）と献血者（供血者）の血液型を検査します。また、献血をするときにも血液型を調べます。

血液型とは、赤血球の表面に存在する抗原と、血清中に存在する抗体の種類による分類です。血液型を調べる検査にはいろいろな方式がありますが、臨床検査領域（輸血）で測定されているのは、ABO式とRh式です。これらは抗原性が強く、輸血での副作用が出現するためです。

● ABO式

A、Bと呼ばれる抗原が赤血球の表面に存在するか否か、また、これらの抗原に対する抗体が血清中に存在するか否かで分けた血液型です。この抗原と抗体には規則性があるため、両方を調べて血液型を判定します。

例えば、A型の人にO型の血液を輸血すると、O型の人の赤血球の表面にはA、Bの抗原がありませんから、A型の人の血液中に入っても何ら悪さをしません。しかし、O型の人の血清中には抗A、抗Bの抗体があるため、こ

れらがA型の人の赤血球表面のA抗原と反応して、A血球は凝集・溶血（赤血球が壊れること）してしまいます。

● Rh式

Rh式には、C、c、D、E、eの5つの抗原が知られており、この中で、D抗原が最も強い抗原性をもつため、このD抗原が赤血球の表面に存在するか否かで分けた血液型です。存在する場合をRh陽性（＋）、しない場合をRh陰性（－）といいます。

例えば、Rh陰性の人に陽性の血液を輸血すると、D抗原が入るために陰性者に抗D抗体がつくられます。すると、次にその人に陽性の血液を輸血すると、その赤血球と反応して副作用をおこします。

輸血の前には交差適合試験を

同じ血液型でも、血清中に通常は存在しない抗体をもつ人がいます。これは、前に輸血をしたことのある人では、そのときの輸血液のために抗体ができてしまうためです。このため、たとえ同じ血液型でも輸血の際には受血者と供血者の血液との適合性を試験管内で調べます。これを交差適合試験といい、輸血をするときは毎回必ず行います。

▶ 医師が使う一般用語：「けつがた」＝血液型の略。「クロスマッチ」＝ cross matching test（交差適合試験）の略

免疫グロブリン

基準値
（下表参照）

■免疫グロブリンの種類、おもな働きと基準値

免疫グロブリンとは、血清蛋白のグロブリンのひとつγ - グロブリン（224頁）のこと。免疫に関与していることから免疫グロブリン（Ig）と呼ばれ、次の5つに分類される。

免疫グロブリン	働き	基準値
IgG	血液中に存在して、体内に侵入してきた微生物、異物と戦う。補体（蛋白）を活性化する。	800 ～ 1700 mg /dL
IgA	唾液や消化液、痰などに存在して、粘膜での防御機構の主役を演ずる。	100 ～ 400 mg /dL
IgM	抗原による刺激後、最も早く出現して微生物、異物と戦う。補体（蛋白）を活性化する。	40 ～ 240 mg /dL
IgD	Bリンパ球の分与に関与する？（今のところ、まだよくわかっていない）	2 ～ 10 mg /dL
IgE	アレルギー、寄生虫の排除に関与する。	20 ～ 140 U/mL

免疫の活動状態を調べる検査です。微生物や病気によって、さまざまな免疫の値が変動します。

感染症では IgM 抗体と IgG 抗体が増加

人の体内に、細菌やウイルスなどの微生物（抗原）が侵入してくると、それらを攻撃して身を守ろうとする機構が働きます。この防御機構を免疫機構と呼び、白血球のひとつリンパ球が、その主役を演じています。

免疫グロブリンは、リンパ球から分化した形質細胞で合成される蛋白で、抗原として侵入してきた微生物と結合し、これらを排除するように働きます。

免疫グロブリンは現在、上の表の5

つが知られています。微生物が体内に侵入して免疫機構に認識されると、まず IgM 抗体がつくられて血液中に増加します。続いて IgG 抗体が産生・増加して血液中に現れます。

したがって、微生物に感染したか否かは、血液中の IgM 抗体と IgG 抗体を測定することで推測することができます。とくに IgM 抗体は、感染早期に変動するので、感染症の診断に用いられています。

アレルギーでは IgE が増加

アレルギーとは、免疫機構の働き

■免疫反応のしくみ

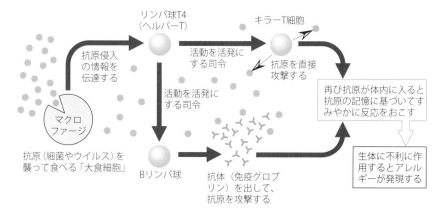

リンパ球T4
（ヘルパーT）

キラーT細胞

抗原侵入
の情報を
伝達する

活動を活発に
する司令

抗原を直接
攻撃する

マクロ
ファージ

活動を活発に
する司令

再び抗原が体内に入ると
抗原の記憶に基づいてす
みやかに反応をおこす

抗原（細菌やウイルス）を
襲って食べる「大食細胞」

Bリンパ球

抗体（免疫グロブ
リン）を出して、
抗原を攻撃する

生体に不利に作
用するとアレル
ギーが発現する

が生体にとって不都合な反応をおこす現象のことです。アレルギーがあるとIgE抗体が増加して、気管支喘息やアトピー性皮膚炎、花粉症などを発症します。

　そのアレルギーが、どのアレルゲン（アレルギー源になる物質）によるものなのかは、種々のアレルゲンとIgE抗体とを反応させて、最も反応の強い物質で鑑別します（164頁参照）。

低下すると感染しやすくなる

　微生物や病気により免疫機構そのものが障害されると、免疫グロブリンがつくられにくくなり、対抗できなくなって感染しやすくなります。

M蛋白血症、肝臓病、膠原病などでは反復測定

　免疫グロブリンは、感染症の診断のほか、多発性骨髄腫などのM蛋白血症の観察、肝臓病や膠原病（および類縁疾患）の慢性化や活動性を推測するのに用いられます。このため反復測定して、その増減により原疾患の治療や生活指導を行います。検査は、免疫学的手法により測定されます。検査当日の食事は普通にとってかまいません。

疑われるおもな病気などは

◆高値→骨髄腫、原発性マクログロブリン血症、慢性肝炎、肝疾患、膠原病および類縁疾患、悪性腫瘍など

◆低値→無γ-グロブリン血症など

▶医師が使う一般用語：「アイジー」＝ immunoglobulin の略 Ig から

自己抗体

基準値
陰性（ー）

自分の体を攻撃する抗体 ……自己抗体

　私たちの体には、細菌やウイルスなどの微生物や異物が体の中に侵入してくると（これら侵入物を抗原という）、これらに抵抗する物質（抗体という）をつくってこれらを排除し、体を一定の状態に保つ働きがあります。

　これを免疫機構といい、この抗体は普通なら自分の体を攻撃することはありません。しかし、何らかの原因で免疫機構に異常がおこると、自分の細胞成分に対して抗体をつくってしまい、自分の体を攻撃してしまうことがあります。この抗体を〈自己抗体〉といいます。

　自己抗体ができる機序としては、

①今まで免疫組織に抗原として認識されていなかったものが〈非自己〉として認識される

②薬剤や微生物などによって自己組織がかわってしまう

③薬剤や微生物の構造が自己組織に極めて類似していて区別がつかない

　などが考えられていますが、現段階ではすべてを説明することはできません。

自己抗体によっておこる疾患 ……自己免疫疾患

　自己抗体によって攻撃されておこる疾患を〈自己免疫疾患〉といい、右頁の**表**に示したように数多くあります。

　自己免疫疾患には、多くの人々に自己免疫疾患とは認識されていないものも少なくありません。悪性貧血や1型糖尿病、あるいは特発性血小板減少性紫斑病、潰瘍性大腸炎なども、じつは自己抗体によって発症する自己免疫疾患なのです。

　なお、右の表の上方に並ぶ関節リウマチ、全身性エリテマトーデス、全身性強皮症、多発性筋炎・皮膚筋炎は、以前は膠原線維（コラーゲン；細胞と細胞の間にある結合組織）の変性・異常によっておこる病気とされ「膠原病」と総称されていましたが、現在では自己免疫疾患であることが判明し、「膠原病および類縁疾患」としてまとめられています。これには、その他、混合性結合組織病、シェーグレン症候群など多くの病気が含まれます。

■おもな自己免疫疾患と出現自己抗体

疾患		自己抗体
全身性自己免疫疾患	関節リウマチ	抗CCP抗体、MMP-3、リウマトイド因子
	全身性エリテマトーデス	抗dsDNA抗体、抗Sm抗体、抗核抗体
	全身性強皮症	抗セントロメア抗体、抗Scl-70抗体（抗トポイソメラーゼⅠ抗体）、抗RNAポリメラーゼⅢ抗体、抗核抗体
	多発性筋炎・皮膚筋炎	抗Jo-1抗体、抗ARS抗体
	混合性結合組織病	抗U1-RNP抗体
	シェーグレン症候群	抗SS-A抗体、抗SS-B抗体、抗核抗体
	抗リン脂質抗体症候群	ループスアンチコアグラント、抗カルジオリピン抗体
	顕微鏡的多発血管炎	MPO-ANCA
	多発血管炎性肉芽腫症	PR3-ANCA
	好酸球性多発血管炎性肉芽腫症	MPO-ANCA
	半月体形成性糸球体腎炎	MPO-ANCA
臓器特異性自己免疫疾患	バセドウ病	抗甲状腺レセプター抗体
	橋本病	抗サイログロブリン抗体、抗甲状腺ペルオキシダーゼ抗体、抗甲状腺マイクロソーム抗体
	自己免疫性肝炎	抗平滑筋抗体、抗核抗体
	アジソン病	抗副腎皮質抗体
	原発性胆汁性胆管炎	抗ミトコンドリア抗体、抗核抗体
	自己免疫性膵炎	抗核抗体
	Ⅰ型糖尿病	抗ランゲルハンス島抗体
	重症筋無力症	抗アセチルコリン受容体抗体
	ギランバレー症候群	抗ガングリオシド抗体
	多発性硬化症	抗アクアポリン4抗体
	グッドパスチャー症候群	抗基底膜抗体
	自己免疫性溶血性貧血	抗赤血球抗体
	巨赤芽球性貧血（悪性貧血）	抗内因子抗体
	特発性血小板減少性紫斑病	抗血小板抗体

自己抗体「陽性」なら、くわしく検査

　自己抗体には、臓器あるいは疾患と極めて密接な関係があるものと、多くの臓器・疾患にも出現するものがあります。上の表では、下方の自己抗体ほど臓器に限られた疾患に関連し、上方の自己抗体は全身のいろいろな臓器を障害する疾患で陽性となります。

　このため、検査で自己抗体が検出されたからといって、すぐに疾患の診断が可能なわけではなく、他の種々の検査を行って診断がくだされます。

　本書では、これらの自己抗体のうち、「リウマトイド因子」「抗CCP抗体」「抗核抗体」の3つと、抗DNA抗体などの「その他の自己抗体」について、以下に解説していきます。

▶ 医師が使う一般用語：「じここうたい」

リウマトイド因子

基準値
陰性（−）
15 U/mL 以下

関節リウマチの診断指標

リウマトイド（リウマチ）因子は、免疫グロブリン（272頁）のIgGを攻撃する自己抗体で、関節リウマチの診断指標として測定されています。

この検査（RAテスト）をすると、関節リウマチでは80〜90％が陽性となりますが特異性は高くなく、リウマトイド因子陽性者の40％だけが関節リウマチと診断されます。これは、リウマトイド因子が肝硬変や悪性腫瘍などでも陽性になることがあるためです。陽性率は肝硬変で50％、悪性腫瘍で20〜40％くらいです。さまざまな関節炎の診断や重症度判定を目的として行われることの多い検査です。

確定診断できないときは生活指導

免疫学的手法によって測定され、正常なら陰性（−）です（カットオフ値〔陽性と陰性を区分する分割値〕は15U/mL）。この検査が陽性で、ほかの検査の所見や症状から関節リウマチが確定診断できれば、リウマチとしての治療と生活指導（十分な休養・保温・睡眠、調和のとれた栄養の摂取、適度な運動など）を行います。しかし、確定診断ができないこともあり、そのときは経過観察になります。この場合でも、慢性関節リウマチと同様の健康保持に必要な生活指導を行います。

　　　＊　　　　　＊　　　　　＊

関節リウマチは難病のひとつですが、治療薬も進歩し、早期に発見して治療すれば関節破壊の進行を抑えることが可能です。とくに発症してから約2年まではウインドウ・オブ・オポチュニティ（治療効果を上げる機会の窓）と呼ばれ、治療開始の時期として重要とされています。

疑 われるおもな病気などは

◆ 陽性→膠原病および類縁疾患：関節リウマチ、全身性エリテマトーデス、強皮症、多発性筋炎・皮膚筋炎など
　　　　感染症：肺結核、梅毒、ウイルス性肝炎、住血吸虫症など
　　　　その他：間質性肺炎、サルコイドーシス、肝硬変など

▶ 医師が使う一般用語：「アールエー」＝ rheumatoid arthritis（関節リウマチ）の略 RA から

抗CCP抗体

基準値
陰性（−）
4.5 U/mL 未満

関節リウマチで高率に陽性

今までは、関節リウマチに対しては前述のリウマトイド因子のみが臨床的に使用されていた唯一の自己抗体でしたが、そこに新しく登場したのが抗CCP抗体です。関節リウマチになると関節の滑膜に環状シトルリン化ペプチド（CCP）と呼ばれる抗原物質がたくさん出現します。抗CCP抗体は、この抗原に対してのみ特異的に反応します。

抗CCP抗体は、数年経過した関節リウマチでは70〜85％が陽性となり、これはリウマトイド因子や後述するMMP-3（マトリックスメタロプロテアーゼ-3、281頁）の70％より高率です。

早期発見・診断に重要な検査

近年、関節リウマチの治療法が大きくかわってきました。例えば薬物療法では、抗リウマチ薬（DMARDs）、ステロイド、非ステロイド系消炎鎮痛薬（NSAIDs）に加えて、高い治療効果が期待できる生物学的製剤も開発されて、予後の改善だけでなく治癒することも望めるようになってきました。

そのためには、早期発見・早期診断が重要です。さまざまな検査をしても、そのときは関節リウマチと確定診断ができない病態を「診断未確定関節炎」と呼びますが、抗CCP抗体はこういった時期から陽性となるため、早期発見・早期診断の検査として期待されています。

診断未確定関節炎の状態で抗CCP抗体が陽性の場合は、将来、関節リウマチになる可能性が高く、また陽性の場合は陰性の場合より重症になりやすいことがわかっています。そのため、この検査は、2007年4月から保険の適用となりました。

疑 われるおもな病気などは

◆ 陽性：関節リウマチ、関節リウマチを重複した膠原病および類縁疾患（シェーグレン症候群、全身性エリテマトーデス）

▶ 医師が使う一般用語：「コウシーシーピーコウタイ」あるいは単に「シーシーピー」

抗核抗体

基準値
陰性（ー）

全身性エリテマトーデス（SLE）の診断に有効

　自己抗体のうち、自分の細胞核を攻撃する抗体が抗核抗体で、これは「膠原病および類縁疾患」（以下、膠原病と表記）のひとつ全身性エリテマトーデス（SLE）で血液中に出現します。

　全身性エリテマトーデスで最も高頻度に出現しますが、このほかにも同じ膠原病の関節リウマチや強皮症、シェーグレン症候群、あるいは自己免疫機構が関与している慢性甲状腺炎、慢性肝炎などでも陽性になります。

　抗核抗体は、健康な人でも陽性になることがあります。この場合、女性のほうが陽性率は高頻度です。

　抗核抗体の一種に、次の項で述べる抗DNA抗体などがあります。これらも、膠原病を疑うときに測定します。

症状が落ち着いていれば1～3カ月に1回の検査

　原因不明の発熱、発疹、関節痛や筋肉痛、疲労感や脱力感などが長引くときは、膠原病の存在が疑われます。

　抗核抗体が陽性で、膠原病などの原因となる病気が明らかな場合は、症状が安定していれば1～3カ月に1回の検査を、症状の活動期や強力な治療を行っている場合には、2週間～1カ月に1回の検査を行っていきます。

　抗核抗体が陽性の場合は全身性エリテマトーデスをまず想定しますが、ほかの検査所見も考慮して、全身性エリテマトーデス以外でも陽性になることを患者に説明し、生活指導を行います。

　なお、蛍光抗体法での染色パターンにより抗核抗体の種類を推測することが可能です。

疑われるおもな病気などは

◆ 陽性→膠原病および類縁疾患：全身性エリテマトーデス、関節リウマチ、シェーグレン症候群、混合性結合組織病
　　　　その他：慢性甲状腺炎、慢性肝炎など

▶ 医師が使う一般用語：「アナ」＝ antinuclear antibody（抗核抗体）の略 ANA から

その他の自己抗体

　私たちの細胞核の成分は、核酸（DNA＝デオキシリボ核酸、RNA＝リボ核酸）と核蛋白とに分類されます。これらを攻撃する自己抗体が、各種の「膠原病および類縁疾患」（以下、膠原病と表記）などの自己免疫疾患（275頁）で検出されます。

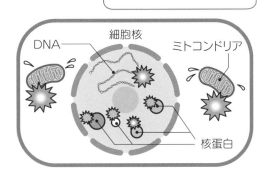

抗DNA抗体

　抗DNA抗体は、抗核抗体（278頁）の代表で、DNAを攻撃する自己抗体です。検査では、二本鎖DNA(dsDNA)、一本鎖DNA（ssDNA）が測定されています。

　抗DNA抗体は、膠原病のひとつ、全身性エリテマトーデス（SLE）で高率に検出されます。しかし、その他の膠原病では陽性率は20〜30％以下で、抗体価も低いのが普通です。抗dsDNA抗体の陽性率は、下の**表**のようになります。

抗U1-RNP抗体

　U1-RNPはRNAと蛋白の複合体で、抗U1-RNP抗体は、核蛋白の中の70kD（分子量70000）蛋白、A蛋白、C蛋白を攻撃する自己抗体です。

　抗U1-RNP抗体は、混合性結合組織病（MCTD）では100％が陽性となるほか、全身性エリテマトーデスでは20〜40％、全身性強皮症では5〜30％が陽性になります。

抗Sm抗体

　抗Sm抗体は、蛋白の中のB蛋白とD蛋白を攻撃する自己抗体です。

■おもな膠原病および類縁疾患とおもな自己抗体の陽性頻度

(%)

	抗dsDNA	抗U1-RNP	抗Sm	抗Scl-70	抗SS-A
全身性エリテマトーデス	70〜100	20〜40	20〜30	＜5	40〜60
混合性結合組織病	＜5	100	＜5	＜5	——
全身性強皮症	20〜30	5〜30	＜5	20〜30	10〜30
多発性筋炎・皮膚筋炎	5〜10	5〜10	＜5	＜5	10〜20
関節リウマチ	＜5	10	＜5	＜5	20〜30
シェーグレン症候群	20〜30	——	＜5	5	50〜70

全身性エリテマトーデスでは 20 ～ 30％に検出されますが、特異度は 95％と高率です。

抗 Scl-70 抗体

抗 Scl-70 抗体（抗トポイソメラーゼ I 抗体）は、DNA トポイソメラーゼ I という酵素を攻撃する抗体で、DNA の二重ラセン構造のねじれをゆがめます。全身性強皮症での検出率が高く、肺線維症、心疾患や悪性腫瘍の合併率が高いとされています。

抗 SS-A 抗体、抗 SS-B 抗体

抗 SS-A 抗体、抗 SS-B 抗体は、核蛋白の中の 52kD（分子量 52000）蛋白と 60kD（同 60000）蛋白を攻撃する自己抗体です。

SS とはシェーグレン症候群のことで、この病気で高率に検出されますが、全身性エリテマトーデスやその他の膠原病でも陽性になります。

抗ミトコンドリア抗体

ミトコンドリアは細胞核の外に存在し、細胞のエネルギー源となる物質（ATP ＝アデノシン三リン酸）をつくる器官で、これを攻撃する自己抗体が抗ミトコンドリア抗体です。

抗ミトコンドリア抗体は、肝疾患に関連して検出されます。原発性胆汁性胆管炎で 80 ～ 90％に検出され、自己免疫疾患でも 40 ～ 50％に認められます。原発性胆汁性胆管炎は中年女性に好発し、健康診断では ALP（210 頁）だけが上昇していることで発見されることがよくあります。

抗平滑筋抗体

抗平滑筋抗体は　平滑筋という筋肉細胞を攻撃する自己抗体です。自己免疫性肝炎で 60 ～ 90％、慢性活動性肝炎で 15 ～ 70％が検出されます。

抗内因子抗体、抗胃壁細胞抗体

経口摂取されたビタミン B12 は胃底部、胃体部に存在する胃壁細胞が胃液中に分泌する内因子と結合して回腸から吸収されます。この内因子、胃壁細胞に対する自己抗体が抗内因子抗体、抗胃壁細胞抗体であり、悪性貧血や萎縮性胃炎などで検出されます。

▶ 医師が使う一般用語：：抗 DNA 抗体＝「コウディーエヌエー」。抗 U1-RNP 抗体＝「コウユーワンアールエヌピー」。抗 Sm 抗体＝「コウエスエム」。抗 Scl-70 抗体＝「コウエスシーエル」。抗 SS-A 抗体＝「コウエスエスエー」。抗 SS-B 抗体＝「コウエスエスビー」。抗ミトコンドリア抗体＝「コウミトコンドリア」。抗平滑筋抗体＝「コウヘイカツキン」。抗内因子抗体＝「コウナイインシ」。抗胃壁細胞抗体＝「コウイヘキサイボウ」

MMP-3

基準値
男性：36.9 〜 121ng/mL
女性：17.3 〜 59.7ng/mL

関節リウマチの診断、治療効果の指標

　MMP-3（マトリックスメタロプロテアーゼ -3）は、軟骨細胞や滑膜細胞から産生されるプロテアーゼ（蛋白分解酵素）です。軟骨の構成成分であるプロテオグリカン、コラーゲン、ゼラチンなどを分解し、軟骨の代謝回転に重要な役割を果たしています。

　関節リウマチがおこると、関節の滑膜細胞に炎症が起こって増殖し、MMP-3 が大量に産生されて関節を破壊し、変形をもたらします。そのため、MMP-3 は関節リウマチの活動性の補助指標として測定されるとともに、早期の診断で持続性の MMP-3 の高度上昇は、関節破壊進行の予後予測指標として用いられています。

　また、近年登場した高い治療効果が期待できる生物学的製剤の治療反応性とも良好に相関するため、治療効果の判定にも使用されています。

MMP-3 のみが高値なら経過観察

　関節リウマチを疑い、MMP-3、リウマトイド因子（276 頁）、抗 CCP 抗体（277 頁）の検査を行って、MMP-3 のみが高値で他が陰性なら、関節リウマチと診断することはできず、通常は特に治療はしないで経過観察することになります。

　ただし、MMP-3 は抗 CCP 抗体のように関節リウマチに特異性はなく、乾癬性関節炎、リウマチ性多発筋痛症、全身性エリテマトーデス、糸球体腎炎などでも高値になることがあるため、MMP-3 が高値の場合はさらに検査を行って、他の病気がないかを調べます。

疑 われるおもな病気などは

◆ 陽性：関節リウマチ、乾癬性関節炎、リウマチ性多発筋痛症、全身性エリテマトーデス、強皮症、糸球体腎炎

▶ 医師が使う一般用語：「エムエムピースリー」

CRP

CRP とは

　細菌感染症などで炎症所見と同時に出現する急性相反応物質のひとつであり、組織の変性や破壊でも出現し、これらが治癒すると血中から消失する。

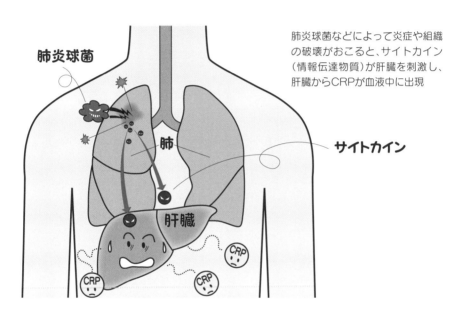

肺炎球菌

肺炎球菌などによって炎症や組織の破壊がおこると、サイトカイン（情報伝達物質）が肝臓を刺激し、肝臓からCRPが血液中に出現

サイトカイン

肺

肝臓

急性炎症や組織破壊の活動性・重症度、治療の予後判定の指標などとして行われる検査です。症状や病勢にあわせ、繰り返し検査を行います。

炎症や組織の破壊がおこると陽性、高値に

　肺炎を引きおこす病原体はたくさんいますが、そのうちのひとつに肺炎球菌（ストレプトコッカスニューモニ

エ）という菌がいます。この菌によって肺炎がおこると、この菌と反応するCRPが血液中に出現するため、最初のうちCRPは肺炎に特異的な蛋白と考えられていました。

　しかし次第に、肺炎以外の炎症や組

織の破壊でも、血液中に増加することがわかってきました。しかも、炎症や破壊が大きいほど高値になり、炎症や破壊がおさまるとすぐに減少するため、現在では CRP は、急性炎症や組織破壊の活動性や重症度、あるいは治療の予後判定の指標として用いられています。

狭心症と急性心筋梗塞を鑑別するための指標

狭心症と急性心筋梗塞は、胸痛をおこす代表的な病気ですが、狭心症は冠動脈の機能的攣縮（収縮）であるため、心臓の筋肉（心筋）の破壊（壊死）はありません（厳密にはごくわずかは存在します）。一方、急性心筋梗塞では冠動脈が閉塞するため、心筋は壊死します。このため、狭心症では CRP は陰性ですが、急性心筋梗塞では陽性・高値になります。

近年、クラミジア（306 頁）などによる慢性炎症が急性心筋梗塞の原因となることがわかり、このような場合にはごく低濃度の CRP の上昇が認められます（高感度 CRP 測定）。

検査は定性法、定量法で調べる

CRP は、抗体を用いた免疫学的手法により自動機器を用いて測定します。

検査方法には、定性法と定量法があります。定性法は陰性（－）、陽性（＋）で判定します。一方、定量法の基準値は、0.3mg /dL 以下になります。

検査当日の飲食は普通にとってかまいません。

症状・病勢にあわせて繰り返し検査

炎症疾患の回復期や、潜在的な細菌感染症が疑われる病態では、症状・病勢にあわせて、繰り返し検査します。

また、かぜなどでも上昇することがあるので、この場合はかぜの症状が落ち着いた時期に検査し、潜在的な炎症や疾患の有無の判定に利用します。

疑われるおもな病気などは

◆ 陽性・高値→膠原病および類縁疾患：リウマチ熱、関節リウマチ、全身性エリテマトーデスなど

　　　　　感染症：細菌感染症、ウイルス感染症

　　　　　その他：悪性腫瘍（とくに広汎な転移または壊死）、急性心筋梗塞、肺梗塞、大きな外傷、熱傷

▶ 医師が使う一般用語：「シーアールピー」＝ C-reactive protein（C- 反応性蛋白）の略 CRP から

ASO

基準値
250 単位以下

ASO とは

溶血性連鎖球菌によってつくられるβ溶血毒素（ストレプトリジンO = SLO）に対する抗体のこと。

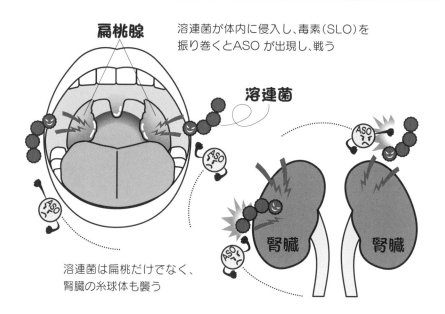

扁桃腺

溶連菌が体内に侵入し、毒素（SLO）を振り巻くとASO が出現し、戦う

溶連菌

腎臓　　腎臓

溶連菌は扁桃だけでなく、腎臓の糸球体も襲う

溶連菌に感染しているか否かを調べる検査です。ASO は健康な人でも変動があるため、明らかな陽性以外は再度測定を行います。

扁桃炎のときに高値に

　扁桃が赤くはれ、発熱と喉の痛みや白苔を認める扁桃炎は、細菌が感染して発症しますが、その原因菌のひとつに溶血性連鎖球菌（溶連菌）があります。

　この菌は、感染すると毒素をつくり、生体は、この毒素に対して抗体（ASO）をつくり、抗原であるこの菌を排除しようとします。したがって、この抗体を測り、陽性になれば溶連菌に感染した変化であることが判定できるわけです。

急性糸球体腎炎でも高値に

溶連菌はまた、急性糸球体腎炎をおこします。扁桃炎をおこしたとき、数日高熱が続き、その後、腰痛、血尿が現れると、急性糸球体腎炎の合併が疑われます。急性糸球体腎炎の合併では血圧が上昇し、尿検査では尿蛋白（308頁）が陽性、尿沈渣（312頁）で赤血球陽性になり、血液検査では尿素窒素（244頁）やクレアチニン（246頁）が上昇します。急性糸球体腎炎は、早期の入院加療が必要になります。

なお、急性糸球体腎炎は溶連菌が直接、糸球体を障害するのではなく、ASOと菌体成分が結合した複合体が糸球体を障害します。

その他、溶連菌は、関節炎や心臓弁膜症を合併するリウマチ熱の原因にもなります。

明らかな陽性以外は再測定

血清を用いて測定します。ASOは健康な人でも変動があり、明らかな陽性の場合以外は2週間以上の間隔で再測定し、2段階以上の変動があれば陽性と判断します。

溶連菌の中には、ストレプトリジンO以外の毒素をつくる菌もいて、この場合は溶連菌に感染していてもASOは陰性になるため、ほかの測定法（抗ストレプトキナーゼ、ASK）を行い、溶連菌感染の有無を調べます。

陽性で症状を伴えば、くわしく検査

溶連菌に感染しても、ASOは2週間は陰性で、2週間後から上昇し始めて短期（4～6週）で高値になり、その後、次第に低下していきます。抗菌薬治療で、抗体価の上昇は抑えられます。

症状がなく、ASOが陽性の場合は以前に溶連菌に感染したことを示します。症状（発熱や関節痛、動悸、血尿など）を伴う場合は、血液や尿などの検査を行い、溶連菌感染の部位、合併を明らかにします。

疑われるおもな病気などは

◆ 高値→扁桃炎、リウマチ熱、急性糸球体腎炎、猩紅熱、血管性紫斑病など

◆ 低値→免疫不全症候群

▶ 医師が使う一般用語：「エーエスオー」＝ antistreptolysin O（抗ストレプトリジンO）の略。AS（L）Oから。「アスロ」とも

HB関連抗原・抗体

基準値

HBs 抗原：陰性
〃 抗体：陰性
HBc 抗体：陰性
HBe 抗原：陰性
〃 抗体：陰性
（EIA 法）

HBV とは

hepatitis B virus ＝ B型肝炎ウイルスのこと。肝臓を特異的に障害する肝炎ウイルスにはA、B、C、D、Eがあり、そのうちのひとつがHBV（B型肝炎ウイルス）。このウイルスに感染して肝機能障害をおこした場合をB型肝炎といい、B型肝炎ウイルスに感染しているか否かを検査するのがHB関連抗原・抗体検査。

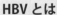 **HB ウイルスの構造**

HB ウイルスは直径42nm（ナノメートル＝10億分の1 m）の大きさで、表面（surface ＝ HBs）、中心部（core ＝ HBc）、皮殻部（envelope ＝ HBe）からなる。

体外からこのウイルス（抗原）が侵入してくると、生体は免疫機構を働かせてこの3つの抗原を排除する物質（抗体）を形成する。そのため、血液中のこれらの抗原・抗体を測定すれば、HB ウイルスに感染しているか否かが診断できる。

それぞれの抗原・抗体の意味するところは右表のようになる。

なお、HBc 抗原は血液中ではほとんど測定できないため、検査では表示していない。

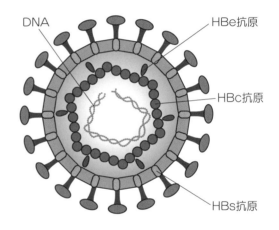

DNA
HBe抗原
HBc抗原
HBs抗原

■ B 型肝炎ウイルスの抗原・抗体の種類と判定

抗原・抗体	陽性の場合の判定
HBs 抗原	現在のB型肝炎ウイルスの感染を示す。
〃 抗体	過去の感染を示す。
HBc 抗体（低値）	過去の感染を示す。
〃 抗体（高値）	B型肝炎ウイルスの持続感染を示す。
HBe 抗原	現在の感染を示す。
〃 抗体	過去の感染を示す。

 B 型肝炎ウイルスの有無を調べる検査です。各抗原が陽性の場合は、AST、ALT などの検査を行って、肝機能障害があるかどうかを調べます。

Ｂ型肝炎ウイルスに感染すると陽性に

　Ｂ型肝炎ウイルスに感染しているか否かを調べる検査です。Ｂ型肝炎にかかると、急性肝炎、慢性肝炎、また、ときに肝硬変や肝臓がんを発症します。

　Ｂ型肝炎ウイルスの感染経路は、そのほとんどが非経口感染で（輸血が主で、ときに接触感染）、ウイルスが肝細胞に入ると、そこで増殖し（HB抗原が陽性になる）、これに対して生体の免疫機構が働いてウイルスを排除しようとしたとき、肝炎がおこり、HB抗体を残して治癒します。これが急性肝炎（一過性感染）です。

　慢性肝炎では、ウイルスの感染と肝機能障害の持続を認めます。

陽性でも肝炎をおこさないことがある

　このウイルスが体の中に侵入しても肝炎をおこさないで陽性を保つことがあり、この状態をウイルスのキャリアー（持続陽性）といいます。将来、肝炎をおこす可能性はもっています。ウイルスが侵入しても肝炎をおこさずに、自然に抗体ができてしまえば何ら問題はなく、この状態を不顕性感染といいます。

　この考え方を利用したのがワクチンで、現在では肝炎をおこさないで抗体（中和抗体：HBs抗体）をつくる治療（ワクチン接種）が行われています。

　母親が陽性の場合（とくにHBe抗原陽性）、新生児はほとんどＢ型ウイルスに感染し（母子感染）、キャリアーになります。そこで陽性の母親から生まれた子供に対しては、分娩直後にワクチンを接種してキャリアーの予防を行っています。このため、今後はＢ型肝炎の母子感染はほとんどなくなります。

各抗原が陽性なら、肝機能をくわしく検査

　血清を用いて測定します（測定意義は**左表**を参照）。検査当日の飲食は普通にとってかまいません。

　各抗体が陽性でも、肝機能異常がなければ、不顕性感染またはワクチン施行後であり、まったく問題ありません。各抗原が陽性であれば、肝機能障害があるかどうかAST（202頁）、ALT（204頁）などの血液検査をします。AST、ALTが上昇していればＢ型肝炎であり、急性、慢性、肝硬変などの区別のため、さらにくわしく検査します。

　肝炎がなく、抗原陽性のときは半年に1回、Ｂ型肝炎ウイルスとAST、ALTの検査をします。

▶ 医師が使う一般用語：「エッチビー」＝ hepatitis B virus（Ｂ型肝炎ウイルス）の略 HB から

HCV抗体

基準値
陰性（－）
（PHA 法・CLEIA 法）

HCV とは

　肝炎ウイルスのひとつ hepatitis C virus ＝ C 型肝炎ウイルスのこと。このウイルスによっておこる C 型肝炎に感染しているか否かを調べる検査が HCV 抗体検査。

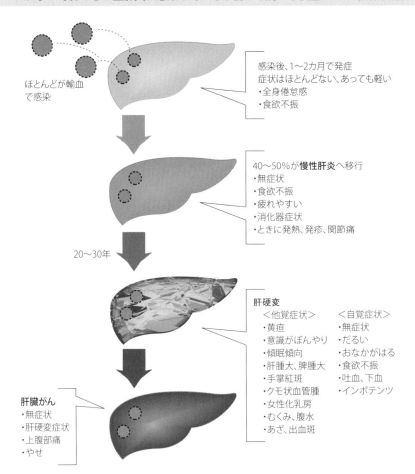

ほとんどが輸血で感染

感染後、1〜2カ月で発症
症状はほとんどない、あっても軽い
・全身倦怠感
・食欲不振

40〜50％が**慢性肝炎**へ移行
・無症状
・食欲不振
・疲れやすい
・消化器症状
・ときに発熱、発疹、関節痛

20〜30年

肝硬変
＜他覚症状＞　　＜自覚症状＞
・黄疸　　　　　・無症状
・意識がぼんやり　・だるい
・傾眠傾向　　　・おなかがはる
・肝腫大、脾腫大　・食欲不振
・手掌紅斑　　　・吐血、下血
・クモ状血管腫　・インポテンツ
・女性化乳房
・むくみ、腹水
・あざ、出血斑

肝臓がん
・無症状
・肝硬変症状
・上腹部痛
・やせ

 C 型肝炎ウイルスの有無を調べる検査です。陽性の場合、肝機能をくわしく検査します。陽性でも肝炎を発症していない場合は定期的に検査します。

C型肝炎ウイルスに感染すると陽性に

C型肝炎ウイルス（HCV）に感染しているか否かを調べる検査です。C型は、ほとんどが輸血により感染し、輸血後の急性肝炎の95％はC型の感染で発症します（残り5％はB型）。

C型肝炎は、A型やB型ウイルスに比べて、AST（202頁）やALT（204頁）の上昇は軽度のことが多いのですが、治療をしなければその多く（40〜50％）は慢性肝炎へ移行してしまう特徴があります。さらに、その慢性肝炎は20〜30年で肝硬変となり、その後数年で、多くの例では肝臓がんを発症してしまいます。ごくまれに、輸血以外に接触感染や家族内感染もることがあるといわれています。

陽性でも肝炎を発症しないこともある

肝炎ウイルスは、ほかのウイルスと異なり肝細胞のみに感染し、増殖します。

C型肝炎ウイルスに感染しても、ときに肝炎を発症しないでウイルスが持続的に存在していることもあります（キャリアー）。しかし、長い経過のうちには肝炎が発症することが多いので、定期的な（6カ月ごとくらい）血液検査でのチェックは必要です。

近年では、輸血時のHCV検査が厳重に行われているため、輸血によるC型肝炎は減少しています。

陽性のときは肝機能をくわしく検査

血清を用いて測定します。検査当日の飲食は普通にとってかまいません。

スクリーニング検査では、HCV抗原は測定せず、HCV抗体を測定し、感染の有無をチェックします。HCV抗体が陽性の場合、現在または過去のウイルス感染を示しており、血液検査（AST、ALTなど）を追加し、肝機能障害がないかどうかを調べます。

肝機能障害を認めたら、腹部超音波（116頁）や腹部CT（124頁）などでさらに精密検査を行い、慢性肝炎、肝硬変、また肝臓がんが疑われるかなどの検査をします。肝硬変になっていれば、3カ月ごとの腹部超音波検査は欠かせません。

▶ 医師が使う一般用語：「エッチシーブイ」＝ hepatitis C virus（C型肝炎ウイルス）の略 HCV から。ときに「シーがた」

HIV抗体

> 基準値
> 陰性（－）
> （EIA 法）

HIV とは

human immunodeficiency virus ＝ヒト免疫不全ウイルスのことで、このウイルスの感染によっておこる状態が後天性免疫不全症候群（acquired immunodeficiency syndrome）、すなわちエイズ（AIDS）。HIV に感染しているか否かを調べるのが HIV 抗体検査。

■ HIV（エイズウイルス）

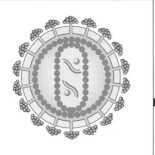

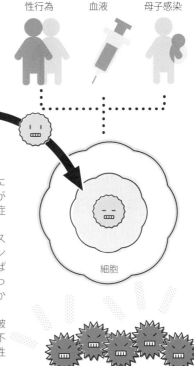

性行為　　血液　　母子感染

細胞

HIV に感染すると、2 ～ 4 週の間に初期症状として、かぜのような症状が約 50%の人に現れ、その後、長い無症状期へと入っていく。

この時期は、HIV が人間の免疫システムに重要な役目を果たしているリンパ球 T4 やマクロファージなどと呼ばれる細胞の中に入り込み、いわば眠っている状態のときで、平均して 7 年から 10 年潜伏している。

そして目覚めると、HIV は細胞を破壊し、どんどんと増殖し、体は免疫不全の状態となり、日和見感染症や悪性腫瘍などが出現し、エイズを発症する。

＊ 2018 年では、年間 800 人の HIV 感染者（男性 768 人、女性 32 人）、343 人のエイズ患者（男性 328 人、女性 15 人）が報告されている（日本国籍者）。感染者の感染経路は、同性間性的接触が 584 人、異性間性的接触が 125 人、その他 91 人。

 エイズウイルス感染の有無を調べる検査で、匿名で受けることができます。近年は薬物療法の進歩により、治療成績が向上しています。

エイズに感染すると陽性に

HIV に感染しているか否かを調べる検査です。

HIV に感染すると、自身の免疫機構を司るリンパ球（おもにリンパ球 T4：ヘルパー T 細胞）が破壊され、免疫機構が働かなく（不全）なって、その結果、生命に危険な種々の合併症が発症してきます。これがエイズ（後天性免疫不全症候群）です。

エイズでは、カリニ肺炎、サイトメガロウイルス感染症など、健康なときにはかからない感染症（日和見感染症という）をおこしやすく、その他、カポジ肉腫や皮膚がんなどの悪性腫瘍、脳炎、髄膜炎など重篤な病気を併発します。これらが発症すると、予後は極めて不良です。

感染経路は性行為、血液、母子感染

HIV は、性行為、血液（輸血、麻薬を打つための注射針の共用など）、母子感染によって伝染していきます。現在の日本では性行為が圧倒的に多くなっています。

母親が HIV に感染していると、その母から生まれた子供の約 30％は HIV に感染します。

検査は思いあたる出来事から 8 週以後に

血清を用いて、HIV の抗体を測定します。HIV に感染しても、その抗体が血液中に出現するには 6 〜 8 週かかるため、感染直後に検査しても結果は陰性になってしまいます。そのため、検査を受けるときは思いあたる出来事があってから、少なくとも 8 週以後にしてください。検査は匿名で受けられます。当日の飲食は、普通にとってかまいません。

陽性なら再検査

上記のスクリーニング（ふるい分け）検査で陽性になった場合は、ウエスタン・ブロット法という検査法で確認のための再検査を行い、最終的に陽性かどうかをウイルスの核酸検査により判定します。

その結果、陽性なら薬物療法によってエイズ発症をできるだけ引き延ばす治療が始まります。

エイズは HIV に感染後、平均 7 〜 10 年たってから日和見感染症などを合併して発症します。HIV の増殖に必要な酵素を阻害する酵素阻害薬が開発され、これらを複数組み合わせたカクテル療法が行われるようになり、治療成績が向上しています。

▶ 医師が使う一般用語：「エッチアイブイ」＝ human immunodeficiency virus （ヒト免疫不全ウイルス）の略 HIV から

ウイルス抗体価

基準値
陰性（−）

ウイルス抗体価とは

体の中に侵入してきた、あるウイルス（抗原）に対して対抗する物質（抗体）の力価（量や強さ）のこと。

■ウイルス感染症の
経過略図

ウイルスの大きさは、20 〜 450nm。nm はナノメートル、1 nm は 10 億分の 1 m。例えば風疹ウイルスは直径約 70nm。すなわち 0.000007㎜。

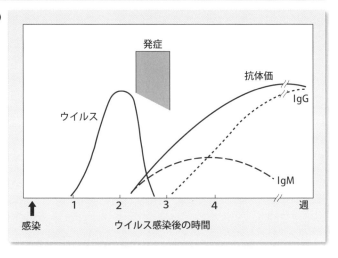

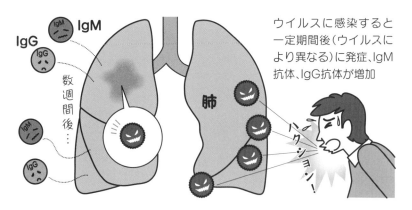

ウイルスに感染すると一定期間後（ウイルスにより異なる）に発症、IgM 抗体、IgG 抗体が増加

 ウイルスの感染の有無を調べる検査です。妊婦が風疹ウイルスに感染すると胎児に障害をおこすことがあるので、罹患時期を特定（推定）することが重要。

ウイルスに感染していれば陽性

　ウイルス感染症の診断も細菌感染症と同様に、ウイルスを同定（特定）することが望ましいのですが、多くの場合、ウイルスの同定は困難です。

　肝炎ウイルスやエイズウイルスなどのようなウイルスの同定、ウイルス量の推定が診断、治療、治療効果の判定上重要な場合は、特別な方法を用いてウイルスを同定しています。一方、そのほかの多くのウイルス感染症では、感染ウイルスではなく、ウイルス感染によって上昇するウイルス抗体価の検査を行って、診断の確認をしています。

感染から数週間たたないと診断できない

　ウイルスに感染すると、左の**図**のグラフに示すように、侵入ウイルスは標的臓器で増殖し、感染症が発症します。発症とほぼ時を同じくして IgM 抗体（272 頁）が、続いて IgG 抗体が出現、血液中で上昇します。

　したがって、ウイルス感染から数週間たたないと抗体価による診断ができないという欠点があります。

ペア血清と IgM 抗体で診断

　通常、ウイルスの多くはすでに昔に感染しており、そのときに体には抗体がつくられています。このため、ウイルス感染が疑われるときに抗体価を測定しても、抗体はすでに存在している場合が多いわけです。

　そこで、抗体価の検査は、ウイルス感染が疑われた時点とそれから 10 ～ 14 日後の血清を用いて抗体価を測定し（ペア血清）、あとから測定したほうが 4 倍以上の上昇を認めた場合、感染があったと診断します。また、IgM 抗体は、感染後比較的早期に上昇するため、IgM 抗体を測定して、これが高値である場合は感染していると診断できます。

　このように、ペア血清、もしくは IgM 抗体価測定により、ウイルス感染を診断しています。

妊婦では風疹ウイルスの感染を特定することが重要

　風疹は、妊婦が感染すると、胎児に障害をおこす（先天性風疹症候群：胎児の感覚器が形成される妊娠 3 カ月以内の感染が影響する）ことがあるため、妊婦では罹患時期を特定（または推定）することが重要になります。IgM 抗体が検出された場合には、3 カ月以内に感染があったと考えられます。

ウイルス核酸増幅検査

基準値
陰性（－）

ウイルス核酸増幅検査とは
ウイルスの本体である核酸（DNA または RNA）を増幅して（増やして）感染の有無を調べる検査。

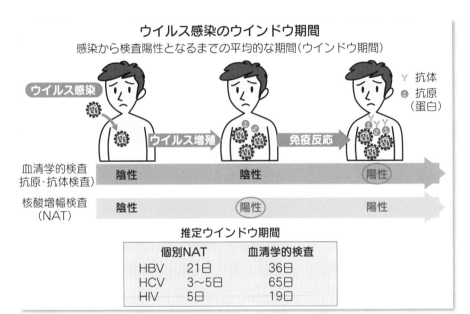

ウイルス感染のウインドウ期間
感染から検査陽性となるまでの平均的な期間（ウインドウ期間）

Y 抗体
● 抗原（蛋白）

ウイルス感染　ウイルス増殖　免疫反応

血清学的検査（抗原・抗体検査）　陰性　陰性　陽性

核酸増幅検査（NAT）　陰性　陽性　陽性

推定ウインドウ期間

	個別NAT	血清学的検査
HBV	21日	36日
HCV	3～5日	65日
HIV	5日	19日

（日本赤十字社ホームページ資料より作成）

ウイルスの感染の有無を調べる検査です。ウイルス抗体検査よりウインドウ期間が短縮されて判定できます。

数週間かかるウイルス抗体検査

292 頁に示したように、従来から、ウイルス感染の有無はウイルス感染により生体に産生される抗体を測定し、その変化を観察して感染の有無を判定しています。この抗体検査では、感染後すぐには感染の有無を判定することができません。

ウイルスが感染して生体内に抗体が産生されるまでには、少なくとも数週間を要します。このため、ウイルスに

感染していても「感染している」と検査で判定できない時期があり、これを「ウインドウ期間（空白期間）」といいます。

HIV（エイズウイルス）の感染が問題となった1980年代には、献血検査でHIV感染（HIV抗体）検査が実施されていたので、感染を心配した人が感染機会の直後に献血に来て大きな社会問題になりました。感染しているのに抗体検査では陰性となり、献血液として使用される危険があったのです。

ウインドウ期間が短い核酸増幅検査

ウイルスの本体は核酸（DNA、RNA）です。核酸を増幅する（増やす）技術が進歩したことで、核酸を測定できるようになりました。これを核酸増幅検査（Nucleic acid Amplification Test；NAT）といい、ウインドウ期間が大幅に短縮され、感染の有無を早期に発見できるようになりました。

例えば、HBV（B型肝炎ウイルス）の推定ウインドウ期間（左頁）は、抗体検査では36日、個別NAT検査では21日、HCV（C型肝炎ウイルス）では65日／3〜5日、HIVでは19日／5日のように短縮されます。

このNAT検査は、1999年に日本赤十字社が献血液の中のHBV、HCV、HIVを調べるために始まりました。当初は数多くの検体をプールして（まとめて）検査していましたが、2014年からは個々の献血液についてNAT検査を実施しています。

ウイルスだけでなく細菌感染の有無も

NAT検査は、最初はHBV、HCV、HIVのチェックでしたが、検査方法の進歩・普及により、サイトメガロウイルス、EBウイルス、インフルエンザウイルス・アデノウイルス・RSウイルスなどの呼吸器系感染症、ロタウイルス・ノロウイルスなどの消化器感染症も測定が可能となっています。さらに、細菌感染の有無も正確に判定できるようになりました。特に、重篤な感染症である菌血症では白血球を用いた方法が開発されています。

検査は、血液、尿、痰、気管支洗浄液、胃液、胸腹水などを検体にして調べます。例えば、先天性サイトメガロウイルス（CMB）感染症は、胎児のうちに感染すると高率に神経に関わる後遺症を残す疾患ですが、これは生後3週間以内に採取された新生児尿を用いて診断します。2018年、このウイルスのNAT検査が保険適用になりました。

▶ 医師が使う一般用語：「エヌエーティー」または「ナット」＝ nucleic acid amplification test（核酸増幅検査）の略 NAT から

梅毒血清検査

> 基準値
> 陰性（−）

■梅毒血清検査の解釈

STS	TPHA	解 釈
−	−	感染していない 感染初期（2週間以内）
＋	−	感染早期（2〜3週間） 生物学的偽陽性反応（BFP）
−	＋	治療後 陳旧性梅毒（かなり経過を経た梅毒）
＋	＋	梅毒感染

■梅毒の経過 （北村包彦による、福岡加筆）

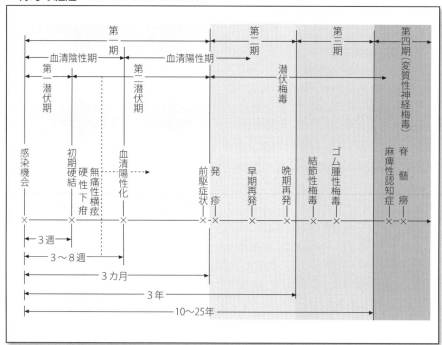

 梅毒は、性行為感染症のひとつです。感染していたら、パートナーにもきちんと伝え、検査を受けてもらうことが大切です。

梅毒感染の有無を調べる検査

梅毒は、梅毒トレポネーマという細菌による感染症で、感染すると生体には梅毒トレポネーマに対する抗体ができます。この抗体の有無を調べるのが梅毒の血清検査です。

この検査は、梅毒と思われる症状があるとき、あるいは輸血や手術の際に患者や医療従事者が感染しないために調べます。

異なる2種類の検査法で調べる

梅毒の検査には、次の2種類の方法があります。ひとつは、カルジオリピンというリン脂質を抗原とした方法で、STSといいます。カルジオリピンは、梅毒に感染すると組織から出てくるものです。もうひとつは、梅毒トレポネーマの菌体成分を抗原（TP抗原）とした方法で、TPHAがその代表です。

左の表に示したように、STSでは感染後早期（2〜3週間）で陽性になるのに対して、TPHAではそれより遅れて4〜5週間で陽性になります。しかし、STSは、梅毒ばかりでなく全身性エリテマトーデスなどでも陽性となるので（これを生物学的偽陽性：BFPという）、解釈上は注意が必要です。

検査当日の飲食は普通にとってかまいません。

治療効果の判定はSTSで

STSは感染早期に陽性化する利点ばかりでなく、治療により治癒すると陰性化する利点があります。このため、梅毒の治療効果の判定はSTSで行っています。なお、TPHAは一度陽性となると治療により治癒しても陰性にはなりません。

あらためて再検査を

STSには、手術前に行う迅速測定法（RPRカードテスト）と、ガラス板法、ラテックス凝集法があり、一方、TP抗原を用いる方法にはTPHA、FTA-ABS、ラテックス凝集法などがあります。

梅毒に感染していなければ、いずれの検査でも陰性（−）となります。ただし、一般に感染してから約2〜3週間たたないと、陽性になりません。

感染がそれより直近のときは陰性となることがあるため、あらためて感染後1カ月がたったと思われるとき、再検査することになります。

▶ 医師が使う一般用語：「エスティーエス」= serologic test for syphilis（梅毒血清反応）の略 STS から。「ティーピーエッチエー」= treponema pallidum hemagglutination assay（梅毒トレポネーマ抗原赤血球凝集反応）の略 TPHA から。その他、「バイドクケンサ」

ヘリコバクター・ピロリ検査

基準値
陰性（－）

ヘリコバクター・ピロリとは

ヘリコバクター・ピロリ（Helicobacter pylori、以下ピロリ菌）は、胃の粘膜に感染する、鞭毛を有するらせん状のグラム陰性桿菌です。感染経路は口からの感染であり、口－口感染、糞便－口感染、飲料水感染などが考えられており、健康な人にも感染しています。

一般には、発展途上国では感染率が高く、先進国では低いとされています（図1）。我が国では、40歳以上では70％以上と発展途上国なみの陽性率ですが、40歳以下は欧米なみの低い陽性率です。戦後の公衆衛生環境の整備が要因としてあげられています。

胃・十二指腸潰瘍、胃がんとも関係する

近年、このピロリ菌の感染が、急性胃炎、慢性胃炎、胃・十二指腸潰瘍、胃がんなどと関係することが明らかになりました。

そして、ピロリ菌と胃がんの発生については、WHO（世界保健機関）は確実な発がん物質と認定しており、研究では、ピロリ菌感染者ではピロリ菌非感染群と比べて約6倍の発生リスクとの報告もあります。

最近、特発性血小板減少性紫斑病（ITP）でもピロリ菌感染との関連が明らかになりました。

さまざまなピロリ菌の検査

ピロリ菌感染の検査法には、**表1**に示すような内視鏡を用いる方法と用いない非侵襲的な方法があります。

非侵襲的検査の尿素呼気試験は、ピロリ菌がもつ尿素をアンモニアと二酸化炭素に分解する働きを利用したものです。まず、尿素に標識をつけた薬を飲み、次に呼気中の標識二酸化炭素を測定して感染を推定します。

抗体測定法は、血液中に存在するピロリ菌に対する抗体を検出する方法です。しかし、除菌治療をしても抗体の低下には時間が必要で、半年に一度くらいに検査が行われます。

一方、内視鏡的検査は胃粘膜を採取し、この組織を反応させたり（迅速ウレアーゼ試験）、培養したり、顕微鏡で調べたり、あるいはPCR法という

 ピロリ菌の感染は、胃潰瘍や胃がんなどの重大な危険因子です。日本人の40歳以上の多くは感染しています。

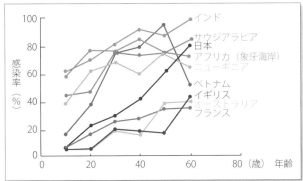

■図1　ピロリ菌の年代別感染率

(Graham,D.Y. : Gastroenterol.clin Biol,13:84b,1989 より改変)

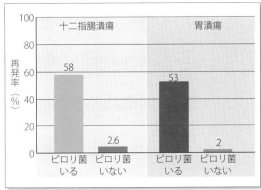

■図2　除菌の有無による胃・十二指腸潰瘍の再発率

(NIH カンファレンスの資料より改変)

■表1　ピロリ菌の検査

○内視鏡的検査
・培養法　　・組織鏡検査
・PCR法　　・迅速ウレアーゼ試験
○非侵襲的検査
・尿素呼気試験　　・抗体測定法
・便中抗原測定法

遺伝子検査を行ったりします。この方法では、採取した胃粘膜にピロリ菌が存在していないと陽性にはなりません。

ピロリ菌の除菌

最近、抗菌薬（アモキシシリン、クラリスロマイシン）とプロトンポンプ阻害薬による除菌治療が一般に行われるようになりました。除菌をすれば、多くの胃・十二指腸の病気は改善します。一度で除菌に成功しない場合でも、薬をかえて再び除菌が可能になりました。胃潰瘍や十二指腸潰瘍の治療としてピロリ菌を除菌すると、再発率は著明に低下します。除菌しなかった場合と除菌した場合での再発率は、**図2**に示すように明らかに違います。

▶ 医師が使う一般用語：「ヘリコ」もしくは「ピロリキン」

ノロウイルス検査

> 基準値
> 陰性（－）

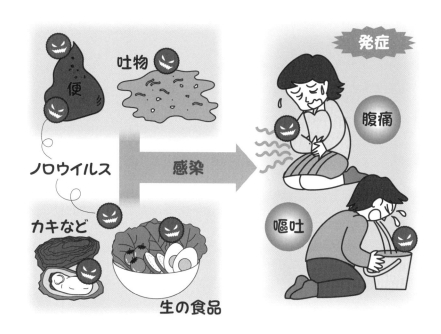

 伝染性の消化器感染症をおこすノロウイルスの感染の有無を調べる検査です。検査方法にはいろいろありますが、現在のところ、迅速診断検査法（ノロウイルス抗原検査）が健康保険の適用になっています（2020年1月現在）。

ノロウイルスとは

ノロウイルスは、ヒトには経口感染して、小腸表皮細胞で増殖し、伝染性の消化器感染症（感染性胃腸炎）を起こすウイルスです。かつては、SRSV（small round structured virus）と呼ばれていました。

主な症状としては吐き気、嘔吐、下痢、腹痛、発熱があり、発熱がある場合は、37〜38℃くらいの微熱が多いようです。

現在、ノロウイルスに効果のある抗ウイルス薬はありません。通常、これらの症状が1〜2日続いた後、治癒し、後遺症もありませんが、体力の弱い乳幼児、高齢者は、脱水症状をおこしたり、体力を消耗したりする場合もあり

ますので、水分と栄養の補給を十分に行うことが大切です。

　また、ノロウイルスに感染しても発症しない場合や、軽い風邪のような症状の場合もあります。

　乳幼児下痢症で小児科外来を受診した60〜80％の原因が、ノロウイルスといわれています。また、ノロウイルスによる感染性胃腸炎や食中毒は、1年を通して発生していますが、とくに冬季に流行します。

ノロウイルスの感染経路は

　ノロウイルスには、下記に示す3つの感染経路があります。
①ウイルスで汚染された食品を摂取する／②ウイルスで汚染された水を飲む／③感染した人の糞便や嘔吐物に排泄されたウイルスが、本人および周囲の人に付着し、飛散したウイルスから経口感染

　①のウイルスに汚染された食品に関しては、食品取扱者を介してウイルスに汚染された食品を摂取することにより感染する事例が、近年増加傾向にあります。また、特定の食品として、汚染されていた二枚貝を、生あるいは十分に加熱調理しないで食べた場合に感染することがあります。

ノロウイルスの検出・診断

　感染者の糞便や嘔吐物を用いて、電子顕微鏡法、RT-PCR法、リアルタイムPCR法などの遺伝子を検出する方法でウイルスの検出を行い、診断します。リアルタイムPCR法では、ウイルスの定量も行うことができます。糞便には通常、大量のウイルスが排泄されるので、比較的容易にウイルスを検出することができます。

ノロウイルスの簡易検査は保険適用

　ノロウイルスの検査法にはいろいろありますが、そのうちのひとつに迅速診断検査法（ノロウイルス抗原検査）という簡易検査があります。これは、便の中のノロウイルスを検査キットで検出するもので、2012年から3歳未満、65歳以上の人などを対象に健康保険が適用されています。

　この検査は迅速に結果がわかりますが、ノロウイルスに感染していても陽性とならない場合（陰性）もあり、「感染していない」ことを正確に確認することはできません。より確実に診断するためには、ノロウイルスの遺伝子を検出して調べる検査（電子顕微鏡法、RT-PCR法、リアルタイムPCR法など）が必要です。ただし、これらの検査は2020年1月現在では、通常、医療機関で行うことはできず、食中毒や集団感染の原因究明などの目的で行政機関や研究機関などで行われています。

▶ 医師が使う一般用語：「ノロウイルス」

インフルエンザ検査

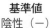

基準値
陰性（−）

■簡易測定キット検体の採取方法と判定

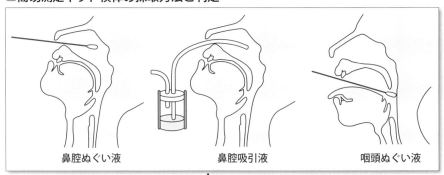

鼻腔ぬぐい液　　　　　鼻腔吸引液　　　　　咽頭ぬぐい液

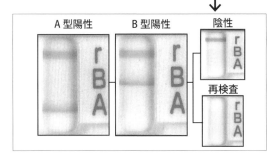

A型陽性　　B型陽性　　陰性　　再検査

❖ r と A に発色線がある場合
　→A型陽性
❖ r と B に発色線がある場合
　→B型陽性
❖ r と A と B に発色線がある場合
　→A型・B型ともに陽性
❖ r のみに発色線がある場合
　→陰性
❖ r に発色線がない場合
　→再検査

インフルエンザウイルスの感染の有無を調べる検査です。毎年、必ず流行り
ます。生活習慣を整えて免疫力を高めておくことが何より大切です。

┃インフルエンザとは

　インフルエンザ（インフル）は
38℃以上の高熱、頭痛や関節痛、筋
肉痛を急に発症する病気です。咽喉の
痛みや鼻汁、咳などの症状も現れます。
　インフルエンザの原因となるインフ

ルエンザウイルスは、核蛋白と膜蛋白
の違いによりA型、B型、C型の3種
類に分類され、流行的な広がりをする
のはA型とB型です。A型はさらに、
ウイルス表面の赤血球凝集素（HAも
しくはH）と酵素（ノイラミニダー
ゼ：NAもしくはN）により多くの亜

型に分類されます。B型も同様な蛋白をもっていますが、1つの亜型しかありません。

また、B型はヒトへの感染が主ですが、A型はヒトばかりでなく、哺乳類や鳥類にも広く分布しています。この鳥類に存在するA型がヒトに感染したのが、鳥インフルエンザです。

鳥インフルエンザは、もともとは弱毒性ですが、H5とH7の亜型の鳥ウイルスの中に突然変異をおこし、強毒性をもつウイルスが出現します。これを「H5N1高病原性鳥インフルエンザウイルス」といいます。昨今話題になっているのは、このA型のうちH5N1型のウイルスです。

感染していれば陽性に

インフルエンザの診断は、高熱や咽喉の痛み、関節痛などの症状により疑い、簡易測定キットを用いて、ウイルスの存在の有無により診断するのが最もポピュラーな手順です。鼻腔ぬぐい液、鼻腔吸引液、咽頭ぬぐい液、鼻かみ液を用いて採取し、検査試薬の中で反応させます。r（レファレンスライン）あるいはc（コントロールライン）に発色線が形成され、なおかつA、B、A・Bに発色線が形成されれば陽性で、そのウイルスに感染していると診断できます。

ただし、十分なウイルス量がないと発色線ができませんから、感染初期では偽陰性となることもあります。また、この簡易キットではA型かB型かの診断はできますが、新型インフルエンザか否かの判定はできません。この判定にはPCR法という感度の高い検査が必要ですから、専門の施設に検査を依頼することになります。

治療法

これらのインフルエンザウイルスに対する治療薬（抗インフルエンザウイルス薬）には、内服薬としてオセルタミビル（商品名：タミフル）とバロキサビル マルボキシル（ゾフルーザ）、吸入薬としてザナミビル（リレンザ）とラニナミビル（イナビル）、注射薬としてペラミビル（ラピアクタ）の5種類があり（2020年1月現在）、A型、B型の両方に有効です。

インフルエンザ検査の限界・問題点
①検体の種類・採取手技（選択）
　鼻腔ぬぐい液（陽性率80-90%）、鼻腔吸引液（同90-95%）、咽頭ぬぐい液（同60-80%）、鼻かみ液（同80-90%）
②検出限界：感度・特異度
　ウイルスコピー数（ウイルス量）に依存（量的に一定量）
③採取（検出）時期
　発病2日以内
④簡易測定キット
　偽陽性、偽陰性

▶ 医師が使う一般用語：「インフル」「インフルエンザ」＝インフルエンザから

結核菌検査

基準値
陰性（－）

結核菌とは

　結核菌は、ヒトに結核症をひきおこす抗酸菌で、自然環境には存在していません。吸入されて肺に到達した結核菌は、肺胞マクロファージに貪食されますが、完全には殺菌されずに細胞内寄生体として静かに存続し、増殖を続けます。

　結核症の発病は、感染者の免疫力と関係し、免疫力が低下すると再び活発に活動を始めます。感染者の 10 ～ 20％が発病します。

　結核症には 2 つのタイプがあります。他人にうつす怖れのある活動性結核患者（感染性患者）と、うつす心配のない非活動性結核患者（非感染性患者）です。

　結核症は、活動性結核患者からの飛沫感染、あるいは飛沫核感染によって伝播します。飛沫核感染とは、病原体を含んだ飛沫の液体成分が蒸発し、飛沫の中の核が空中を長時間浮遊して広範囲に広がることで、感染者との密接な接触がなくても、飛沫核を吸い込むことで感染します。

治療期間は6～9カ月くらい

　結核菌の検出は、痰の抗酸菌染色（チール・ネルゼン染色）や培養により行います。しかし、抗酸菌染色では、結核菌とほかの抗酸菌との鑑別ができず、培養では結核菌の発育までに 1 カ月が必要なため、最近では遺伝子検査による迅速かつ特異的な検索を行うようになりました。

　結核症は、早期に発見して治療すれば、一般に 2 ～ 3 カ月で菌が出なくなります。この期間は感染防止のため入院し、あとは外来治療となります。治療期間は合計で 6 ～ 9 カ月くらいです。

　我が国の結核症患者は、以前は若年層が大部分でしたが、最近では高齢者が多くなってきています。これは若い時期に感染した結核の発病（再燃）ばかりでなく、細胞性免疫力の低下による再感染が考えられています。結核は、適切な治療を初回に確実に行うことにより、再発を防ぐことができます。

▶ 医師が使う一般用語：「テーベー」＝ドイツ語の Tuberkulose（結核）の略 TB から。もしくは「けっかく」

トキソプラズマ抗体

> **基準値**
> 陰性（−）

多くは不顕性感染

トキソプラズマは、ネコを最終宿主（しゅくしゅ）とする原虫で、ヒトを含む多くの動物が中間宿主です。この原虫に感染しているか否かを調べる検査がトキソプラズマ抗体検査です。ヒトの場合、多くは感染しても発症しない不顕性感染（ふけんせい）です。

トキソプラズマ症には、大別して初感染の妊婦から胎児へ感染する先天性トキソプラズマ症と、ネコとの接触、生肉の摂取などから感染する後天性トキソプラズマ症（免疫正常者・免疫不全者）があります。

先天性トキソプラズマ症では、患児に網脈絡膜炎（もうみゃくらくまくえん）、脳水腫、脳内石灰化、精神運動機能の発達障害、貧血、けいれん、黄疸（おうだん）などがおこりやすくなります。

後天性トキソプラズマ症では、免疫正常者の場合は大部分が無症状で経過しますが、ときに脳髄膜炎、リンパ節炎（ずい）、心筋炎、肺炎、網脈絡膜炎などを発症することがあります。免疫不全者やエイズの場合は、トキソプラズマが顕在化して、脳髄膜炎や脳膿瘍などを発症することがあります。

妊婦の初感染はきちんと管理を

トキソプラズマは一般に、抗体検査で調べます。トキソプラズマの抗体は、健康な人でももっている人が多いため、検査で陽性だからといって必ず治療が必要とは限りません。

トキソプラズマが活発に活動しているか否かは、高い抗体価、2〜3週間後の抗体価の4倍以上の上昇、IgM抗体の出現、特徴的な症状などによって推測します。

トキソプラズマ症は、妊婦の初感染による先天性トキソプラズマ症が重要です。妊婦が陽性のときは、繰り返し検査をする必要があります。

感染していない妊婦はネコとの接触を避ける、十分に加熱されていない肉は食べないなどの日常生活上での配慮も大切です。

感染後、妊娠した人は、トキソプラズマの抗体があるため、胎児に感染する危険はまずありません。

▶ 医師が使う一般用語：「トキソ」

クラミジア抗原・抗体

基準値
陰性（一）

性感染症の最大の原因

クラミジア（クラミジア・トラコマティス）はヒトや動物の細胞に寄生することで増殖する微生物で、この微生物に感染しているか否かを調べる検査が、クラミジア抗原・抗体検査です。クラミジアは、ほとんど性行為によって感染し、性器クラミジア感染症は最も罹患率の高い性感染症（STD）です。

女性の場合はまず、子宮の入口部分の頸管に感染して子宮頸管炎がおこり、放置しておくと感染が子宮の内部へと進み、子宮内膜炎、卵管炎、骨盤腹膜炎などを、さらに上腹部にまで及ぶと肝臓と他の臓器が癒着する肝周囲炎がおこってくるようになります。男性の場合は、まず尿道に感染して尿道炎がおこり、感染が進むと前立腺炎や精巣上体炎などがおこってきます。

また、クラミジアは口や肛門からも感染し、咽頭炎や直腸炎などを発症することがあります。

診断は抗原検査と抗体検査で

クラミジア感染の診断は、抗原検査と抗体検査により行われます。抗原検査には免疫学的方法、遺伝子診断法があり、後者のほうが感度、特異度が優れた検査です。抗体検査は感染の間接的な証明しかできませんが、女性の子宮頸管炎、骨盤腹膜炎などや男性の前立腺炎や精巣上体炎では有用性が知られています。

また、クラミジアと淋菌は増加しつつある性感染症であり、淋菌とクラミジアを同時に検出可能な核酸検査法も実施されています。

近年、性器クラミジア感染症がとくに若い女性に急増しています。放置しておくと、上記の病気に伴って流産や早産、子宮外妊娠をおこしたり、不妊になることもあるので、十分な注意が必要です。

この病気は、パートナーと同時に治療を受けることが重要です。そうしなければ、いつまでたっても感染を繰り返す怖れがあります。また、治っても再発することがよくあります。既往歴のある人は、必ず性行為の最初から最後までコンドームを使用して予防し、さらに定期的に検査をすることが大切です。

▶ 医師が使う一般用語：「クラミジア」

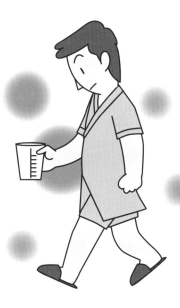

尿蛋白

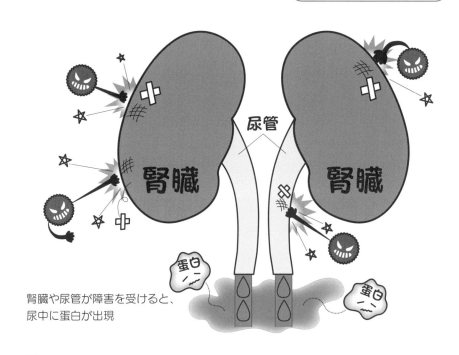

腎臓や尿管が障害を受けると、
尿中に蛋白が出現

 おもに腎臓・尿路の異常を調べる検査です。尿蛋白は病気でなくても陽性になることがあるため、陽性の場合は再検査を行います。

腎臓や尿路に障害があると陽性に

　尿蛋白とは、尿の中に含まれている蛋白の総称で、おもに腎臓や尿路の機能を調べる検査です。

　血液中に含まれている各種の蛋白は、低分子蛋白を除くと、腎臓の糸球体から濾過されることはありません。また、たとえ一部の蛋白が糸球体から濾過されても、尿細管で再吸収されます。

　したがって、尿中に蛋白が出現する場合は、糸球体や尿路の障害が考えられます。

健康な人でも陽性になることがある

尿蛋白は、病気ではなくても尿中に出現することがあります。横に寝ているときは陰性なのに、立ち上がると陽性になることがあり、これを起立性蛋白尿といいます。これは、背骨が腎臓を刺激するためと考えられています。

また、激しい運動をしたあと、たくさんの肉を食べたあと、何かに感動したあとなどに陽性になることもあり、これを生理的蛋白尿といいます。

尿は出始めと終わりを除いた中間尿を採取

尿蛋白は、試験紙を使って簡単に調べることができます。検査当日の飲食は普通にとってかまいません。

尿を採取するときは、以下の注意点を守ってください。

①尿は、出始めと終わりを除いた中間尿を採取します。とくに女性の場合、外陰部のよごれや腟の分泌物が混入することがあるため、厳守してください。

②雑菌が入らないように、採取用のコップの中には指を入れないようにしてください。

陽性のときは再検査

最初の検査で、尿蛋白が陽性の場合は、測定方法の確認と偽陽性の可能性を検討し、異なる測定法で再検査を行います。

1カ月以内に再検査を行い、依然として尿蛋白が検出された場合には、さらに詳細な検査を行って、適切な処置、治療を行う必要があります。

尿蛋白が1日に150mg以上の場合を、病的蛋白尿と診断します。

生理的蛋白尿の場合は、一過性、間欠的です。起立性蛋白尿が疑われる場合は、寝たまま採尿したり、寝ている状態から立ったときに採尿したりなどして検査を行います。

疑われるおもな病気などは

陽性→腎前性：骨髄腫、溶血性貧血、薬物の影響など
　　　腎　性：糸球体疾患（糸球体腎炎、ネフローゼ症候群、糖尿病性腎症など）
　　　腎後性：尿路系の結石、腫瘍、炎症など

▶ 医師が使う一般用語：「にょうたんぱく」

尿糖

基準値
陰性（−）

膵臓から分泌されるインスリンが減少したり働きが弱くなると、
血糖を処理できなくなり、血液中の血糖値が上昇

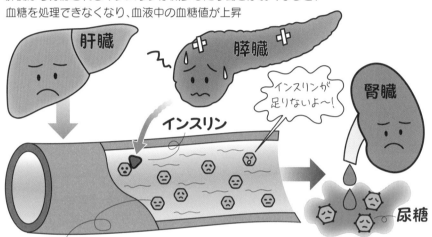

血糖値が160〜180mg/dL以上になると糖が尿中に出現し、陽性に

 おもに糖尿病の検査として行いますが、一度陽性だからといって、すぐに糖尿病に結びつくわけではありません。検査当日は絶食、前日の飲酒は控えます。

糖尿病になると陽性に

　尿糖は、血液中のブドウ糖（血糖、236頁）が尿中に漏れ出てきたもので、おもに糖尿病のスクリーニング（ふるい分け）検査として行われています。

　腎臓には、体に有用な糖がかなり高値になっても、尿中に漏出させない機構があります。この機構のレベルは血糖値が160〜180mg/dL（尿糖排泄閾値）で、これを超えないと、糖は尿中には出ていきません。

　しかし、糖尿病などで血糖値がこれ以上に高くなると、腎臓での糖の処理能力が限度を超えて尿中に糖が出現し、尿糖は陽性になります。

尿糖陽性は糖尿病の特異的指標ではない

　食事で極めて多量の糖分を摂取すると、血糖値が異常に上昇して尿中に出て、尿糖が陽性になります。したがっ

て、尿糖が1回陽性だったからといっ
て、すぐに糖尿病に結びつくわけでは
ありません。

　また、血糖値が160〜180mg/dL
以下で、とくに腎臓に病気がなくても
尿糖の出る場合があります。これを腎
性糖尿といい、腎臓での糖処理の機構
がもともと低いためにおこる現象で、
この場合は放置しておいても心配あり
ません。

食後2〜3時間たってからの
尿で検査

　採尿時の注意事項については、前項
の尿蛋白を参照ください。検査は、試
験紙によって尿糖が出ているか否かを
調べます。出ていなければ陰性（−）
です。

　尿糖は、食事の摂取によって数値が
大きく変わります。食後2〜3時間
たってからの尿で検査します。

　検査当日の朝は絶食し、前日の夕食
は早めにとり、アルコールは控えます。

陽性、弱陽性なら
くわしく検査

　尿糖が陽性、あるいは弱陽性の場合
は血糖検査を行います。

　また、糖尿病というのは膵臓からの
インスリン（322頁）の分泌が低下
したり、末梢組織でのインスリンの効
果が減少した病態ですから、糖尿病の
診断にはインスリンやその前段階の物
質であるC‐ペプチドなどの測定も行
います。

　なお、自分で糖尿病のコントロー
ル具合をみる方法に、自己尿糖測定
（SMUG）と自己血糖測定（SMBG）が
あります。尿糖測定は、市販されてい
る安価な試験紙で簡単に尿糖の有無が
確認できます。ただし、尿糖は尿の濃
縮の程度で陰性・陽性になるため、こ
の測定はおおよそのコントロール具合
をみるもので、正確にみる場合は自己
血糖測定が行われています。

　自己血糖測定は、市販されている簡
易自己測定器という機械を使います。
自己測定を行いたい場合は主治医に相
談してください。

疑われるおもな病気などは

◆陽性→糖尿病、内分泌疾患（クッシング症候群、甲状腺機能亢進症など）、
　　　　肝疾患（とくに慢性肝炎、肝硬変）、膵組織の破壊（膵炎、膵臓がん
　　　　など）、腎性糖尿、妊娠、薬剤の影響など

▶ 医師が使う一般用語：「にょうとう」

尿沈渣

基準値	
赤血球	：3個以内／1視野
白血球	：2個以内／1視野
上皮細胞	：少数／1視野
円柱	：0／1視野

尿沈渣とは

　尿の中に出てきた細胞成分や細菌などを顕微鏡で調べる検査。細胞成分には下に示したように、赤血球、白血球、上皮細胞（腎臓・尿細管・膀胱から脱落したもの）、それらがつまった円柱などがあり、これらが顕微鏡の1視野（400倍）中にどれだけみられるかによって判定する。

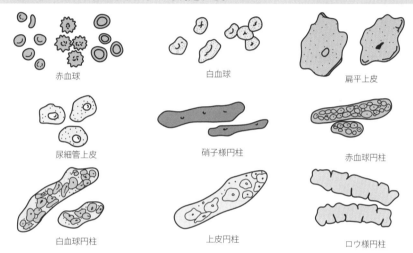

赤血球　　　　　　　白血球　　　　　　　扁平上皮

尿細管上皮　　　　　硝子様円柱　　　　　赤血球円柱

白血球円柱　　　　　上皮円柱　　　　　　ロウ様円柱

腎・尿路の異常を調べる検査です。基準値を超えている場合は再検査をしますが、女性の場合は生理との関係もあるため時間をおいて調べます。

▌血尿の診断に重要……赤血球

　血尿とは、尿中に多くの赤血球が現れる状態で、腎・尿路の病気の特徴的症候です。現在では、試験紙法で簡単に尿中の潜血反応を調べることができますが、尿沈渣によって確認しています。

　赤血球は、健康な人でもわずかに尿中に出現（1視野に1～3個）しますが、これ以上出現すると顕微鏡的血尿と診断されます。

　なお、尿中の赤血球の形状の観察から、その赤血球が腎臓の糸球体の病変によるものか、非糸球体病変によるものかの鑑別ができます。

　すなわち、糸球体腎炎などの糸球体病変では、赤血球はコブ状、ドーナツ

状、金米糖状のように小型で変形した
ものが多いのに対して、膀胱炎などの
非糸球体病変では、多くは均一の形状
を示します。

腎・尿細管の異常を診断 ……円柱

円柱は腎・尿細管の鋳型であり、尿
細管に病変がある場合に出現します。
赤血球円柱、白血球円柱、硝子様円柱
など、円柱内に存在する物質により
種々の名前がついています。

検査では、ひとつの検体に対してた
くさんの視野をチェックしますが、健
康な人ではすべての視野をみても円柱
は数個以内のため、数視野に1個でも
認められたら、尿細管の異常が疑えま
す。赤血球円柱では、ネフロン（糸球
体と尿細管）での出血を意味して糸球
体腎炎や腎梗塞などが、白血球円柱で
は急性腎盂腎炎などの感染症のほか
に、ループス腎炎、間質性腎炎などが
疑われます。

特徴的な成分と、 疑われる病態

尿沈渣成分の中には、疾患・病態に
よって特異的に出現するものがありま
す。

卵円形脂肪体はネフローゼ症候群
の、封入体細胞はウイルス感染症の、
そしてシスチン結晶はシスチン尿症
（若年者尿路感染の原因）の特徴的な
沈渣成分で、これらの出現でただちに
診断が可能になります。

基準値を超えていたら再検査

いずれも基準値を超えていれば再検
査します。例えば、赤血球が1視野に
数個のときは、約2週間後に検査しま
す。とくに女性では生理との関係もあ
り、時間をおいて調べる必要がありま
す。また、1視野に5～20個のとき
を微少血尿といい、定期的（1～2カ
月に1回）な追跡・観察が必要です。

疑われるおもな病気などは

- ◆赤血球増加→急性糸球体腎炎、腎盂腎炎、腎腫瘍、膀胱腫瘍、尿路結石、膀胱炎など
- ◆白血球増加→腎盂腎炎、膀胱炎など
- ◆円　柱　　→糸球体腎炎、腎盂腎炎、ネフローゼ症候群など
- ◆上皮細胞　→腎・尿路系の炎症
- ◆結　晶　　→尿酸（腎結石、痛風）、シスチン（シスチン尿症）、チロシン・ロイシン（重症肝障害）など
- ◆細　菌　　→腎・尿路系の細菌感染症など

▶ 医師が使う一般用語：「にょうちんさ」

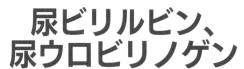

尿ビリルビン、尿ウロビリノゲン

基準値
尿ビリルビン：陰性（－）
尿ウロビリノゲン：
弱陽性（±）

尿ビリルビン、尿ウロビリノゲンとは

尿ビリルビンとは、赤血球中のヘモグロビンが壊れてできる色素ビリルビンが尿中に出現したもの。ビリルビンのことを胆汁色素とも呼び、胆汁や便の色はビリルビンの色。尿ウロビリノゲンとは、ビリルビンが腸で細菌によって分解されてできたウロビリノゲンが尿中に出現したもの。

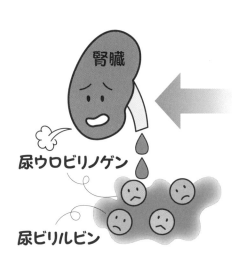
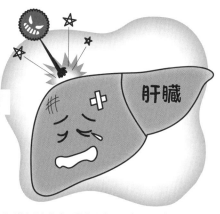

肝臓が障害を受けると尿ビリルビン、尿ウロビリノゲンが陽性に

 肝臓の異常や黄疸などを調べる検査です。尿ビリルビンは陽性、尿ウロビリノゲンは陽性・陰性の場合には再検査を行います。

肝機能に障害があると陽性

226頁のビリルビンの項で述べたように、ビリルビンには肝臓で処理（抱合）される前の間接ビリルビンと、処理されたあとの直接ビリルビンがあります。

直接ビリルビンは、肝臓でつくられた胆汁とともに腸内に入り、そこで細菌によって分解されてウロビリノゲンになり、腸から吸収されて血液中に出現し、腎臓から尿中に排泄されます。これが尿ウロビリノゲンで、その量はわずかなため、基準値は弱陽性で「±」もしくは「正」と表示されます。

さらに、直接ビリルビンの一部はそのまま胆汁中から血液中にも出現し、一定量を超えると腎臓から尿中に排泄

されます。これが尿ビリルビンで、したがって、尿ビリルビンはすべて直接ビリルビンです。

どちらとも、肝機能が障害を受けてビリルビンの処理能力が低下すると上昇し、陽性になります。

黄疸がおこると陽性あるいは陰性に

尿ビリルビン、尿ウロビリノゲンは、黄疸がおこると異常値を示します。

何らかの原因で赤血球が壊れておこる溶血性黄疸では、血液中の直接ビリルビンには変化がないため、尿ビリルビンは認められませんが、尿ウロビリノゲンは上昇します。

肝細胞性黄疸では、血液中に直接ビリルビンが増加するために尿中にもビリルビンが出現し、尿ウロビリノゲンも増加します。

一方、閉塞性黄疸（胆汁うっ滞性黄疸）では、直接ビリルビンが胆汁中から血液中に逆流して増加するために尿

中にも出現・上昇しますが、ウロビリノゲンは材料となる直接ビリルビンが腸内に出ないため、尿中では検出されません。

尿ウロビリノゲンの陰性は、総胆管の閉塞を知る重要な指標といえます。

尿ビリルビンは泡立ちやすく泡まで黄色

尿ビリルビンは、界面活性作用があるために尿は泡立ちやすく、その泡も黄色いことが特徴です。尿が黄色かったら泡立たせて、それが泡まで黄色いときはビリルビン尿である可能性が高いといえます。検査は尿の中に試験紙を入れて変色の度合を調べます。採尿時の注意は 309 頁を参照してください。

尿ビリルビンは陽性のとき、尿ウロビリノゲンでは陽性または陰性のときに、さらにくわしく検査して原因を究明していきます。

疑われるおもな病気などは

◆尿ビリルビン
　陽性→急性肝炎、劇症肝炎、肝硬変、薬剤性肝障害、アルコール性肝障害、
　　　　肝内胆汁うっ滞、閉塞性黄疸など
◆尿ウロビリノゲン
　陽性→急性肝炎、慢性肝炎、肝硬変、アルコール性肝障害、薬剤性肝障害、
　　　　溶血性貧血など
　陰性→肝内胆汁うっ滞、閉塞性黄疸、抗菌薬投与など

▶医師が使う一般用語：「ビリルビン」「ウロビリノ（ー）ゲン」

便潜血反応

基準値
陰性（－）

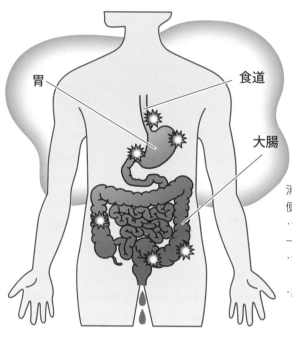

胃

食道

大腸

消化器などが障害を受けると
便に血が混じる。
・便に鮮紅色の血が付着
→大腸下部、直腸のがんなど
・便に赤黒い血液が混入
→大腸上部のがんなど
・黒い便（タール便）
→食道がん、胃がん、
胃・十二指腸潰瘍など

 便に血液（潜血）が出ているかどうかを調べる検査です。陽性・疑陽性の場合は再検査し、それでも陽性なら、さらにくわしい検査を行います。

消化管出血の診断に重要

　直腸からの出血（痔や直腸がんなど）は、便の周辺に血が付着するため出血が一目瞭然ですが、それより上部の大腸や小腸からなどでは、出血していても肉眼ではなかなかわかりません。

　このような便の中に、肉眼ではわからない血液（潜血）が出ていないかを

調べる検査が便潜血反応で、おもに消化管系の病気を疑うときに行います。

化学的測定法、免疫学的測定法で調べる

　便潜血反応の検査には、化学的測定法と免疫学的測定法があります。

・化学的測定法

　これは、試験紙を使って試験紙の色

の変化で判定します。この方法では、前日に肉類や鉄剤をとっていると陽性に、緑黄色野菜やビタミンCをとっていると陰性に出ることがあるため、この方法で行うときは食事制限の指示が出されます。

・**免疫学的測定法**

これは、人のヘモグロビンに対する抗体を使用して潜血がないかどうかを調べる検査で、食事制限はありません。この方法にも難点があり、食道や胃などの上部消化管からの微量出血では、ヘモグロビンは胃液によって変性を受けるなどして陰性になることがあります。

この方法は、下部消化管の出血の検出に向いています。とくに、大腸がんのスクリーニング（ふるい分け）検査として広く用いられており、連続2日検査すれば、進行がんでは90％、早期がんでは50％が拾い上げられるという報告があります。

出血が疑われるときは、両方の方法で測定するのが一般的です。

陽性・疑陽性のときは再検査

便潜血反応が陰性だからといって、消化管出血が否定できるわけではありません。逆に陽性だからといって、消化管出血が断定できるわけでもありません。

陽性・疑陽性の場合は再検査し、それでも陽性なら、さらにくわしい検査をして出血の部位を究明していきます。

化学的測定法で検査したときは、前で述べたように食事の影響があるため、陽性の場合には、病院で用意される特別な食事（潜血食）をとったのち再検査して、それでも陽性なら便潜血反応陽性と判定します。

なお、出血液は便の中に均等に分布しているわけではなく、検査に用いた便には血が混じっていないこともあります。そのため、便のいろいろな箇所を連続して数日間、検査することもあります。

疑われるおもな病気などは

◆ 陽性→上部消化管出血：食道静脈瘤、食道がん、胃・十二指腸潰瘍、胃がんなど

下部消化管出血：大腸がん、大腸ポリープ、潰瘍性大腸炎、大腸憩室炎、寄生虫など

その他　　　　：肝胆道疾患、膵臓がんなど

▶ 医師が使う一般用語：「べんせん」＝「便潜血反応」の略

ホルモンとは

ホルモンは、内分泌腺細胞から体液中に放出される化学物質で、ほかの臓器の代謝活性を刺激し、促進したり抑制したりする役割をもっています。

右図に示すように、ホルモンには特定の産生臓器があり、特定の標的臓器だけに作用します。この標的臓器は全身に分布しているため、作用が多様になり、ホルモンの量や作用が多すぎたり、少なすぎたりすると症状は多彩となります。

不定愁訴と呼ばれるはっきりしない症状の多くは、ホルモン異常である場合が少なくありません。

ホルモンの特徴的なことは、**下図**に示すフィードバックシステムと呼ばれる機構により、全身の状態がいつも同じになるように調節されていることです。

臓器のホルモン産生は脳下垂体で調節されており、臓器でのホルモン分泌が低下した場合は、下垂体からホルモン分泌を促進するホルモン（刺激ホルモン）が分泌され、逆に臓器での分泌が亢進した場合は、これらの刺激ホルモンの分泌が低下して、ホルモンの分泌を抑えるようにしています。

ホルモンの定量は、ほかの臨床検査

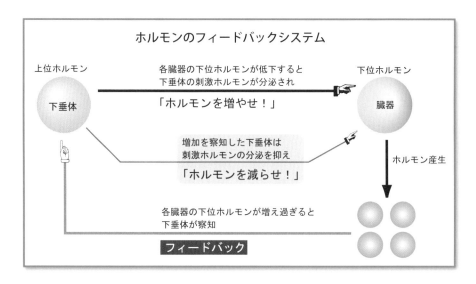

ホルモンのフィードバックシステム

上位ホルモン

下垂体

各臓器の下位ホルモンが低下すると
下垂体の刺激ホルモンが分泌され

「ホルモンを増やせ！」

下位ホルモン

臓器

ホルモン産生

増加を察知した下垂体は
刺激ホルモンの分泌を抑え

「ホルモンを減らせ！」

各臓器の下位ホルモンが増え過ぎると
下垂体が察知

フィードバック

と若干異なり、ホルモン量が低値か高値かで、そのホルモンを分泌する臓器の機能低下か亢進かが診断できます。

本書では、数あるホルモンの中からおもなものについて解説します。

ホルモン産生臓器と分泌ホルモン

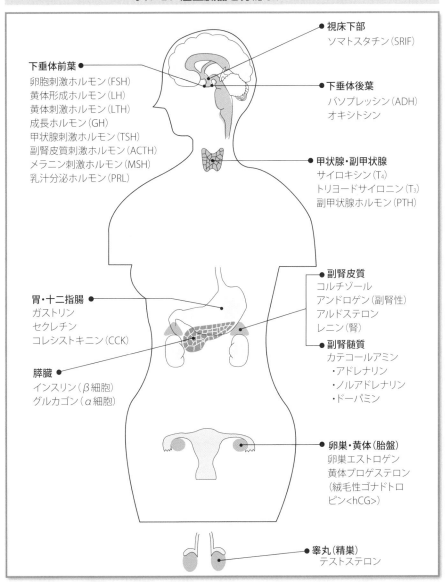

視床下部
ソマトスタチン(SRIF)

下垂体前葉
卵胞刺激ホルモン(FSH)
黄体形成ホルモン(LH)
黄体刺激ホルモン(LTH)
成長ホルモン(GH)
甲状腺刺激ホルモン(TSH)
副腎皮質刺激ホルモン(ACTH)
メラニン刺激ホルモン(MSH)
乳汁分泌ホルモン(PRL)

下垂体後葉
バソプレッシン(ADH)
オキシトシン

甲状腺・副甲状腺
サイロキシン(T$_4$)
トリヨードサイロニン(T$_3$)
副甲状腺ホルモン(PTH)

胃・十二指腸
ガストリン
セクレチン
コレシストキニン(CCK)

膵臓
インスリン(β細胞)
グルカゴン(α細胞)

副腎皮質
コルチゾール
アンドロゲン(副腎性)
アルドステロン
レニン(腎)

副腎髄質
カテコールアミン
・アドレナリン
・ノルアドレナリン
・ドーパミン

卵巣・黄体(胎盤)
卵巣エストロゲン
黄体プロゲステロン
(絨毛性ゴナドトロ
ピン<hCG>)

睾丸(精巣)
テストステロン

甲状腺ホルモン

基準値

T₄（サイロキシン）	:	4 〜 12 μL/dL
T₃（トリヨードサイロニン）	:	0.7 〜 2.1 ng/dL
FT₄（遊離サイロキシン）	:	0.9 〜 1.9 ng/dL
FT₃（遊離トリヨードサイロニン）	:	2.5 〜 4.5 pg/mL
TSH（甲状腺刺激ホルモン）	:	0.3 〜 3.7 μU/mL

甲状腺機能亢進症・低下症 などをチェック

甲状腺ホルモンは、糖代謝（糖消費）や蛋白合成の促進、核酸代謝の促進など、生体の成長促進に関与しています。

甲状腺機能亢進症は甲状腺腫（喉ぼとけの下あたりが腫脹する）で発見されることが多く、暑がり、心臓がどきどきする、体重減少、全身がだるくなる、月経異常などの症状が現れます。一方、甲状腺機能低下症ではむくみや便秘、食欲不振、夏でも寒がるなどの症状が現れます。

医師が甲状腺の病気を疑った場合には、甲状腺ホルモンを検査します。これには、甲状腺から分泌されるサイロキシン（T₄）、トリヨードサイロニン（T₃）、あるいはこれらが組織で作用するときの遊離サイロキシン（FT₄）と遊離トリヨードサイロニン（FT₃）、さらにこれらの分泌を調節するために下垂体から分泌される甲状腺刺激ホルモン（TSH）が測定されます。

検査値からの対策

甲状腺ホルモンの測定により、甲状腺機能亢進症あるいは低下症の診断ができたら、ただちに治療が開始されます。

亢進症の場合は抗甲状腺薬やヨード剤の投与が行われ、低下症では甲状腺ホルモンの投与が行われます。

疑われるおもな病気などは

◆T₄、T₃ が高値→甲状腺機能亢進症（バセドウ病、プランマー病など）、亜急性甲状腺炎、TSH 産生腫瘍など

◆T₄、T₃ が低値→甲状腺機能低下症（粘液水腫、クレチン病、橋本病など）

▶ 医師が使う一般用語：「ティーフォー」＝ T₄、「ティースリー」＝ T₃

副甲状腺ホルモン

基準値
9 〜 39 pg/mL

血中カルシウム濃度が変動しているときにチェック

副甲状腺は通常、甲状腺の後ろ側の上下左右に4つあり、米粒くらいの大きさをしています。

副甲状腺ホルモン（PTH）は、甲状腺ホルモンとはまったく異なる働きをしていて、カルシウムとリン、および重炭酸イオンの代謝に関与しています。腎臓に作用して、リンと重炭酸イオンの再吸収を抑制し、カルシウムの再吸収を促進します。そして、ビタミンDを産生して、腸管からのカルシウム吸収を促進します。骨への作用では、骨から血液中へのカルシウム、リン、水酸イオンを動員させます。この結果、血中カルシウムは上昇し、リンは低下して、血液は酸性（アシドーシス）になります。

PTHは、血中カルシウム濃度が変動している場合に検査します。カルシウムの変動が骨、腎臓、腸管、ビタミンDあるいは副甲状腺に起因するかを鑑別します。これらは互いに代償的に働いて血中カルシウム濃度を一定に保とうとするため、総合的に判定する必要があります。

検査値からの対策

血中カルシウム濃度が高値（高カルシウム血症）でPTHも高値なら、そのほとんどは原発性副甲状腺機能亢進症が疑われます。さらに、頸部超音波検査（142頁）を行って副甲状腺が腫大していれば診断が確定し、病的な副甲状腺の摘出手術などの治療を行います。

一方、低カルシウム血症でPTHも低値なら副甲状腺機能低下症などを疑い、さらに検査を行って、高リン血症があり、腎機能の低下がない場合は、副甲状腺機能低下症と診断が確定し、活性型ビタミンD_3製剤を服用します。

疑 われるおもな病気などは

◆ 高値→原発性副甲状腺機能亢進症、腎不全、ビタミンD欠乏症など
◆ 低値→ビタミンD中毒症、がんに伴う高カルシウム血症、副甲状腺機能低下症

▶ 医師が使う一般用語：「ピーティーエッチ」「副甲状腺ホルモン」

インスリン

糖尿病などをチェック

インスリンは、膵臓のランゲルハンス島のβ細胞から分泌されるホルモンで、グルコースからグリコーゲンへの生成を促進したり、組織での糖の利用を促進したり、肝臓での糖の新生を阻害したりして、血糖を低下させる役割をしています。

このため、インスリンの量や作用が低下すると、血糖値が高くなって糖尿病になります。糖尿病では血糖（236頁）、尿糖（310頁）がスクリーニング（ふるい分け）として検査されますが、インスリンは75gブドウ糖負荷試験で、血糖と同時に測定されます。

下の図に示すように、糖負荷により血糖が高くなると、インスリンが分泌されて血糖を低下させるように働きます。

75gブドウ糖負荷試験とはWHO（世界保健機関）が提唱する一定の方式で、10時間以上の絶食ののち、75gのブドウ糖（砂糖）の溶解液を飲んで、糖の処理機能が正常かどうかを調べる検査です。

下の図のように、服用前、服用後30分、60分、90分、120分、180分にそれぞれ採血して（90分、180分は省略することもある）、血糖値の変化、尿糖の変化、血液中のインスリンの分泌状態を調べます。

糖尿病には、1型、2型と呼ばれる2つのタイプがあります。1型は、イ

■糖負荷試験における血糖値とインスリン活性の変化

75gブドウ糖負荷時の正常値推移

	血糖値	インスリン値
食前	84.0±1.0	9.7±0.8
負荷後		
30	139.0±2.5	57.2±4.9
60	122.8±3.9	50.5±4.1
90	110.3±2.5	42.5±3.3
120	103.4±1.7	40.4±3.0
180	78.8±1.9	15.8±1.7
（分）	（mg／dL）	（μU／mL）

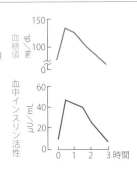

健康人の血糖曲線、インスリン活性曲線は似たような動きをする

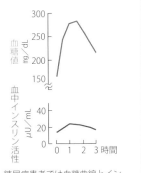

糖尿病患者では血糖曲線とインスリン活性曲線が明らかに違う

ンスリンが欠乏しているタイプで、小児や若年者に多く、インスリンの産生が低下しているため、生涯にわたってインスリンを注射で補わなければなりません。

これに対して、2型は成人や肥満の人に多く、インスリンが欠乏してはいないが、糖が多過ぎるためにインスリンの作用が十分に働かないタイプです。生活習慣病のひとつで、食事や運動療法によって糖の消費を促進することで、血糖値を低くすることができます。

検査値からの対策

インスリンが高値あるいは低値の場合には、血糖、C－ペプチド、ヘモグロビンA1c（238頁）などの種々の検査を行い、診断とともに適切な治療を開始します。

疑 われるおもな病気などは

◆ 高値→肝疾患、肥満、インスリン自己免疫疾患、クッシング症候群、インスリノーマ、インスリンレセプターの異常など

◆ 低値→（1型）糖尿病、飢餓、副腎不全、下垂体機能低下症など

▶ 医師が使う一般用語：「アイアールアイ」＝ immunoreactive insulin（免疫反応性インスリン）の略 IRI から。その他「インスリン」「インシュリン」

コルチゾール

基準値
2.5 ～ 15.5 μg/dL

クッシング症候群などで高値に

コルチゾールは、副腎皮質（ふくじん）から分泌されるステロイドホルモンの一種で、基礎代謝の維持、糖新生・グリコーゲン増加、脂肪合成抑制・貯蔵脂肪の肝臓への移動など、糖と脂肪代謝の調節を行っています。

また、抗炎症作用、抗アレルギー作用など生体にとって不可欠な役割を担っています。

コルチゾールが高値になると、満月様顔貌（がんぼう）（ムーンフェイス）といわれるように顔が肥満したり、胴体や首の後ろが太くなったり、あるいは髭（ひげ）が濃くなったりします。このような症状がみられたら、クッシング症候群を疑いま

す。また、医師が使用する「ステロイドホルモン」が投与されると同様の症状が出現します。

なお、コルチゾールは早朝が最も高く、夕方には早朝の半分くらいに、そして深夜には4分の1程度と、日内変動が極めて大きい検査のひとつです。

このため、検査が行われた時間が解釈上重要になってきます。

検査値からの対策

日内変動が大きい検査のため、軽度異常値、境界値の場合は日内変動を調べたり、各種の負荷試験を行います。

疑 われるおもな病気などは

◆高値→クッシング症候群、下垂体腺腫、異所性 ACTH 産生腫瘍、妊娠末期、ストレス、腎不全など
◆低値→アジソン病、下垂体機能低下症、副腎クリーゼなど

▶ 医師が使う一般用語：「コルチゾール」

カテコールアミン

基準値

血中	アドレナリン	：0.12 ng/mL 以下
	ノルアドレナリン	：0.05 ～ 0.40 ng/mL
	ドーパミン	：0.20 ng/mL 以下
尿中	アドレナリン	：15 µg/ 日以下
	ノルアドレナリン	：10 ～ 150 µg/ 日
	ドーパミン	：100 ～ 700 µg/ 日

褐色細胞腫をチェック

カテコールアミンは副腎髄質（ふくじんずいしつ）から分泌されるホルモンで、交感神経支配臓器に作用して血圧を上昇させたり、肝臓でのグリコーゲンの分解を促進して血糖を上昇させるなどの役割があります。

カテコールアミンには、アドレナリン（エピネフリン）、ノルアドレナリン（ノルエピネフリン）、ドーパミンなどが含まれます。

顔面蒼白、動悸、頻脈（脈が速いこと）、めまい、発汗、頭痛、呼吸困難、

手足の冷感、吐き気、嘔吐、高血圧などの症状を発現する褐色細胞腫の疑いがあるとき、このホルモンを調べます。褐色細胞腫は、副腎髄質などに腫瘍のできる病気で、カテコールアミンが高値になります。

検査値からの対策

薬剤を使用している場合には、最低限1週間の休薬後に再検査をします。褐色細胞腫の臨床症状は非常に多彩であり、単なる不安感や腹痛しか症状が出ない場合もあるため、境界値の場合であっても経過を観察し続ける必要があります。

腫瘍が検出された場合には、ただちに手術により摘出します。

疑 われるおもな病気などは

◆ 高値→褐色細胞腫、本態性高血圧

◆ 低値→特発性起立性低血圧

▶ 医師が使う一般用語：「アド」「ノルアド」

レニン

基準値
0.5 ～ 3.0 ng/mL/ 時
（早朝安静空腹臥位）

高血圧症や浮腫性疾患などをチェック

次頁の**図**に示すように、レニンは腎臓から分泌されるホルモンで、血圧を上昇させる役割があります。

また、肝臓から分泌されるアンジオテンシノゲンという糖蛋白をアンジオテンシンに分解して血圧を上昇させ、さらには、このアンジオテンシンが副腎からのアルドステロンというホルモンの分泌を促進して、血圧を上昇させるように働きます。

すなわちレニンは、レニン自体のほかにアンジオテンシン－アルドステロンに作用することで血圧を上昇させるのです。

したがって高血圧症や浮腫性疾患においては、このレニン－アンジオテンシン－アルドステロン系を調べます。

検査値からの対策

異常値がみられたら、薬物を服用している場合は、投薬を中止して2週間以上たってから再検査をします。入院患者では、同じ日に時間をかえて、3

回以上採血して日内変動を調べます。

　腎動脈の狭窄などが原因で、上記のレニン−アンジオテンシン−アルドステロン系の分泌が過剰になっておこる

腎血管性高血圧では、外科的に狭くなった動脈を広げて、腎臓への血流を多くする腎動脈形成術を行います。

■レニン・アンジオテンシン - アルドステロン系の概要

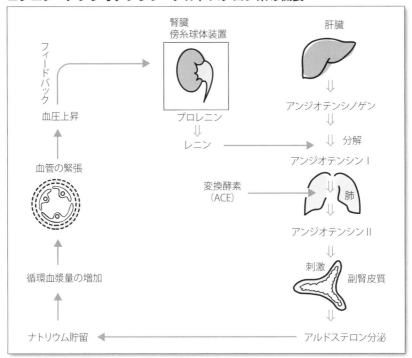

疑われるおもな病気などは

◆高値：アルドステロンが低値→アジソン病、21- 水酸化酵素欠損症など
　　　　アルドステロンが高値→腎血管性高血圧、レニン産生腫瘍、悪性高血圧、褐色細胞腫、甲状腺機能亢進症、うっ血性心不全、肝硬変など
◆低値：アルドステロンが低値→循環血漿量の増大、甲状腺機能低下症など
　　　　アルドステロンが高値→原発性アルドステロン症、原発性副腎過形成など

▶ 医師が使う一般用語：「レニン」

女性ホルモン

エストロゲン（尿検査）	プロゲステロン（血液検査）
男性：2 ～ 20 µg/ 日	男性：0.4 ng/mL 以下
女性：卵胞期　3 ～ 20 µg/ 日	女性：卵胞期　　0.1 ～ 1.5 ng/mL
排卵期　10 ～ 60 µg/ 日	黄体期　　2.5 ～ 28.0 ng/mL
黄体期　8 ～ 50 µg/ 日	黄体中期　5.7 ～ 28.0 ng/mL
閉経期　10 µg/ 日以下	閉経期　　0.2 ng/mL 以下

卵巣や黄体、胎盤の機能などをチェック

エストロゲン、プロゲステロンともに卵巣から分泌される女性ホルモンです。

エストロゲンは、女性の第二次性徴の発現、生殖機能維持や卵胞の成熟、排卵促進、子宮内膜の増殖などの性周期の前半を維持する役割を果たしています。

一方、プロゲステロンは、卵胞発育の抑制などの性周期後半の維持、子宮内膜の肥厚、妊娠持続作用などの役割を果たしています。

これらのホルモンは、卵巣や黄体、胎盤の機能を調べるときに検査します。

検査値からの対策

エストロゲンやプロゲステロンの値は、性差・個人差・年齢別変動・月経周期変動が極めて大きいため、これらを考慮して解釈しています。

すなわち、1回の測定で診断を行うのでなく、日をかえて何回か測定し、その測定値を総合的に判定します。

疑 われるおもな病気などは

◆ エストロゲン

　高値→エストロゲン産生腫瘍、先天性副腎酵素欠損症

　低値→卵巣機能不全、黄体機能不全

◆ プロゲステロン

　高値→排卵誘発剤使用

　低値→卵巣機能不全、黄体機能不全

▶ 医師が使う一般用語：「エストロゲン」「プロゲステロン」

男性ホルモン

基準値
男性：2.5 〜 10.5 ng/mL
女性：0.9 ng/mL 以下

第二次性徴の不全、男性機能低下などをチェック

男性ホルモンのテストステロンは睾丸（精巣）から分泌されるホルモンで、男性の第二次性徴の発現、生殖機能維持、蛋白同化作用促進などの役割を果たしています。

女性にもわずかに存在し、生後から思春期までは低値で、思春期に成人レベルに達したのち、閉経後には若干、低下する変動を示します。

このホルモンは男性の場合、第二次性徴の不全や、成人での男性機能低下などを調べるとき測定します。

検査値からの対策

テストステロンは日内変動が大きいため、午前中の一定時間の安静にした状態で、複数回検査を繰り返すか、あるいは同じ日に時間をずらして数回測定して、これらの平均値を総合的に判定します。

疑われるおもな病気などは

- 男性：高値→レイディッヒ細胞腫瘍、性早熟症

  低値→先天性無精子症、クラインフェルター症候群、停留睾丸
- 女性：高値→男性化卵巣腫瘍、多嚢胞性卵巣症候群、男性化副腎腫瘍、特発性多毛症

  低値→間脳下垂体機能低下症、LH単独欠損症

▶ 医師が使う一般用語：「テストステロン」

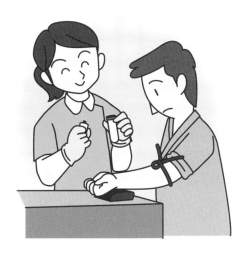

腫瘍マーカーとは

腫瘍とは、体内の細胞の一部が突然、異常分裂して増殖し、しだいに大きくなってしこりになるものです。良性と悪性があり、悪性腫瘍が「がん」です。

体内に腫瘍ができると、健康なときにはほとんどみられない特殊な物質が、その腫瘍により大量につくられ、血液中に出現してきます。この物質を「腫瘍マーカー」といいます。マーカーとは「指標」のことです。腫瘍マーカーは、がんの発生臓器と強い関連性をもつ特徴があるため（**表1**参照）、血液中にこの物質が基準値以上に出てきたときは、がんの存在が推測されます。

腫瘍マーカーの検査は、がんのスクリーニング（ふるい分け）の検査として有用です。しかし、現状ではまだ理想的な検査とはいえず、腫瘍マーカーが陽性だからといって必ずがんがあるわけではなく、反対に陰性だからといって完全にがんが否定できるわけではありません。

腫瘍マーカーの上昇はがんの進展に比例することが多く、早期がんでは正常値のこともあるため、現在のところ腫瘍マーカーの検査は、がんの早期発見のためというよりも、主としてがんを診断していくうえでのひとつの補助的な検査、あるいはがんを治療していくうえでの経過観察の検査として行わ

■表1　おもな臓器がつくる腫瘍マーカー

臓器	腫瘍マーカー
肝臓	AFP、AFPL3、PIVKA-II
膵臓	CA19-9、CEA、Span-1、Dupan-2
胆嚢	CEA、CA19-9
胆道	CA19-9、CEA
大腸	CEA、CA19-9
肺	シフラ、SCC、NSE、proGRP、SLX、CEA
乳房	CA15-3、CEA
卵巣	CEA、CA125
子宮	SCC、CEA、CA125
前立腺	PSA、γ-Sm、PAP
食道	SCC、CEA
胃	CEA、CA19-9

■表2　基準値

（AFP、CEA、CA19-9、PSA、肺がんマーカーは本文参照）

PIVKA-II	：40mAU/mL 未満（ECLIA 法）
Span-1	：30U/mL 以下（IRMA 法）
Dupan-2	：150U/mL 以下（EIA 法）
CA15-3	：30U/mL 以下（ECLIA、EIA 法）
CA125	：35U/mL 以下（RIA 法）
γ-Sm	：4ng/mL 以下（EIA 法）
PAP	：3ng/mL 以下（RIA 法）

れます。

　おもな腫瘍マーカーを左頁下の**表1**に示しました。本書では、この中からとくによく行われている AFP、CEA、CA19-9、PSA、肺がんマーカー（シフラなど）についてみていきます。

AFP

基準値
10 ng/mL 以下
（EIA 法）

肝臓がんで高値に

　AFP は、肝細胞ががん化したとき、その細胞が異常にたくさんつくり出す糖蛋白のひとつで、肝細胞がんを調べるとき測定します。AFP は肝細胞がんのかなりの人の血液中で上昇し、基準値の数 10 倍から数 100 倍の高値を示します。

　AFP の値は肝細胞がんの進行とともに上昇を続け、基準値の数千倍になることもあります。治療によって一時低下した AFP の値が、その後の経過でがんが再発したり進行したり、また、ほかへ転移したりすると再び上昇するため、治療後の経過観察にも有用になります。

肝臓がん以外でも陽性に

　肝硬変や肝炎（劇症肝炎や慢性肝炎増悪期）で、肝細胞の再生が強いときに AFP は陽性になることがあります。しかし、上昇度は数倍以内であり、経時的に上昇を続けることは稀です。肝細胞がん以外のがん（胃がん、膵臓がん、胆道がん、大腸がんなど）でも、ときに陽性となりますが、肝細胞がんほど高値ではありません。

検査値からの対策

　AFP が基準値以上を示したら、第一に肝細胞がんを疑い、肝細胞がんで陽性を示すほかの腫瘍マーカー（PIVKA－Ⅱ）を測定したり、腹部超音波（116頁）や腹部 CT（124 頁）を行って腫瘍の存在を確認します。肝細胞がんの多くは肝硬変から移行することが多く、とくに C 型肝炎ウイルス（288 頁）陽性者は肝細胞がんを発症するハイリスク群であるため、肝硬変の経過観察において定期的（6 カ月ごと）に AFPをチェックし、基準値を少しでも上回るようなら精密検査を行います。

　一方、肝硬変がなく肝細胞がんも認められないときは、ほかの臓器の悪性腫瘍の精密検査も必要です。

疑 われるおもな病気などは

◆ 高値→肝細胞がん、その他のがん、肝硬変、劇症肝炎、慢性肝炎、妊娠、先天性胆道閉鎖症など

▶ 医師が使う一般用語:「エーエフピー」＝α-fetprotein（アルファ-フェト蛋白）の略 AFP から

CEA

> **基準値**
> 2.5 ng/mL 以下（RIA 法）
> もしくは 5 ng/mL 以下（EIA 法）

大腸・膵臓がんなどで高値に

CEA は、大腸や膵臓、胆嚢、胃、肝臓など消化器系にできるがんがつくり出す糖蛋白のひとつで、これらのがんを調べるときに測定します。

CEA は、正常細胞でも少量つくられていますが、細胞ががん化すると血液中に多量に出現し、基準値の2倍以上になると、どこかにがんのあることが推測されます。

消化器系以外では、子宮や卵巣、肺のがんでも高値を示します。

血便や便通異常を初発症状とする大腸がんのスクリーニングには、便潜血反応（316頁）が行われていますが、最近では CEA を測定することも多くなりました。

術後の経過、再発の判定にも重要

CEA は、がんを切除したり、抗が

ん薬療法でがんが縮小したりすると値が低下します。

その後の経過観察での CEA の再上昇は、がんの再発やほかの臓器への転移などを疑わせる指標のひとつとして重要になるため、2〜3カ月に1回は測定します。もし、再上昇を認めた場合は、ただちに腹部超音波（116頁）や腹部 CT（124頁）などの精密検査が必要です。

検査値からの対策

CEA の基準値は施設、測定装置によって異なり、2.5ng/mL もしくは5ng/mL のいずれかが使用されています。

CEA が高値の場合、体のどこかにがんがある可能性が高いので、症状にあわせてほかの血液検査や X 線造影、超音波、CT など消化器系を中心に、肺や婦人科などの精密検査も必要になります。

また、がんは進行性であり、CEA の高値ががんによる場合は上昇傾向を示すため、1〜2カ月後に再検査を行います。これで変動がなければ、高値でも心配ないことがあります。

なお、喫煙者は CEA が高値になりますが、基準値の2倍を超えることは多くはありません。たばこを吸っていて CEA が基準値より若干高値の場合は、解釈が難しくなります。

疑 われるおもな病気などは

◆ 高値→がん　：大腸、膵臓、胆嚢、肺、子宮、卵巣、肝臓、胃など
　　　　その他：糖尿病、高齢者、喫煙

▶ 医師が使う一般用語：「シーイーエー」＝ carcinoembryonic antigen（がん胎児性抗原）の略 CEA から

CA19-9

基準値
37 U/mL 以下
（EIA 法）

膵臓がんで高値に

自覚症状が少なく、早期発見が難しい膵臓がんの診断としては、逆行性膵胆管造影（126頁）や腹部超音波（116頁）、腹部 CT（124頁）などが行われています。血液検査では膵酵素のアミラーゼ（214頁）、リパーゼ（216頁）などとともに、腫瘍マーカーとして CA19-9 を測ります。

CA19-9 は、がん化した膵細胞がたくさんつくり出すため、膵臓がんで特異的に上昇します。しかし、全例が高値になるわけではなく（80％の陽性率）、また病気が進行しないと高値にならないこともあります。そこで膵臓

がんでは、CA19-9 だけでなく CEA とあわせて測定すると正診率（正しい診断の比率）は上昇します。

CA19-9 は、ルイス抗原（血液型の表現のひとつ）が陰性の人（日本人では5〜6％）の場合は、膵臓がんでも高値になりません。この場合は、ほかの腫瘍マーカー（CEA や Dupan-2、Span-1）によって検査します。

膵臓がんの症状として血糖（236頁）が高くなることがあります。糖尿病を治療している場合で、血糖のコントロールが急に悪くなったときは膵臓がんも疑い、CA19-9 の測定を含め、一度はがんのチェックをすべきです。

胆道がんでも上昇

CA19-9は、消化器系がんを中心とした腺細胞由来のがんで高値になり、膵臓がんのほか胆道がんで高率に陽性になりますが、大腸がんの陽性率は高くありません。

なお、腺細胞とは消化器や生殖器の一部分をつくっている細胞のことで、一方、食道や皮膚、粘膜、気管支などをつくっている細胞を扁平上皮細胞といいます。

検査値からの対策

CA19-9が2倍以上の高値のときは、膵臓をはじめとする消化器系の臓器など、腺細胞でできている臓器にがんがあるかどうかを、腹部超音波や腹部CTなどで精密検査します。扁平上皮細胞のがんでは、ほかの腫瘍マーカー（SCCなど）が上昇します。

CA19-9が2倍以内の上昇でも、がんの存在を疑って検査を進めますが、がん以外でもこの程度は上昇することがあり、がんが見つからないときは経過を観察します。がんによってCA19-9が上昇するときは、経時的に上昇することも特徴のひとつです。

疑 **われるおもな病気などは**

◆ 高値→がん ：膵臓、胆道、胆嚢、大腸、胃、肝臓

　　その他：膵炎、膵嚢胞、胆石など

▶ 医師が使う一般用語：「シーエージューキューのキュー」「シーエーナインティーンナイン」＝ colorectal carcinoma antigen（消化器がん関連抗原）19-9の略 CA19-9から

前立腺特異抗原(PSA)と類似物質

基準値
4.0ng/mL

年　齢	カットオフ値
49 歳以下…………2.5ng/mL	
50 歳代……………3.5ng/mL	
60 歳代……………4.5ng/mL	
70 歳代……………5.5ng/mL	
＊ 4.0 ～ 10.0ng/mL がグレイゾーン	

〈基準値〉とは、スクリーニング（ふるい分け）検査によって異常を検出するための判定基準で、病気を診断するための基準ではない。一方、〈カットオフ値〉とは、異常の有無を判定するための検査の判定値。

加齢とともに上昇

PSA は、前立腺の組織から分泌される糖蛋白です。PSA は前立腺の腺上皮で産生されて精漿中に分泌され、精漿液凝固物質の液化に関連しています。

PSA の基準値は一応、4.0ng/mL と考えられていますが、加齢とともに上昇するため、右に示したように年齢別設定が行われています。4.0 ～ 10.0ng/mL がグレイゾーンとされています。

3 つの方法での鑑別

PSA は、前立腺がんばかりでなく、前立腺肥大症でも血中濃度が上昇するので、3 つの方法での鑑別が行われています。

ひとつは経時的な観察で、1 年間に0.75ng/mL 以上の上昇では前立腺がんの確率が高くなります。

もうひとつは PSA 密度で、これはPSA 値を前立腺の容積で割ったもので、高値であれば前立腺がんの疑いが高く、内視鏡下で病変を少し採取して調べる生検を行う必要があります。

これらは多少煩雑なので、いちばん簡単な方法として検査されているのが遊離型と総 PSA の比率です。

前立腺がんでは、PSA と結合する蛋白も合成されるため、遊離型が減って遊離型 / 総 PSA 比は低値になりますが、前立腺肥大症では蛋白が合成されないため、遊離型 / 総 PSA 比は高値になります。

▶ 医師が使う一般用語：「ピーエスエー」＝ prostate specific antigen（前立腺特異抗原）の略 PSA から

肺がんマーカー

基準値

シフラ………3.5 ng/mL（EIA 法）
SCC　………1.5 ng/mL（EIA 法）
NSE　………10 ng/mL
ProGRP………46 pg/mL
SLX　………38 U/mL

　肺がん（気管、気管支を含む）は現在、日本人の間で非常に増えています。平成29年の肺がんによる死亡数は、全部のがんのうち、男性、女性ともに第1位となっており、第2位は男性では胃がん、女性では大腸がんです（平成29年人口動態統計より）。

　肺がんのマーカーとしては、シフラ（サイトケラチン19）とSCC（扁平上皮がん関連抗原）、NSE（神経特異エノラーゼ）、ProGRP（ガストリン放出ペプチド前駆体）、SLX（シアリルSSEA-1抗原）が測定されています。

　肺がんは、組織学的には扁平上皮がん、腺がん、小細胞がんに分類されますが、シフラとSCCは扁平上皮がん、NSEとProGRPは小細胞がん、腺がんにはSLXが特異的とされています。

●シフラ（サイトケラチン19）

　サイトケラチンは、上皮性細胞に広く存在しています。そのうちの19フラグメントは、正常でも上皮細胞にごく微量存在しますが、肺（気管支）とくに扁平上皮がんで大量かつ高率に検出されます。

　しかし、肺がん以外でも咽頭炎、気管支炎、肺結核、皮膚疾患、慢性肝疾患、腎不全などでも検出されるので、臨床解釈には注意が必要です。

● SCC（扁平上皮がん関連抗原）

　SCCは当初、子宮頸がん患者の組織から分離・精製されましたが、肺や頭頸部、食道などの扁平上皮がん患者の血清中に、高濃度に存在することが確認されました。子宮頸がんや肺がん、頭頸部がん、食道がん、皮膚がんで検出されるとともに、これらの良性疾患でも検出されます。

● NSE（神経特異エノラーゼ）

　NSEは、神経組織や神経内分泌細胞に特異的に存在するエノラーゼ（蛋白の一種）で、組織の腫瘍化に伴って血液中に上昇します。

　肺がんや神経芽細胞腫、膵がんで上昇します。肺小細胞がんでは60〜80％が陽性となり、非小細胞がんでは10〜20％の陽性率ですが、陽性の場合は予後が不良です。

●ProGRP（ガストリン放出ペプチド前駆体）

　ProGRPは小細胞がんの細胞内で産生され、血中に放出されます。肺小細胞がんの特異的なマーカー（35〜75％）として検査されます。肺の大

細胞がんや扁平上皮がんでも陽性（10〜20％）になります。

● SLX（シアリル SSEA-1 抗原）

SLX は、ムチン型糖鎖蛋白で、胎生期に形成される気管支腺細胞に存在します。肺がん（腺がん）で陽性となるほか、気管支炎や肺線維症、気管支拡張症、肺結核でも陽性になります。

疑 われるおもな病気などは

◆ シフラが上昇する病態

①肺がん：扁平上皮がん＞腺がん、小細胞がん

②その他のがん：食道がん、咽頭がん、膀胱がん、子宮頸がん、胃がん、大腸がん、膵がん、前立腺がん

③良性呼吸器疾患：咽頭炎、気管支炎、肺炎、肺結核

④その他の良性疾患：胃潰瘍、皮膚疾患、慢性肝炎、腎不全

◆ SCC が上昇する病態

①肺がん：扁平上皮がん＞腺がん、小細胞がん

②その他のがん：子宮頸がん、頭頸部がん、食道がん、皮膚がん

③良性疾患：呼吸器疾患、婦人科疾患、頭頸部疾患、消化器疾患

◆ NSE が上昇する病態

①肺がん：小細胞がん＞扁平上皮がん、腺がん

②神経内分泌腫瘍：神経芽細胞腫、インスリノーマ、甲状腺髄様がん

③膵がん：膵島がん

◆ ProGRP が上昇する病態

①肺がん：小細胞がん

②腎不全

◆ SLX が上昇する病態

①肺がん：腺がん＞小細胞がん、扁平上皮がん

②呼吸器良性疾患：細気管支炎、肺線維症、気管支拡張症、肺結核

▶ 医師が使う一般用語：シフラ→「シフラ」。SCC →「エスシーシー」= squamous cell carcinoma（扁平上皮がん関連抗原）の略 SCC から。NSE →「エヌエスイー」= neuron specific enolase（神経特異エノラーゼ）の略 NSE から。ProGRP →「プロジーアールピー」= Pro-gastrin-releasing peptide（ガストリン放出ペプチド前駆体）の略 ProGRP から。SLX →「エスエルエックス」= siaryl Lewis X-i 抗原の略 SLX から

メタボリックシンドローム健診

■表1　日本のメタボリックシンドローム診断基準

内臓脂肪（腹腔内脂肪）蓄積　必須項目	
ウエスト周囲径	男性≧ 85cm
（内臓脂肪面積　男女とも≧ 100cm²に相当）	女性≧ 90cm
上記に加え以下のうち2項目以上	
高トリグリセリド血症	≧ 150mg /dL
かつ／または	
低 HDL コレステロール血症	＜ 40mg /dL
	男女とも
収縮期血圧	≧ 130mmHg
かつ／または	
拡張期血圧	≧ 85mgHg
空腹時高血糖	≧ 110mg /dL

メタボリックシンドロームとは

　過食や運動不足など、さまざまな生活習慣が強く影響している疾患に糖尿病、脂質異常症（高脂血症）、高血圧などがあります。これらが合併した状態を、古くはシンドロームX、内臓脂肪症候群、インスリン抵抗性症候群などと呼んでいましたが、1999 年、世界的に「メタボリックシンドローム」と呼ぶようになりました。

　糖尿病や脂質異常症、高血圧は、単独でも動脈硬化の危険因子です。メタボリックシンドローム（以下、メタボ）は動脈硬化の危険因子が重複している状態のため、動脈硬化性疾患の発症率、それによる死亡の危険性がより高くなることがわかっています（図1、2）。

　動脈硬化性疾患として代表されるものには、急性心筋梗塞や狭心症などの冠動脈疾患や、脳梗塞や脳卒中などの脳血管障害などがあります。

メタボリックシンドロームの診断基準

　2005 年、日本におけるメタボの診断基準が策定されました（表1）。

　まず、おなかの中に内臓脂肪の蓄積があることが診断の第1基準とされます。内臓脂肪を厳密に調べる場合、へその高さで腹部 CT を行い、内臓脂肪面積が 100cm²以上であれば、内臓脂肪型肥満と判定します。

　ただし日常の臨床ではより簡便な方法として、立ったまま息を軽く吐いた状態でウエスト周囲を測定し、男性は 85cm以上、女性は 90cm以上であれば、内臓脂肪型肥満と判定されます。

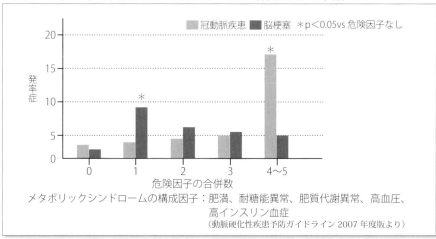

■図1　危険因子の合併数と冠動脈疾患および脳梗塞発症の関係

冠動脈疾患　■脳梗塞　＊p＜0.05vs 危険因子なし

発症率

危険因子の合併数

メタボリックシンドロームの構成因子：肥満、耐糖能異常、肥質代謝異常、高血圧、高インスリン血症

（動脈硬化性疾患予防ガイドライン 2007 年度版より）

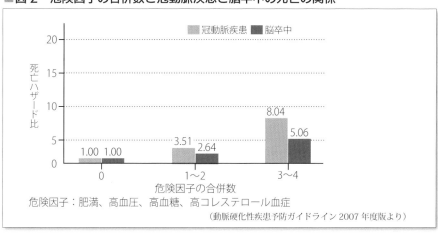

■図2　危険因子の合併数と冠動脈疾患と脳卒中の死亡の関係

冠動脈疾患　■脳卒中

死亡ハザード比

1.00　1.00　　3.51　2.64　　8.04　5.06

危険因子の合併数

危険因子：肥満、高血圧、高血糖、高コレステロール血症

（動脈硬化性疾患予防ガイドライン 2007 年度版より）

　この肥満に加え、脂質異常・高血圧・空腹時高血糖のうち、2つ以上を合併している場合、メタボと診断されます。

内臓脂肪とアディポサイトカイン

　脂肪細胞は、脂肪を蓄積するだけで

なく、多くのホルモンやサイトカインと呼ばれる生理活性物質（アディポサイトカインと総称される蛋白質）を産生・分泌しています。アディポサイトカインは、糖や脂質の代謝、血圧の調節などに重要な役割を果たしています。この物質にはいくつもの種類があ

り、善玉・悪玉の２つのタイプに分けられます。たとえば善玉のアディポネクチンは、アディポサイトカインの中で最も大量につくられ、糖や脂質の代謝の促進、血圧を上げ過ぎないようにする、動脈硬化を防ぐなどの働きをしています。一方、悪玉の PAI-1 は血栓を形成しやすく、動脈硬化を進行させ、TNF-α はインスリンの働きを阻害して糖尿病を引き起こす働きをしています。

このアディポサイトカインの分泌に内臓脂肪が深くかかわっています。正常な状態では善玉・悪玉のアディポサイトカインの分泌はバランスよく保たれていますが、内臓脂肪が蓄積すると分泌異常がおこって、善玉が減少して悪玉が増加し、その結果、脂質異常症・糖尿病・高血圧→動脈硬化→冠動脈疾患・脳血管障害という流れがつくられていくと考えられています。

高 LDL- コレステロール血症との関連

冠動脈疾患の重要な危険因子に、高 LDL コレステロール血症（以下、高 LDL-C 血症：231 頁）があります。

メタボの診断基準には LDL-C 値の基準は定められていませんが、高 LDL-C 血症とメタボを併発すると、冠動脈疾患を引き起こすリスクは一段と高くなることがわかっています。そのため、内臓脂肪の減少を積極的に進めるとともに、高 LDL-C 血症を含む、他の危険因子もコントロールすることが大切です。

メタボリックシンドロームが疑われる人が増加傾向

近年の日本では、食事内容や食習慣の明らかな変化に伴って、メタボが疑われる人が増加しています。

国民健康・栄養調査（2007 年）によれば、メタボが強く疑われる 20 歳以上の人の割合は、男性 26.9％、女性 9.9％。また、男性の 22.5％、女性の 7.3％がその予備群であると考えられます。40 歳〜74 歳では、男性の２人に１人、女性の５人に１人がメタボが強く疑われる、もしくは予備群であり、メタボの該当者数は約 1,070 万人、予備群数は約 940 万人、総数約 2,010 万人と推定されています。

このような現状に対し、平成 20 年度から厚生労働省は、メタボを対象とした「特定健診・特定保健指導」を開始しました。これにより、40 歳以上の健康保険組合・国民健康保険加入者には、特定健康診査および特定保険指導が義務づけられています。

なお、2016 年度の国民健康・栄養調査では、メタボが強く疑われる人は男性 27.0％、女性 10.0％、総数 16.9％、予備群は男性 24.1％、女性 8.2％、総数 14.7％であり、2007 年度調査とほとんど変わっていません。

遺伝子検査

遺伝子検査とは

遺伝子は、自分の身体の設計図とも呼ぶべきものであり、遺伝子を解析することで設計図の一部を知ることができます。父親と母親から2分の1ずつ受けとった遺伝子は、基本的に生まれてから死ぬまで変わりません。

遺伝子検査は、個人の細胞を採取してそのDNA情報を読みとるもので、「DNA検査」とも呼ばれています。これは、DNA（デオキシリボ核酸）が遺伝子の本体ともいえるためで、DNAはアデニン、グアニン、シトシン、チミンの4種の塩基を含み、これらの配列（塩基配列）に遺伝情報が含まれています。

遺伝子検査（解析）により、例えば、太りやすさや感染症にかかりやすいなどの体質、悪性腫瘍・糖尿病などの病気の発症リスクに関する遺伝子情報を知ることができます。生体が保有している遺伝子すべてをまとめてゲノムと呼び、"ヒトゲノム"の全塩基配列を読みとることに成功しました（1990年より解読作業が始まり、2004年10月21日修正で22,287個と結論づけられた）。

遺伝子関連検査

遺伝子関連検査は、病原体遺伝子検査、ヒト体細胞遺伝子検査およびヒト遺伝学的検査の3つに大別されます。

●病原体遺伝子検査（病原体核酸検査）

病原体遺伝子検査は、病原体に特有の核酸（DNA、RNA）を検出することで、特定の病原体に感染しているか否かを診断するものです。臨床検査室では、細菌（結核、淋菌、マイコプラズマなど）、真菌（アスペルギルス、カンジダなど）、ウイルス（インフルエンザ、風疹、肝炎ウイルス（HBV、HCV）、ヒト免疫不全ウイルス（HIV）、ヒトT細胞白血病ウイルス（HTLV-1）、ヒトパピローマウイルス（HPV）など）が迅速に測定可能であり、核酸検査により、感染の有無の正確な判定を行っています。

●ヒト体細胞遺伝子検査

ヒト体細胞遺伝子検査は、がん細胞（肺がんなどの固形がん、白血病などの血液がん）だけにみられる遺伝子の構造異常や遺伝子の発現を調べるもので、病変部・組織で病状とともに変化することがあり、これらの遺伝子情報によりがんの診断、治療効果などの補助診断をしています。

●ヒト遺伝学的検査

ヒト遺伝学的検査は、ゲノムやミトコンドリアの原則的に生涯変化しない遺伝学的情報を明らかにして、単一遺伝子疾患、多因子疾患、薬物などの効果・副作用・代謝、個人の識別を認識するものです。検査するには倫理的配慮が必要で、検査の説明には専門の医療専門職が対応しています。

〈注〉

- **単一遺伝子疾患**：ひとつの遺伝子の変異により発症する疾患のことで、メンデル遺伝形式に従って遺伝します。常染色体優性遺伝、常染色体劣性遺伝、X連鎖性優性遺伝、X連鎖性劣性遺伝の4つが基本形式です。
- **多因子遺伝疾患**：単一遺伝子疾患で認められる特徴的な遺伝形式を示さなくとも、罹患者の血縁者における再発率が高いことや、一卵性双生児において同じ疾患に罹患する頻度が高いことにより示されます。口唇口蓋裂、アルツハイマー型認知症、糖尿病、高血圧などが含まれます。

分子標的治療薬とコンパニオン診断

●従来の抗がん薬と分子標的治療薬

従来の抗がん薬（抗腫瘍薬）は、DNAの複製・修復や細胞の増殖・分裂の過程に作用することでがん細胞を殺傷するもので、正常細胞・臓器も殺傷するため、多くの、また重篤な副作用を生ずることも少なくありません。

一方、新しい機序の分子標的治療薬（分子標的薬）は、がん細胞に特異的な増殖や転移に関与する分子（蛋白質）だけをピンポイントに標的にして、がん細胞を殺傷します。

●分子標的治療薬

分子標的治療薬は、ある特定の疾患の原因となっている分子へ特異的に作用するように設計された薬剤で、開発された薬品の多くはがんを対象としたものです。この分子標的治療薬の先駆けはトラスツズマブ（商品名：ハーセプチン）で、乳がんで高頻度に発現している受容体チロシンキナーゼのひとつであるHER2（ハーツー；ヒト上皮増殖因子受容体2）と呼ばれる蛋白質を標的とした治療薬です。

その後、イマチニブ（グリベック；対象は慢性骨髄性白血病（CML））、ゲフィチニブ（イレッサ；対象は非小細胞肺がん）などが次々に開発されています（**表1**）。

ちなみに、表1にあるバイオマーカーとは、疾患の診断、進行度、治療に対する反応性を示す指標（生体内分子：血液中の酵素や蛋白質）のことです。前記のHER2はそのバイオマーカーのひとつで、乳がんの人が検査によってHER2陽性（過剰発現）とわかれば、HER2を標的とする分子標的治療薬（ハーセプチン、カドサイラ、パージェタ）が有効となります（陰性の場合は効果がありません）。

がん種	バイオマーカー	治療薬（商品名）
非小細胞肺がん	EGFR遺伝子→変異陽性	ゲフィチニブ（イレッサ）／エルロチニブ（タルセバ）／アファチニブ（ジオトリフ）
	EGFR遺伝子→変異陽性、EGFR T790M遺伝子→変異陽性	オシメルチニブ（タグリッソ）
	ALK融合遺伝子→陽性	クリゾチニブ（ザーコリ）／アレクチニブ（アレセンサ）／セリチニブ（ジカディア）／ロルラチニブ（ローブレナ）
	ROS1融合遺伝子→陽性	クリゾチニブ（ザーコリ）
	BRAF V600遺伝子→変異陽性	ダブラフェニブ（タフィンラー）とトラメチニブ（メキニスト）の併用療法
悪性黒色腫（メラノーマ）	BRAF V600遺伝子→変異陽性	ベムラフェニブ（ゼルボラフ）／ダブラフェニブ（タフィンラー）／トラメチニブ（メキニスト）／エンコラフェニブ（ビラフトビ）とビニメチニブ（メクトビ）の併用療法
乳がん	HER2遺伝子→陽性	トラスツズマブ（ハーセプチン）／トラスツズマブエムタンシン（カドサイラ）／ペルツズマブ（パージェタ）
胃がん	HER2遺伝子→陽性	トラスツズマブ（ハーセプチン）と他の抗悪性腫瘍薬との併用療法
大腸がん	RAS（KRAS、NRAS）遺伝子→野生型（変異がない型）	セツキシマブ（アービタックス）、パニツムマブ（ベクティビックス）

●コンパニオン診断

　コンパニオン診断とは、分子標的治療薬の標的となる蛋白質や薬剤代謝酵素をコードする遺伝子の変異や発現量を調べることで、その分子標的治療薬の有効性や副作用発現の個人差を把握し、治療薬剤の投薬妥当性や投薬量決定を補助します。患者にとって最善の適切な治療薬を選択するための体外診断検査です（**図1**）。

　例えば、乳がんの人にHER2が過剰発現しているかどうかを検査することがコンパニオン診断で、その検査に使う薬剤がコンパニオン診断薬（CDx）です。その結果、陽性ならばハーセプチンなどのHER2陽性治療薬を選択することになります。

リキッドバイオプシー（liquid biopsy）

　従来から、がんを診断するために生検（バイオプシー、biopsy）と呼ばれる検査が行われています。これは生体の腫瘍組織のごく一部を内視鏡や針を用いて採取し、切片を顕微鏡で検査する方法のため、患者への侵襲性が高く（負担が大きく）、また断片的な情報しか検出できません。

　一方、リキッドバイオプシーは新しく登場した診断法で、生体の組織ではなく血液などの体液を用いて検査するので侵襲性が低く、がん組織を採取できなくても診断が可能です。

　リキッドバイオプシーでは、がんの

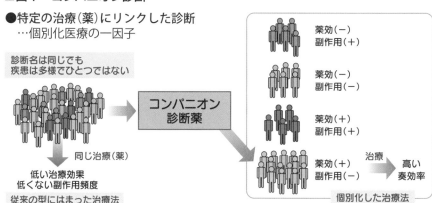

●特定の治療（薬）にリンクした診断
…個別化医療の一因子

診断名は同じでも
疾患は多様でひとつではない

同じ治療（薬）

低い治療効果
低くない副作用頻度
従来の型にはまった治療法

コンパニオン
診断薬

薬効（−）
副作用（＋）

薬効（−）
副作用（−）

薬効（＋）
副作用（＋）

薬効（＋）　治療　高い
副作用（−）　　　奏効率

個別化した治療法

（日本臨床検査薬協会ホームページ資料より改変）

モニタリング（治療の経過観察）、治療法の選択（分子標的治療薬、免疫製剤など）、予後の推定などを行います。

解析するのは、血中循環腫瘍 DNA、マイクロ RNA、血中循環腫瘍細胞、蛋白質、ペプチド、代謝産物などです。この中で注目されているのがマイクロ RNA です。がん細胞が発生した初期の段階から血液中に放出されるため、がんが小さい状態でも検出が可能で、がんの早期発見に有効です。現在、マイクロ RNA を用いた診断システムの開発・実現化が進行しています。

〈注〉

・マイクロ RNA（miRNA）：miRNA は 20 〜 25 塩基の短い一本鎖の RNA で、ヒトには約 2500 種類の miRNA が存在します。がんは遺伝子に傷がついても発現し、遺伝子が傷つけば miRNA にも異常が生じます。この miRNA の異常は、がん発現のひとつの指標と考えられています。miRNA にはがん化を促進する「がん促進型 miRNA」と、がん化を抑制する「がん抑制型 miRNA」が存在することが明らかになっています。肺がんでは let-7 という miRNA の発現の減少が認められる一方で、miR-17-92 という miRNA の発現の増加が認められます。

がんゲノム医療

同じ肺がんでも原因となる遺伝子はさまざまであり、効果が高い治療薬も異なります。原因となる遺伝子を特定して、より効果の高い治療薬を選択することが可能となり、患者一人ひとりにあった個別化医療につながります。これを「ゲノム医療」といいます（図2）。分子標的治療薬・コンパニオン診断・がん遺伝子パネル検査の登場・進歩を背景として行われる治療です。

・同じ「肺がん」であっても、**原因となる遺伝子はさまざまであり、対応する薬剤も異なる。**
・ゲノム医療では、原因となる遺伝子を特定して、**より効果が高い治療薬を選択することが可能**となり、患者一人ひとりにあった「個別化医療」につながる。

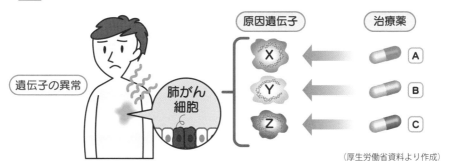

（厚生労働省資料より作成）

なお、臓器が異なっても原因の遺伝子が同一であれば、同じ治療薬・分子標的治療薬が効果を発揮します。

●**がん遺伝子パネル検査**

がん遺伝子パネル検査とは、がんの診断や治療に役立つ情報を得るために一度に複数の遺伝子変化を調べる検査です。現在、日常診療の中で行われている遺伝子検査は、そのごく一部しか調べることができません。それ以外の遺伝子の異常を明らかにする方法が、がん遺伝子パネル検査です。

図3に示すように、従来の遺伝子検査では一つひとつ順番に調べていきます。例えば、手術不能な非小細胞肺がんの場合、まず EGFR 遺伝子検査（**表1**）を行い、異常があれば（陽性）イレッサ、ジオトリフなどを選択し、異常がなければ次に ALK 融合遺伝子検査を行い、異常があればザーコリ、アレセンサなどを選択し、異常がなけれ

ば……というように一つひとつ調べなければならないので、時間と費用がかかっていました。

一方、がん遺伝子パネル検査では、新しく開発された「次世代シークエンサー（シーケンサー）」という装置を用います。この装置は、遺伝子の塩基配列を高速で読みとり、短時間かつ低コストで 100 種類以上の遺伝子セットを一度に解析し、遺伝子の変異・増幅、融合を調べることができます。

2019 年 9 月現在、この検査は、全国のがんゲノム医療中核拠点病院（11カ所）、がんゲノム医療拠点病院（34カ所）、がんゲノム医療連携病院（122カ所）で受けることができます。保険診療の対象となるがんは、標準治療（第一選択の治療法）がない固形がん、または標準治療が終了となった固形がん（終了が見込まれる人を含む）となっています。

■図3　がん遺伝子パネル検査

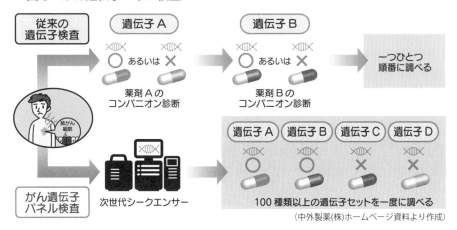

（中外製薬(株)ホームページ資料より作成）

| 骨代謝マーカー

　骨は常に生まれ変わっています。骨の中の破骨細胞が古い骨を壊し（骨吸収）、骨芽細胞が新しい骨をつくる（骨形成）という骨代謝が常に繰り返されて、一定の形と密度、質を保っています。

　この骨吸収と骨形成のバランスが崩れ、骨吸収が過剰になって骨密度（骨量）が粗くなり、鬆の状態になったの

が骨粗鬆症です。このような骨代謝サイクルを評価する指標（マーカー）が骨代謝マーカーで、これも遺伝子検査のひとつです。

　骨代謝マーカーには、骨形成マーカーと骨吸収マーカーがあり、血液や尿の検査により容易に骨代謝状態を評価することができます（表2）。骨粗鬆症やがんの骨転移などの検査に用いられ、骨粗鬆症では診断だけでなく治療薬剤の選択にも用いられています。

■表2　骨代謝マーカー

骨形成マーカー	骨型アルカリフォスファターゼ（血液）／Ⅰ型プロコラーゲン架橋N-プロペプチド（血液）／Ⅰ型プロコラーゲン架橋C-プロペプチド（血液）／オステオカルシン（血液）
骨吸収マーカー	Ⅰ型コラーゲン架橋N-テロペプチド（血液・尿）／Ⅰ型コラーゲン架橋C-テロペプチド（血液・尿）／酒石酸抵抗性酸性フォスファターゼ（血液）／デオキシピリジノリン（尿）

聞きなれない病名の解説

本文中に出てくる、あまり聞きなれない病気について簡単に説明します。

【あ行】

●**亜急性甲状腺炎**…甲状腺部の激しい痛みと発熱、動悸ややせなどの甲状腺機能亢進症状を特徴とする病気。ウイルスの感染による甲状腺の炎症と考えられている。

●**悪性症候群**…向精神薬（統合失調症薬、躁うつ病薬、抗てんかん薬、抗パーキンソン病薬など）の内服中や、薬の急な中止によっておこる病態。高熱、体のこわばり、ふるえ、無動無言、血圧の変動、意識障害などが現れる。

●**アジソン病**…両側の副腎皮質が広範囲にわたって崩壊し、副腎皮質ホルモンの分泌が低下してくる病気。食欲不振、やせ、全身倦怠感、吐き気、嘔吐、下痢、不安感、性欲低下（男性）、皮膚が色黒くなるなど。

●**アシドーシス**…血液の pH（ペーハー、水素イオン濃度）が基準範囲の 7.35 〜 7.45 より下がった（酸性側）状態。

●**異常ヘモグロビン血症**…ヘモグロビンの異常によっておこる病気の総称。メトヘモグロビン血症、HbM 病、サラセミアなどがあり、溶血、血栓、多血などを示す。

●**異所性 ACTH 産生腫瘍**…本来はホルモンをつくらない臓器組織に発生した腫瘍がホルモンをつくってしまうものを異所性ホルモン産生腫瘍といい、そのうちの副腎皮質刺激ホルモン（ACTH）をつくる腫瘍のこと。原発腫瘍としては肺がんが最も多い。

●**一過性脳虚血発作（TIA）**…脳の動脈がつまって循環障害が生じ、脳卒中の発作がおこったもので、発作が数分から数時間でおさまる場合をいう。半身の運動障害、まひ、しびれ、けいれん、ろれつが回らない、言語障害、視力・聴力障害など。脳梗塞へと進展することが多い。

●**遺伝性出血性毛細血管（末梢血管）拡張症**…オスラー病ともいい、皮膚や粘膜の毛細血管が怒張（拡張）し、出血をおこす遺伝性の病気。とくに鼻の粘膜から、そのほか舌、歯肉、上顎、顔、指などから出血する。

●**インスリノーマ**…膵臓のランゲルハンス島に存在する、インスリンというホルモンを分泌する細胞（β細胞）が腫瘍化しておこる病気。がんの確率は 20％以下。低血糖の発作を繰り返し、意識消失、錯乱、頭痛、動作や言語の

不活発、性格の変化、肥満などが現れる。

● **SIADH（ADH 不適合分泌症候群）**…ADH（抗利尿ホルモン）の産生過剰によって、体内水分貯留が多くなる状態。腫瘍（おもに肺）による異所性 ADH 産生亢進と下垂体後葉からの ADH 分泌亢進が原因。低ナトリウム血症を引きおこし、頭痛、倦怠感、悪心などが現れる。

● **LH 単独欠損症**…LH は黄体化ホルモンのことで、女性の不妊の原因のひとつになる病気。卵胞刺激ホルモンは正常だが、黄体化ホルモンとテストステロンが低下しているため、受精卵が着床できずに不妊になる。ひげや体毛が濃くなるなどの男性化症状が現れる。

● **LCAT 欠損症**…LCAT とはレシチンコレステロールアシル転移酵素のことで、この酵素が先天的に欠損していることでおこる極めて稀な遺伝病。角膜混濁、腎不全などがおこる。

●**黄体機能不全**…受精卵が子宮に着床するとき主導的役割をする黄体の機能が不十分な病態。女性の不妊の原因として最も多い。

●**横紋筋融解症**…薬剤（脂質異常症薬）や過激な運動（脱水）によって、横紋筋（骨格についている筋）細胞が破壊される病気。筋肉痛、筋力低下、暗褐色尿（ミオグロビン尿）などの症状が現れる。

【か行】

●**潰瘍性大腸炎**…おもに大腸の粘膜にびらん（深さが極めて浅い潰瘍）や小潰瘍を形成する原因不明の病気。20 〜 30 歳代に多く出現。下痢、粘血便、腹痛が特徴的症状で、体重減少や微熱も伴う。下痢は 1 日数回から、ときには 10 数回にもなる。

●**解離性大動脈瘤**…大動脈は内膜、中膜、外膜の 3 層からできているが、中膜が裂けて、そのすきまに血液が入り込み、裂け目が徐々に広がる病気。突然、激しい胸痛が出現、しばしば腹部、腰部、首などへ痛みの中心が移動する。

●**過換気症候群**…突然、呼吸数が増し、呼吸をしすぎて酸素を吸いすぎ、意識がボーッとして呼吸困難になる病態。手足がしびれる、胸痛、動悸、けいれんなどの症状も現れる。精神的ストレスによっておこり、思春期のとくに女性に多くみられる。

●**可逆性虚血性神経障害（RIND）**…脳の動脈がつまって循環障害を生じ、脳卒中の発作がおこったもので、発作が 1 日以上 20 日くらい続いて治まる場合をいう。半身の運動障害、まひ、しびれ、けいれん、ろれつが回らない、言語障害、視力・聴力障害など。

●**下垂体機能低下症**…脳の下垂体前葉が障害を受けて、下垂体前葉ホルモンの

分泌が低下する病気。女性では分娩時の大量出血やショック、男性では下垂体にできる腫瘍がおもな原因だが、原因不明の場合も少なくない。

●**褐色細胞腫**…副腎髄質や腹部大動脈付近の交感神経由来の細胞にできた腫瘍。高血圧、動悸、頭痛、発汗、手指のふるえ、不安感、めまい、呼吸困難、腹痛、吐き気、嘔吐、手足の冷感など。

●**過敏性腸症候群**（**IBS**）…腹痛を中心に、おなかがはる、ガスが多いなどのおなかの不快な症状と、下痢、便秘、あるいは便秘と下痢が交互におこるなどの便通異常が代表的な症状で、腸そのものには何の異常もない病態。毎朝の通勤電車の中で突然、腹痛や便意をもよおし、途中下車を繰り返してはトイレに駆け込むなど。緊張しやすく真面目で頑張り屋の人がなりやすく、若い女性に多いが、近年は中年以降の男性にも増えてきている。

●**カポジ肉腫**…血管をつくっている細胞から発生する悪性腫瘍（血管肉腫）のひとつ。これには古典的なカポジ肉腫と、エイズに合併して発生するカポジ肉腫があり、前者は日本人にはほとんどみられない。多くは手足から発生し、赤〜紫〜黒色にみえ、次々に多発してくる。

●**カリニ肺炎**…ニューモシスチス・カリニという真菌によっておこる肺炎。健康なときにはかからない日和見感染症のひとつで、エイズなどで免疫不全の状態になると発症する。発熱、呼吸困難、空咳など。

●**間質性腎炎**…間質とは組織の間を埋める結合組織。腎臓の間質の変化を主体としておこる腎疾患を間質性腎炎と呼ぶ。腎盂腎炎、痛風腎、糖尿病性腎症などさまざまな病気でこの所見がみられる。

●**がん性胸膜炎**…肺がんや乳がんなど、さまざまながんが胸膜に転移しておこる胸膜炎。胸や背中の痛み、咳、進行すると呼吸困難など。胸膜炎は昔は肋膜炎と呼ばれていた。

●**肝膿瘍**…細菌やアメーバの感染によって肝臓に炎症がおき、うみのたまる病気。高熱、右上腹部の痛みなど。

●**期外収縮**…最も多い不整脈のひとつで、規則正しいリズムで打っていた脈が急に抜けたように感じるもの。健康な人でもよくおこるが、脈の抜けの頻度が高くなると動悸、めまい、胸痛などが現れる。

●**吸収不良症候群**…腸での栄養物吸収を障害する病気の総称。肝臓・胆道・膵臓・内分泌の病気、胃・小腸・大腸・膵臓の切除後障害、クローン病などでよくおこる。慢性の下痢、体重減少、やせ、貧血、むくみなどが共通の症状。

●**胸郭出口症候群**…首から腕に向かう神経と血管の通路が鎖骨後部あたりで狭くなり、神経と血管が圧迫されておこる病気。肩から腕のこりと痛み、腕のだるさ、手のしびれ、手指のむくみや冷えなど。

●**強皮症**…「膠原病および類縁疾患」のひとつで、皮膚が硬くなる病気。25歳以上の女性に多い。代表的な症状は、手足の指の末端、顔面から始まる皮膚の硬化、レイノー現象（手足の指が青白くなる）、関節痛、空咳、胃痛など。

●**巨赤芽球性貧血**…造血ビタミンといわれる B₁₂、あるいは葉酸の欠乏によって巨赤芽球が増加する大球性貧血の総称。胃全摘後（悪性貧血）、がん、抗がん薬使用などによっておこる。

●**ギランバレー症候群**…神経細胞の軸索をとり囲む髄鞘（ずいしょう）が壊れるなどしておこる病気。原因不明。多くはかぜや下痢が治ったあと（感染が先行し）、ほぼ左右対称性の運動まひが 2 〜 4 週間続く。多くは 3 〜 6 カ月でほぼ完全に治る。

●**筋ジストロフィー症**…男子のみに発症する筋肉の病気。3 〜 5 歳頃から四肢の筋力低下のため、歩くときに少しおなかを突き出して腰をゆらせながら歩く、膝に手をあてて支えないと立ち上がれない、上肢を十分に上げられないようになる。20 歳代で呼吸筋低下のため、呼吸不全や心不全をおこし、多くは予後不良。

●**クッシング症候群**…副腎皮質ホルモンのコルチゾールが過剰に分泌されておこる病気。満月様顔貌（がんぼう）、著しい躯幹の肥満、肩から首にかけての野牛様の盛り上がり、高血圧、性機能異常、ひげや体毛が濃くなるなどの男性化症状、月経異常など。

●**クラインフェルター症候群**…男性の性染色体の数の異常によりおこる状態。思春期になっても大きくならない睾丸（陰茎や陰嚢などの外性器はほぼ正常）、不妊症が特徴。

●**クラミジア感染症**…クラミジアという微生物の感染によっておこる病気の総称。感染すると肺炎や気管支炎、咽頭炎、封入体結膜炎、オウム病、トラコーマなどを発症。近年では性行為によるクラミジアの感染が増加。感染すると男性では尿道炎や前立腺炎、女性では子宮頸管炎、子宮内膜炎、卵管炎などが発症する。

●**グルカゴノーマ**…膵臓のランゲルハンス島に存在する、グルカゴンというホルモンを分泌する細胞（α細胞）が腫瘍化しておこる病気。約 80％が悪性腫瘍。糖尿病の悪化、皮膚の紅斑、舌炎、脱毛、体重減少、貧血などを伴うことが多い。

●**クレチン症**…先天性甲状腺機能低下症ともいう。先天的に甲状腺ホルモンの欠乏した病態で、知能障害などをもたらすため早期治療が必要。現在の日本では新生児マススクリーニング検査が実施されており、約 2000 人に 1 人の割合で発見されている。

●**クローン病**…小腸や大腸の粘膜に散在する潰瘍ができる病気。その他、皮膚、関節、肝臓、眼にも病変がおこる。原因不明で 10 〜 30 代に多く発症する。

腹痛、慢性持続性の軟便・下痢、体重減少、下血、血便、貧血など。

●**血管性紫斑病**…四肢とくに下肢に点々とさまざまな大きさの出血性の発疹が出る病気。関節の痛みやはれ、激しい腹痛を伴うこともある。幼児、学童期に多く、おそらくアレルギー反応によっておこると考えられている。

●**血小板機能異常症**…血小板の機能がさまざまな原因で異常になった状態で、先天性と後天性がある。先天性血小板機能異常症には血小板無力症、ベルナール・スーリエ症候群などがある。後天性血小板機能異常症は尿毒症、白血病、真性多血症、薬剤による障害、肝機能障害などによっておこる。

●**血小板無力症**…先天性の血小板機能異常症で、幼少期から鼻出血、皮下出血、粘膜出血が反復して現れる。血小板の数や形態は正常。血縁者に患者がいる場合に発症する。

●**原発性アルドステロン症**…副腎皮質に腫瘍ができるなどしてアルドステロンの分泌が過剰になっておこる病気。高血圧、低カリウム血症、手足のまひなど。

●**原発性胆汁性胆管炎**…自己免疫疾患のひとつで原因不明。肝臓内胆汁がうっ滞しておこる病気。黄疸、皮膚のかゆみ、肝腫大、脾腫大がおもな症状。多くは 50 〜 60 歳の女性に発症する。以前は原発性胆汁性肝硬変と呼ばれていた。

●**原発性マクログロブリン血症**…血液中に分子量の大きな蛋白質（マクログロブリン）が増量する稀な病気。B リンパ球の腫瘍性増殖。

●**膠原病**…以前は膠原線維（コラーゲン；細胞と細胞の間にある結合組織）の変性・異常によっておこる病気の総称として「膠原病」と呼ばれていたが、現在では、自己抗体が自己の成分と反応して（攻撃して）、皮膚・関節・血管および内臓・諸臓器を冒す病気（自己免疫疾患）とされ、「膠原病および類縁疾患」として分類されている。以前の古典的膠原病（関節リウマチ、全身性エリテマトーデス、強皮症、皮膚筋炎・多発性筋炎、結節性動脈周囲炎）に加え、シェーグレン症候群、ベーチェット病、混合性結合組織病、高安動脈炎（大動脈炎症候群）など多くの病気が含まれる。

●**甲状腺機能亢進症**…バセドウ病、プランマー病など甲状腺ホルモンが増加した病態。動悸、頻脈、体重減少、手のふるえ、疲労感、食欲亢進、下痢、眼の具合が悪くなるなど。

●**甲状腺機能低下症**…何らかの原因で甲状腺のホルモンの量が少なくなったり、その作用不足によって全身の代謝機能が低下する病態。眼の周囲や顔全体がはれぼったくなる、皮膚の乾燥・あれ、寒がり、巨大舌、体重増加、脱毛、生理不順、声が低くなる、便秘、意欲減退、発語遅延など。

●**ゴーシェ病**…先天性代謝異常症のひとつ。グルコセレブロシドという糖脂質を分解する酵素が欠損しているために、この糖脂質が細胞内にたくさん蓄積し

ておこる病気。精神運動発達遅滞、知能障害、肝腫、脾腫、貧血、出血傾向、など。

●**骨髄線維症**…骨髄が線維化し、著しい貧血、肝腫や脾腫がおこる病気。中高年以降に発症するが、極めて稀な病気。

●**骨粗鬆症**…骨からカルシウムが溶け出し、骨量が減って軽石のように密度が粗くなり、もろくなってすぐ骨折するようになる病気。最も多いのが閉経後5〜10年で現れる閉経後骨粗鬆症と高齢者の老人性骨粗鬆症。

●**骨軟化症**…骨の質が悪くなって、骨の変形、腰や背中、関節の痛み、筋力低下、けいれんなどがおこる病気。成長期におこるものを「くる病」という。

●**骨肉腫**…骨におこる悪性腫瘍（悪性骨腫瘍）のひとつで、腫瘍細胞が骨（類骨）組織をつくって増殖する病気。原発性の悪性骨腫瘍の中で最も頻度が高く、小学生から大学生くらいまでの若い年齢層に集中して発症する。

●**混合性結合組織病**…全身性エリテマトーデス、強皮症、多発性筋炎の症状をあわせもつ重複症状が特徴の膠原病（膠原病および類縁疾患）。

【さ行】

●**再生不良性貧血**…骨髄での赤血球系、白血球系、血小板系の3系統いずれもの造血能力が障害され、減少する貧血。白血球減少により感染しやすくなり、また血小板減少により出血傾向を示す。

●**サイトメガロウイルス感染症**…ヘルペスウイルス群に属するサイトメガロウイルスの感染によっておこる病気で、健康なときにはかからない日和見感染症のひとつ。人の半数以上はこのウイルスに感染している。ふだんは問題ないが、エイズなどで免疫不全の状態になると発症し、とくに末期になると半数以上に網膜炎がおこり、失明の原因になる。

●**サラセミア**…ヘモグロビンのある部分の合成異常によっておこる低色素性小球性貧血。地中海沿岸地方に多いため、地中海性貧血とも呼ばれる。

●**サルコイドーシス**…肺、リンパ節、皮膚、眼、心臓などの多臓器に肉芽腫が出現する原因不明の病気。北欧人に多く、日本人には少ない。リンパ節のはれ、咳、呼吸困難、光がまぶしい、視力障害など。

● **CETP 欠損症**…CETP とは、cholesteryl ester transfer protein、すなわちコレステリルエステル転送蛋白が欠損している病気。HDL はこの蛋白の働きによって、末梢組織でとり込んだコレステロールを他へ転送しているが、欠損すると転送できずに蓄積し、高 HDL 血症をおこす。動脈硬化との関係は現在研究中。

●**シェーグレン症候群**…涙腺や唾液腺などの外分泌腺が破壊されて、種々の乾燥症状が出る病気。眼や口の乾燥感、眼の異物感、虫歯の増加、耳下腺のはれ

などに加え、約半数に関節リウマチ、全身性エリテマトーデスなどの「膠原病および類縁疾患」を合併する。ほとんど女性に発症し、30〜50歳代に多い。

● **自己免疫性膵炎**…原因として免疫の関与が推定される膵炎。（閉塞性）黄疸、腹痛などが現れる。

● **シスチン尿症**…シスチンは動植物に広く存在する含硫アミノ酸。腎臓の尿細管におけるシスチンの再吸収機構の障害によって、シスチンやリジンなどのアミノ酸の排泄が増加する病気で、尿路結石をおこす。

● **自然気胸**…肺の中の肺胞が急に破裂し、空気が胸腔に漏れて肺が縮んでしまう病気。突然の胸痛と呼吸困難で発症する。若い人、とくにやせている男性に多くみられる。

● **住血吸虫症**…住血吸虫という寄生虫によっておこる病気。人に寄生する住血吸虫にはおもに日本住血吸虫、マンソン住血吸虫、ビルハルツ住血吸虫。皮膚をとおして感染し、日本住血吸虫とマンソン住血吸虫はおもに肝臓、ビルハルツ住血吸虫はおもに膀胱・直腸、陰嚢・会陰部の障害を引きおこす。

● **重症筋無力症**…神経と筋肉との接合部が障害されて筋肉に力が入りにくくなる自己免疫疾患。まぶたが重い、物が二重にみえる、顔面、手足、体幹の筋力低下、疲れやすいなど。

● **手根管症候群**…手のひらの中枢部にある手根管の中を通っている神経が圧迫されるなどしておこる病気。手指のしびれ（とくに夜間）、また朝の手指のこわばりなど。女性に圧倒的に多く、特発性（原因不明）、妊娠・出産・更年期などのホルモンの乱れ、手の使い過ぎ、腱鞘炎などによって発症する。

● **心筋炎**…細菌、ウイルス、リケッチア、真菌などが原因で心筋に炎症がおこる病気。かぜ様症状、動悸、頻脈、胸痛などが症状だが、診断が難しく、かぜとして見落とされることが少なくない。

● **心筋症**…心臓の筋肉が冒される病気の総称で、現在のところ大半が原因不明。肥大型心筋症、拡張型心筋症などがある。肥大型の症状は労作時の軽い動悸・息切れ、胸部圧迫感、めまい、失神発作など。拡張型は動悸、呼吸困難、胸部圧迫感、むくみ、疲れやすいなど。

● **心室中隔欠損症**…生まれつき、左心室と右心室の間の壁に孔（あな）があいている病気で、赤ちゃんの先天性の心臓病の多くを占めている。大部分は孔が小さく、多くは1〜2歳までに自然に閉鎖し、健康体になる。孔が大きい場合は生後2〜3カ月で心不全をおこすため、手術が必要になる。運動時の動悸、息切れなど。

● **心臓神経症**…心臓自体に病気はないのに、動悸や呼吸困難、胸痛、疲労感などがおこるもの。心臓病に対する不安感が背景にあり、つねに心臓のことが頭から離れなくなる。検査をして心臓に異常がなければ、そのことをよく納得し、

医師を信頼して治療を受けることが大切。

●**心房細動**…脈のリズムがバラバラになる不整脈。リズムが不整なため、動悸や胸部不快感、また呼吸困難になることもある。

●**心膜炎**…心臓のいちばん外側の心外膜と、心臓を包む心膜に炎症がおきて膜の間に水のたまる病気。ウイルス、細菌、結核菌などの感染によっておこるが、原因不明が最も多い。発熱、発汗、倦怠感、体重減少、胸痛、息切れなどが急性心膜炎の症状。

●**水晶体起因性ぶどう膜炎**…水晶体過敏性眼内炎ともいう。眼の水晶体を包んでいる膜が損傷を受けて水晶体蛋白が房水中へ出ると、これを抗原と認識しておこるアレルギー性の炎症。虹彩毛様体炎の形をとることが最も多い。眼が赤い、痛い、まぶしい、視力が落ちるなど。

●**水腎症**…尿路の狭窄や閉塞によって尿の流れの停留がおこり、狭窄・閉塞部より上部の腎盂腎杯や尿管が拡張する病気。先天的な狭窄、腫瘍や結石による狭窄・閉塞などによっておこる。自覚症状はなし。両側の腎臓が水腎症になると腎不全状態になる。

●**膵嚢胞**…膵臓内にできた液体を含む袋。原因不明が多いが、膵炎、膵臓の外傷や腫瘍などによってもおこる。症状は上腹部の痛み、圧迫感、しこりなどだが、嚢胞が小さいと無症状。

●**性早熟症**…脳の下垂体から分泌される性腺刺激ホルモンの分泌が早すぎておこる病態。男子では9歳未満での陰茎、陰嚢（睾丸）の発育、10歳未満で陰毛の発生など、女子では7歳6カ月未満での乳房、乳輪の発育肥大、8歳未満で陰毛の発生などが目安。乳房や恥毛のみが早く出現する早発乳房や早発恥毛は治療の必要はない。

●**脊髄小脳変性症**…徐々に小脳、脊髄の神経細胞が変化していく進行性の病気。原因不明で、現時点では薬物療法など症状を和らげる対症療法で対処。

●**脊椎カリエス**…結核性脊椎炎ともいう。体内に侵入し潜伏していた結核菌が血流にのって背骨に達し、増殖して少しずつ背骨を破壊する骨の結核。慢性的な背骨や腰の痛み、進行すると骨が出っ張ったり、下半身がしびれてまひする。

●**脊椎分離症**…腰椎の一部に亀裂（分離）がおこって腰が痛む病気。若い頃、スポーツをしていて腰痛をおこした経験をもっている人に多い。

●**全身性エリテマトーデス（SLE）**…「膠原病および類縁疾患」のひとつ。女性に圧倒的に多い（とくに月経がある時期の女性）。レイノー症状（手の指が蒼白～紫色～紅色に変化して痛む・しびれる）、しもやけ、顔に蝶形紅斑、手掌紅斑、円盤状皮疹、持続する発熱、食欲不振、貧血、関節痛、腎炎など。

●**僧帽弁狭窄症**…心臓弁膜症のひとつ。2枚ある僧帽弁の開放部が狭くなるた

め、左心房から左心室へ血液がスムーズに流れなくなって発症する。大部分が学童期にかかったリウマチ熱が原因。息切れしたり疲れやすくなり、進行すると心不全症状が現れてくる。

【た行】

●**大腸憩室症**…憩室とは、管状になっている臓器の一部が外に突出して袋状になったもの。ほとんどが無症状で治療の必要もないが、憩室内に便や食物残渣がはまり込み、炎症（憩室炎）をおこすと腹痛、発熱、腹部膨満感、ときに血便などが現れる。

●**大動脈縮窄症**…心臓の大動脈がくびれて細くなっている病気で、先天性血管奇形のひとつ。下肢の血圧より上肢の血圧のほうが高いのが特徴で、その他、頭痛やめまい、歩行時の足の痛みなど。適切な治療を行わなければ脳出血や心不全、大動脈瘤などを合併しやすい。

●**多血症**…赤血球増多症ともいい、血液中に赤血球が基準以上に増加している病態をいう。さまざまな原因で多血症はおこるが、原因不明で赤血球系の腫瘍性増殖によるものを真性多血症といい、慢性の経過をたどって頭痛、めまい、耳鳴り、倦怠感、呼吸困難、脾臓の腫大などが現れてくる。

●**唾石症**…唾液腺の中や唾液が通る管の中に石ができる病気。石が大きくなると唾液の流れが止められ、頬や下顎がはれてツーンとした痛みを感じる。

●**多嚢胞性卵巣症候群**…卵巣の腫大、多嚢胞化、白膜の肥厚がおこり、無排卵、無月経、不妊をおもな症状とする症候群。

●**多発性筋炎・皮膚筋炎**…皮膚と筋肉が障害される「膠原病および類縁疾患」のひとつで、女性に多い。全身の筋肉とくに四肢・腰・頸・咽頭筋の炎症のため、脱力、筋肉痛、発熱などをおこす。悪性腫瘍の合併頻度も高い。

●**多発性骨髄腫**…形質細胞の悪性腫瘍（骨髄における形質細胞の腫瘍化）。腰背部痛や神経症状がおこり、わずかな力で骨折する。

●**単純性甲状腺腫**…検査をしても甲状腺の機能に異常がなく、ただ甲状腺のはれだけがある状態。思春期などの若い女性に多い。病気というより正常な反応と考えられ、甲状腺のはれ以外症状はない。

●**男性化副腎腫瘍**…副腎皮質にできた腫瘍によって男性ホルモンが過剰に分泌され、低い声、頭髪の後退、ひげや体毛の発達などの男性化症状が現れる病態。

●**男性化卵巣腫瘍**…卵巣にできた腫瘍によって男性ホルモンが過剰に分泌され、低い声、頭髪の後退、ひげや体毛の発達などの男性化症状の現れる病態。

●**男性不妊症**…男性に原因があって子供ができない状態。原因は、睾丸の造精機能の障害、精路通過障害、精子の運動障害、性交障害・射精障害などが考え

られている。

● **腸結核**…結核菌の感染によっておこる腸の病気。腹痛、体重減少、発熱、下痢、疲れやすいなど。

● **TSH産生下垂体腫瘍**…TSHとは、脳の下垂体前葉というところから分泌される甲状腺刺激ホルモンのことで、この下垂体前葉に腫瘍ができる極めて稀な病気。このホルモンが過剰に分泌されて甲状腺機能亢進症をおこす。

● **停留精巣（睾丸）**…精巣（睾丸）は胎児のときは腹腔にあり、発育するにつれて下がり、出生時には陰嚢底に定着するが、この下降の途中で止まってしまう病態。平均して新生男児の数％にみられるが、3〜6カ月頃までには自然に下降、1歳時での頻度は1％以下になる。

● **鉄芽球性貧血**…ヘモグロビンをつくるヘム（鉄を含んだ色素）の合成障害によって鉄の利用が悪くなっておこる貧血。顔面蒼白、息切れ、動悸、倦怠感など貧血の一般症状のほか、肝腫や脾腫なども出現することがある。

● **糖原病**…糖原（グリコーゲン）が先天的に利用できずに、さまざまな臓器にたまる病気。肝臓にたまる肝型糖原病が多く、食事前に元気がない、汗をかくなどの症状や、身長が低い、おなかが出ている（肝臓の腫大）、丸顔（人形様顔貌<ruby>がんぼう</ruby>）などの身体的特徴を示す。

● **糖尿病性ケトアシドーシス**…膵臓から分泌されているインスリンというホルモンの作用が著しく欠乏しておこる代謝異常の病態。1型糖尿病の発症時やインスリン注射を中止したとき、2型糖尿病で急性感染症や心筋梗塞、脳卒中などを合併したときにおこる。多飲、多尿、食欲異常、腹部症状、体重減少、意識障害、過呼吸など。

● **糖尿病性ニューロパチー**…ニューロパチーとは末梢神経のさまざまな病気のことで、糖尿病によっておこるもの。四肢末端のしびれ、知覚低下、足底部の灼熱感、筋力低下、勃起障害、慢性便秘、下痢など。

● **特発性血小板減少性紫斑病（ITP）**…皮膚や粘膜に出血斑が出て、物にぶつかると青あざができやすく外傷部の出血がなかなか止まらない病気。免疫の異常により、自己抗体が自分の血小板を攻撃することで減少する。小児に多い急性ITPは、そのほとんどが自然軽快する。成人に多い慢性ITPは、ヘリコバクター・ピロリ（ピロリ菌）が深く関わっている。ピロリ菌を除菌すると、その多くの人は血小板が増加するため、ピロリ菌に感染している場合は除菌療法が第一選択の治療法。

● **特発性多毛症**…多毛症とは、本来は軟毛である女性の体毛が何らかの原因で硬毛になる現象。原因不明の多毛症が特発性多毛症。四肢の多毛から始まり、顔面にひげ、外陰部の発毛が男性型になる。

【な行】

● 尿道憩室…尿道の壁の一部が袋状に拡張する病気。多くは炎症、外傷、結石などから発生する。

● 尿崩症（中枢性尿崩症）…脳下垂体後葉ホルモンのひとつ、抗利尿ホルモンの分泌障害によって、尿量が異常に増加する病気。約半数は原因不明だが、脳腫瘍や交通事故などによる頭部外傷によっても発症する。多くは突然、尿量が3L以上になる。

● ネフローゼ症候群…ネフローゼとは、大量の蛋白が尿中に漏れたため、血液中の蛋白が減少（低蛋白血症）、脂質が上昇（脂質異常症）、強いむくみの現れる病態。腎臓の糸球体疾患（急性・慢性腎炎など）のほか、糖尿病、全身性エリテマトーデス、多発性骨髄腫などによっておこる。

● 粘液水腫…甲状腺ホルモンの分泌不足によっておこる甲状腺機能低下症に伴って現れる病気。発汗、皮脂分泌の減少、皮膚の乾燥や冷感、手や眼の周囲のむくみ、頭髪が粗く少なくなるなど。

【は行】

● パーキンソン病…中高年に多い病気。中脳の黒質にあるドーパミン神経細胞の変性を主体とする神経変性疾患。この細胞にαシヌクレインという蛋白質が過剰に発現・蓄積することでドーパミンの産生が減少して発症すると考えられている。はじめに疲労感、筋肉痛などがあり、次第に日常の動作が緩慢になり、手足のふるえ、無表情、前屈姿勢、歩行困難などを伴うようになる。

● 肺気腫…肺の肺胞の壁が壊れておこる病気。咳、痰、呼吸困難、動悸など。慢性気管支炎を伴うことが多く、両者を含めてCOPD（慢性閉塞性肺疾患）とも呼ばれる。

● 肺線維症…肺の肺胞の壁に線維が増殖する病気。呼吸困難、空咳、ばち状指（指の先端が丸身を帯び、太くなる）など。

● 橋本病…慢性甲状腺炎ともいう。自己免疫疾患のひとつで、とくに女性に発症する。多くは甲状腺のはれが唯一の症状。甲状腺の機能が低下してくると、その一部は甲状腺機能低下症へと進展する。

● 播種性血管内凝固症候群（DIC）…肺炎や敗血症などの感染症、がんや白血病、妊娠高血圧症候群などの産科的疾患などの基礎疾患があると、全身の血管内にたくさんの微小血栓ができ、そのため凝固因子や血小板が消費されて減少する病気。出血傾向がおこって出血がとまらなくなる。

● バセドウ病…自己免疫疾患のひとつで、多くは甲状腺機能亢進症へと進展す

る。とくに女性に発症。眼球突出、頻脈、動悸、体重減少、手のふるえ、多汗、疲労感、下痢、食欲亢進など。

●**バンチ症候群**…近年は特発性門脈圧亢進症ということが多い。脾腫大、貧血、門脈圧亢進を示し、肝硬変、血液病、寄生虫病などのない場合を指す。

●**不安障害（不安神経症）**…不安は多かれ少なかれ、誰にでもあるが、それがわずかな原因で強く現れすぎて長く続く場合をいう。不安が急激に高まると動悸がおき、体がふるえ、胸が苦しくなって冷や汗を流し、いまにも死ぬのではないかという恐怖にとりつかれる。最初の発作のほとんどは長くても1時間ほどで治まるが、一度発作を経験すると、またおこるのではないかとさらに不安が高まり、今度はすぐには病院へ行けない場所などで発作がおきるようになり、次第に外出もできないような状態に陥る。心療内科や精神科での治療が必要。

●**副甲状腺機能亢進症**…副甲状腺に腫瘍ができて（原発性）、副甲状腺ホルモンが過剰に分泌されておこる病気。慢性腎不全（腎透析）に伴う二次性も重要。体がだるい、疲れやすい、喉が渇く、尿量が多い、食欲不振、体重減少、関節痛など。

●**副甲状腺機能低下症**…副甲状腺ホルモンの分泌不足や作用機序が障害されておこる病気。体がだるい、疲れやすい、手指が硬直しやすい、手足がつりやすい、口のまわりがしびれやすいなど。

●**副腎クリーゼ**…急性副腎不全ともいう。両側の副腎が急激に破壊されたときや、慢性副腎機能低下症（アジソン病）の人にストレスが加わったときにおこる。初期は食欲不振、やせ、全身倦怠感、吐き気、嘔吐、下痢、不安感などアジソン病と同様の症状が出現。放置すると血圧低下。意識低下などがおこって重篤な状態に陥る。

●**プランマー病**…甲状腺に腫瘍ができる病気で、甲状腺ホルモンを過剰に産生する。甲状腺機能亢進症の原因になる。頻脈や不整脈、動悸、体重減少、手のふるえ、多汗、疲労感、下痢、食欲亢進など。

●**蜂窩織炎（蜂巣炎）**…主としてブドウ球菌が、手足の気づかないような小さな傷から感染しておこる皮膚の病気。手足に痛みのある赤いはれが現れ、寒気や熱が出る。

●**房室ブロック**…心臓の房室結節とヒス束という組織が障害（ブロック）されておこる不整脈のひとつ。ブロックの程度は、第1度、第2度、第3度に分類され、第1度の場合は通常、治療の必要はない。心臓ペースメーカーを埋め込めば普通の生活ができる。

●**ホジキンリンパ腫**…血液のがんで、悪性リンパ腫の一種。感染などから体を守る働きをするリンパ節や脾臓、扁桃などの細胞が悪性化し、増殖しておこる。

リンパ腺腫大、貧血、発熱など。

●**発作性上室性頻拍症**…急に脈が速くなって動悸がおこり、また動悸が急に治まるのが特徴の不整脈。ときに失神することもある。息をこらえる、指を喉に入れて吐こうとする、などが発作を止める方法として知られている。

●**発作性夜間ヘモグロビン尿症**…溶血性貧血の一種。夜間睡眠中に強い溶血がおこって、早朝に排泄する尿がコーラのような色になる。貧血症状、ときに腹痛があるほか、あまり特徴的な症状はない。

●**ポルフィリン症**…赤血球中のヘモグロビンを構成するヘム鉄（鉄ポルフィリン複合体）が生成される過程の異常により、ポルフィリンが体内に蓄積しておこる病気。大別して皮膚型ポルフィリン症と急性ポルフィリン症があり、前者は光線過敏症・皮膚症状など、後者は消化器・神経・循環器などの症状が現れる。

【ま行】

●**マロリー・ワイス症候群**…過度の飲酒などによって嘔吐がおこる際、食道と胃の境目の粘膜が裂け、粘膜下の細動脈が切れて出血する病態。激しい嘔吐を繰り返したのち、多量の新鮮血を吐き出すのが特徴。

●**慢性硬膜下血腫**…軽い頭部外傷ののち、脳の表面に血液がたまってくる状態（血腫）。外傷後、約３週間〜３カ月後に頭痛が始まり、運動障害や性格変化など精神症状が現れてくる。圧倒的に男性にみられ、中年以降でアルコールを大量に飲む人に多く発症する。高齢者では記憶力障害など精神症状が強いため、認知症や精神疾患と間違えられることも少なくない。

●**慢性骨髄性白血病**…造血幹細胞（すべての血液細胞のもとになる細胞）が「がん化」して発生する白血病。慢性期という状態から始まり、移行期→急性期へと進展する。ほとんどの場合、症状が現れない前に健康診断などで発見される。

●**メニエール病**…耳の内耳の病気で、繰り返すめまいに、難聴や耳鳴りを伴うもの。めまいが激しいときは吐き気、嘔吐、冷や汗、動悸などもおこる。

【や行】

●**遊走腎**…腎臓が通常の動きの範囲をオーバーしてずっと下がっている状態。筋肉量の少ないやせた女性に多い。ほとんどの場合、腎臓の機能が悪くなることはないが、下垂が周囲の血管や尿管、臓器に影響を及ぼすと症状（側腹部痛、背部痛、悪心・嘔吐など）が現れることがある。

【ら行】

●**卵巣機能不全**…卵巣が正常に働かず、無月経などの月経異常などがおこる状

態。原因として、ストレス、卵巣の未発達、ダイエット、消耗性疾患、糖尿病、薬物の副作用などが考えられる。

●**リウマチ熱**…A群溶血性連鎖球菌の感染の結果としておこる炎症性の病気。年長の幼児から学童期に多く発症する。発熱が続き、膝や手足などの関節の痛みやはれが移動しながら出現する。また心臓にも炎症をおこす。

●**ループス腎炎**…全身性エリテマトーデスに合併する糸球体腎炎のひとつ。無症状のものから急速進行性糸球体腎炎をおこすものまでさまざま。

●**ルポイド肝炎**…自己免疫性肝炎のひとつ。まだ確定的な原因は明らかにされていない。肝機能障害、発熱、発疹、関節痛などが現れ、また橋本病やシェーグレン症候群などの自己免疫性疾患を高率に合併する。

●**レイディッヒ細胞腫瘍**…睾丸の間質細胞から発生すると考えられている腫瘍。通常、片側性で、睾丸の無痛性の腫瘤として触れられる。小児に発症すると、多くは大性器症、性的早熟がみられ、成人では一部女性化乳房を伴う。

●**レッシュ・ナイハン症候群**…男子のみに発症する、特殊な酵素の先天的な欠損によっておこる遺伝病。5〜6歳の頃から手足の異常な運動、心身の発達遅延、自分の手指や唇を噛む、高尿酸血症、痛風などが現れる。

●**レニン産生腫瘍**…腎臓の傍糸球体細胞にできた腫瘍で、レニンを過剰に分泌する。高血圧、高アルドステロン血症を示す。

さくいん

L

さくいん

さくいん

さくいん

■著者紹介

高木　康（たかぎ・やすし）
　1976 年、昭和大学医学部卒業。1980 年、同大学大学院修了後、同大学医学部助手、臨床病理学教室医局長、講師、助教授を経て、2004 年より同大学医学部医学教育推進室教授。2016 年より昭和大学副学長。専門は臨床病理全般、臨床化学、血液検査。米国スクリップス研究所留学（1984 ～ 1986 年）。

田口　進（たぐち・すすむ）
　1970 年、昭和大学医学部卒業。1974 年、同大学大学院修了後、国立がんセンター（当時）にて内視鏡研修。昭和大学医学部第二内科助手、講師、助教授を経て、2002 年より同大学横浜市北部病院内科教授、2003 年より同病院長。2014 年より昭和大学客員教授。専門は消化器疾患、膵炎、膵がん。米国テキサス大学留学（1986 ～ 1987 年）。

五訂版 病院で受ける検査がわかる本

令和 2 年 1 月 29 日　第 1 刷発行
令和 4 年 11 月 9 日　第 2 刷発行

著　　者　高木　康・田口　進
発 行 者　東島俊一
発 行 所　株式会社 法 研
　　　　　東京都中央区銀座 1-10-1（〒 104-8104）
　　　　　電話　03-3562-3611（代表）
　　　　　http://www.sociohealth.co.jp
印刷・製本　研友社印刷株式会社　　　　　　　0103

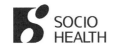

　小社は㈱法研を核に「SOCIO HEALTH GROUP」を構成し、相互のネットワークにより、"社会保障及び健康に関する情報の社会的価値創造" を事業領域としています。その一環としての小社の出版事業にご注目ください。